AF568835

Udo Baer
Kreative Therapie mit Kindern und Jugendlichen.
Ein Lehr- und Praxisbuch
Kreative Leibtherapie Band 8
Berlin
Semnos Verlag, 2023 / 1. Auflage
ISBN 978-3-934933-55-2

www.semnos.de
Umschlaggestaltung und Satz: Schacht 11, Essen
Druck: CPI books GmbH

Udo Baer, Gabriele Frick-Baer

KreativeTherapie mit Kindern und Jugendlichen

Ein Lehr- und Praxisbuch

Kreative Leibtherapie Band 8

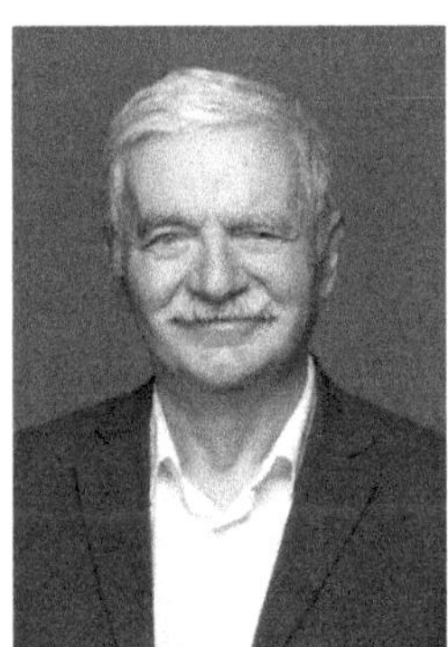

Udo Baer, Dr. phil. (Gesundheitswissenschaften), Diplom-Pädagoge, Kreativer Leibtherapeut, Vorsitzender Stiftung Würde, Mitbegründer und wissenschaftlicher Berater der Zukunftswerkstatt *therapie kreativ* sowie des Instituts für soziale Innovationen (ISI). Pädagogisches Institut Berlin (PIB). Autor, Referent.

Inhalt

0

Zu diesem Buch

Zu diesem Buch

Seit 2014 habe ich Kolleg*innen, sowie Fortbildungs- und Semiarteilnehmer*innen versprochen, meine Erfahrungen in der therapeutischen Arbeit mit Kindern und Jugendlichen auszuwerten und ein Grundlagenbuch zu diesem Thema zu verfassen. Immer wieder kamen andere Anfragen, Tätigkeiten oder auch gesundheitliche Probleme dazwischen, sodass dieses Projekt aufgeschoben wurde. Doch nun ist es so weit.

Ich möchte hier die theoretischen Grundlagen und die wesentlichen Modelle der Therapie mit Kindern und Jugendlichen formulieren, welche ich in meiner Arbeit als hilfreich und wertvoll erfahren habe. Dabei ist der Bezug auf die therapeutische Praxis ein roter Faden durch alle Kapitel. Ich nenne das Buch ein „Lehr- und Praxisbuch“. Unter Praxisbuch verstehe ich nicht etwa eine Methodensammlung, sondern mehr: Über die vorgestellten Methoden hinaus hat das Buch das Ziel, für die therapeutische Praxis einen Kompass anzubieten, der helfen soll, im Feld der jeweils konkreten Herausforderungen in der Therapie mit einem Kind oder Jugendlichen und seiner Umgebung zu navigieren.

Mein Verständnis von Therapie mit Kindern und Jugendlichen und das meiner Kollegen*innen fußt auf der Kreativen Leibtherapie und ist deren Bestandteil. Ich habe sie in meinem Lehrbuch zusammenfassend dargelegt.[1] Mit kreativen Methoden zu arbeiten ist unabdingbar, wenn es darum gehen soll, das Erleben bei Erwachsenen zu verändern, und das gilt noch mehr für die Begleitung von

1 Baer, U. (2012): Kreative Leibtherapie – das Lehrbuch. Berlin

Kindern und Jugendlichen. Insofern ist die Bezeichnung kreative Therapie mit Kindern und Jugendlichen selbstverständlich. Kreativität beschränkt sich für mich allerdings nicht nur auf die Anwendung kreativer Methoden, sondern umfasst eine Haltung und eine Absicht. Die Haltung besteht darin, dass ich allen Menschen und insbesondere Kindern das Potenzial kreativer Entfaltung unterstelle. Und ich lasse mich von der Absicht leiten, dieses Potenzial und damit ihr Wachstum zu fördern.

Der wesentliche Inhalt einer leiborientierten Therapie mit Kindern und Jugendlichen besteht darin, dass wir Therapeut*innen in und mit Beziehungen arbeiten und uns von der Diagnostik bis zur praktischen Methodik auf die Beziehung zwischen den Kindern, Jugendlichen und uns bzw. anderen Personen fokussieren. Wenn wir etwas bewirken können, dann vor allem dadurch, dass wir in und durch die Beziehung ihnen neue verändernde Erfahrungen anbieten und ermöglichen. So wie entwürdigende Beziehungserfahrungen großen Schaden anrichten können, so können würdigende Beziehungserfahrungen auch heilen.

Die Weisheit der Kinder besteht unter anderem darin, in uns besondere Resonanzen hervorzurufen, die uns das spüren lassen, wofür die Kinder keine Worte haben. Um dieses Phänomen zu beschreiben und aufzuzeigen, wie Eltern, Erzieher*innen, Lehrer*innen sowie Therapeut*innen es nutzen können, habe ich das gleichnamige Buch verfasst.[2] Im Anschluss daran erschien das Buch „Was hochbelastete Kinder brauchen".[3] Beide Bücher wenden sich vor allem an Eltern und an pädagogische und erzieherische Fachkräfte. Doch auch Therapeut*innen haben, wie zurückgemeldet wurde, einen großen Nutzen daraus gewinnen können.

Dieses Buch nun richtet sich in erster Linie an Therapeut*innen, die mit Kindern und Jugendlichen arbeiten. Es ist so verfasst, dass auch Fachkräfte aus Erziehung, Pädagogik, Heilpädagogik und Sozialarbeit Anregungen und Unterstützung darin finden können.

Wenn ich in diesem Buch „wir" schreibe, meine ich oft meine Frau Gabriele Frick-Baer und mich, die wir die Kreative Leibtherapie begründet haben, alle

2 Baer, U. (2018). Die Weisheit der Kinder. Stuttgart: Klett-Cotta

3 Baer, U. (2019): Was hochbelastete Kinder brauchen. Stuttgart: Klett-Cotta

Kreativen Leibtherapeut*innen und auch Sie, die Leser*innen, die sich mit der Haltung, die diesem Buch zugrunde liegt, identifizieren können und wollen.

Die meisten Texte dieses Buches erschienen nach und nach als kostenloses Angebot für die Abonnenten des KinderWürde-Newsletters, weil ich die Inhalte schon während des Schreibprozesses zur Verfügung stellen wollte. Diese Texte wurden überarbeitet, ergänzt und geordnet und werden nun in diesem Buch veröffentlicht.

Für Rückmeldungen bin ich dankbar. Schreiben Sie bitte Ihre Fragen, Kritik und sonstiges Feedback an mich: u.baer@kinderwürde.de

14.3.2023

Udo Baer

A
Die Haltung

Jedes Handeln mit Kindern und Jugendlichen beruht auf einer Haltung. Kernelemente dieser Haltung, die v.a. das Leiden der Kinder würdigt, werden in diesem Block beschrieben.

A 1 Kinderwürde

Würde ist keine Eigenschaft, die den Menschen anhaftet, sondern zeigt sich im Prozess tätigen Handelns. Das Wort Würde entstammt dem Begriff „Wert". Die Würde zeigt und formt sich als Konzentrat aus vielerlei Erfahrungen, wie ein Mensch von anderen Menschen gewürdigt wird, welcher Wert ihm zugemessen und gezeigt wird und welchen Wert er anderen zeigt, ob und wie er andere Menschen würdigt. Würde beinhaltet also vor allem den Prozess des Würdigens.[4] Würde enthält vieles, unter anderem Achtung, Wahrhaftigkeit, Freundlichkeit, Selbstbewusstsein, Respekt, innere Aufrichtung. Dass Menschen gewürdigt werden müssen, entspringt der Tatsache, dass sie Menschen sind, nicht ihren Eigenschaften, ihrem Verhalten, ihrer Nationalität, ihrem Reichtum usw. Wie sie gewürdigt werden können, wie zwischen Entwürdigung und Würdigung unterschieden werden kann, wie Verletzungen der Würde geheilt werden können, ist ein Prozess, vor allem ein Beziehungsprozess.

Kinderwürde berührt bei der therapeutischen oder pädagogischen Begleitung von Kindern und Jugendlichen verschiedene Aspekte: Zunächst ist entscheidend, die Kinder in ihrem jeweiligen So-Sein zu würdigen, also ihnen einen Wert zuzumessen und ihnen das auch zu zeigen. Diese Haltung und diese Absicht bilden den Boden dieses Buches. Zweitens brauchen Kinder und Jugendliche darin Unterstützung, ein Gefühl für das Recht auf Würdigung ihrer eigenen Person zu entwickeln und sich in die Lage zu versetzen, Würdigung von anderen einzufordern und weiterhin auch selbst andere Menschen wertzuschätzen und somit zu würdigen. Diese Fähigkeit ist nicht angeboren, allerdings hat jeder Mensch das Potenzial, diese Fähigkeit zu entwickeln und zu leben. Dazu brauchen Kinder und Jugendliche Vorbilder und Unterstützung.

Um in der therapeutischen Begleitung Kinder und Jugendliche zu würdigen, bedarf es der Berücksichtigung einiger Besonderheiten, auf die ich in diesem Buch eingehen werde. Therapie mit Kindern und Jugendlichen ist nicht ein

4 Baer, U.; Frick-Baer, G. (2018): Deine Würde entscheidet. Finde den inneren Kompass für ein gutes Leben. Weinheim

Abklatsch der Erwachsenentherapie für Jüngere. Das wäre ebenso falsch wie die Sichtweise, Kinder nur als kleinere, zukünftige Erwachsene zu betrachten. Kind oder Jugendlicher zu sein, hat bestimmte Besonderheiten und die gilt es zu kennen und zu berücksichtigen:

Erstens

Kinder können ihre Eltern und ihre sonstigen Lebensbedingungen nicht austauschen, sie sind auf sie angewiesen. Als Erwachsene haben wir die Möglichkeit, die Nähe und Distanz zu unserer Herkunftsfamilie zu verändern, ja sogar den Kontakt abzubrechen. Wir können umziehen, uns in andere soziale und kulturelle Milieus begeben, aber ein Kind ist ausgeliefert. Solange das Jugendamt nicht eingreift (und auch da ist das Kind auf deren Entscheidung angewiesen), kann es nicht fliehen oder kämpfen, auch wenn das viele Kinder versuchen. Aber die Erfolgschancen sind sehr gering. Das bedeutet für die Therapie mit Kindern und Jugendlichen, dass wir das soziale und familiäre Umfeld immer mitbedenken und womöglich mitbearbeiten sollten. Viele Kinder, die therapeutische Begleitung erfahren, leben in entwürdigenden Lebensverhältnissen. In der Therapie bleibt oft nichts anderes übrig, als sie wieder in diese Lebensverhältnisse zu entlassen. Oft gestärkt, oft mit mehr Handlungsmöglichkeiten – aber immer auch mehr oder weniger weiterhin ausgeliefert.

Zweitens

In der Kindheit und Jugend entwickeln sich die Haltung eines Menschen und sein Wertesystem. Erst im Alter von etwa 22 Jahren ist dies so ausgebildet und gefestigt, dass es als relativ stabil bezeichnet werden kann. Das bedeutet, dass in diesen Jahren der Kindheit und Jugend alle, die an der Erziehung eines Kindes beteiligt sind, das Wertesystem mit beeinflussen. Das gilt einerseits für Eltern und andere Familienangehörige, aber auch für Erzieher*innen, Lehrer*innen, Sozial- und Heilpädagogen*innen, Therapeut*innen und andere mehr. Besondere Interventionen und Maßnahmen dieser Fachleute und Eltern tragen zur Entwicklung des Wertesystems ebenso bei wie die einfache Tatsache, dass diese Erwachsenen Vorbilder für die Kinder sind, an denen sie sich orientieren können. In diesem Lebensalter wird eben auch der Boden für ein Wertesystem, das auf Würde beruht, geschaffen.

Drittens

Menschen brauchen Bindungen und die Fähigkeit, Bindungen einzugehen und zu leben. Darunter verstehe ich die Fähigkeit, sich vertrauensvoll und nachhaltig auf andere Menschen einzulassen. Die Entwicklung zu einer Bindungsfähigkeit gelingt nicht immer - hier ist Therapie gefragt. Die Beziehung zur Therapeutin oder zum Therapeuten ist ein Übungs- und Lernfeld für die Entwicklung von Bindungsfähigkeit. Das gilt für alle therapeutischen Prozesse, unabhängig davon, ob Bindungsfragen explizit Gegenstand der Therapie werden oder nicht. Bindungsfähigkeiten entwickeln sich nur über die gelebte Erfahrung von Verbindungen zu anderen Menschen. Die therapeutische Beziehung zwischen Kindern und Jugendlichen und Therapeut*innen ist eine solche zentrale Verbindung.

Viertens

Kinder befinden sich in einem kontinuierlichen Wachstumsprozess - auf allen Ebenen - und sind kreativ. Das lateinische Wort „creare", aus dem das Wort Kreativität entstand, hat eine doppelte Bedeutung. Es wird übersetzt mit „etwas erstellen" und meint kreatives Tun mit sogenannten „kreativen Medien", also Medien, die zu Kreativität einladen, und es bedeutet zweitens „wachsen". Kinder sind kreativ, denn durch kreatives Spielen erschließen sie sich die Welt und gleichzeitig wachsen sie daran und dabei. Diese Doppelbedeutung gilt es zu würdigen, wenn wir Kinder und Jugendliche begleiten.

Fünftens

Kinder sind besonders verletzlich. Ob als Säugling oder Kleinkind, ob als Schüler*in oder später als Jugendliche: Kinder sind in besonderer Weise abhängig, haben weniger Schutzmöglichkeiten und auch seelische Schutzschichten als Erwachsene. Sie sind einerseits fähig, Verletzungen heilen zu lassen, und in der Lage, sie zu überleben. doch gerade, wenn Verletzungen und Entwürdigungen chronisch auftreten, können diese bleibendes Leid verursachen. Deswegen brauchen Kinder Parteilichkeit gegen diejenigen, die sie entwürdigen. Sie brauchen in besonderer Weise Schutz und Unterstützung: im Elternhaus, in Kita und Schule, in der Therapie - überall.

Sechstens

Je jünger Kinder sind, desto eingeschränkter können sie sich verbal ausdrücken. So können viele Möglichkeiten der Erwachsenentherapie (z. B. zu reflektieren und bewusst Veränderungen zu initiieren) bei Kindern nur eingeschränkt wirken. Oft verstehen Kinder und Jugendliche allerdings viel mehr, als Erwachsene denken. Oft können sie auch das, was sie bewegt, in Worten besser ausdrücken, als Erwachsene meinen. Und doch existiert diese Einschränkung, denn für Vieles haben sie aufgrund ihres Entwicklungsstandes noch keine Worte. Sie zeigen es uns jedoch auf andere Weise: im Spiel, im kreativen Ausdruck, in den Resonanzen, die sie in uns hervorrufen, in Verhaltensweisen und anderem mehr. Die Therapie mit Kindern und Jugendlichen muss deshalb kreativ sein, zumindest kreative Anteile enthalten, um dem gesamten Sein des Kindes Ausdrucksraum und -gelegenheit zu geben.

Siebtens

Und schließlich haben Kinder und Jugendliche auch Besonderheiten, die manchen Erwachsenen schon abhanden gekommen sind: Sie sind neugierig und spielen gerne. Sie erlernen erst im Laufe ihres Lebens, zu lügen und ihre Gefühle zu verstecken. Sie sind oft unmittelbarer im Ausdruck dessen, was sie bewegt. Auch die Muster, die sich aus Gewohnheiten und Erfahrungen in ihrem Denken, Fühlen und Handeln bilden, sind noch nicht so gefestigt und verhärtet wie die der meisten Erwachsenen. Sie können sich deshalb schneller verändern. Manche Kinder und Jugendliche brauchen eine langwierige Unterstützung, doch bei vielen, ja bei den meisten, sind schnelle Verbesserungen zu beobachten.

Achtens

In jeder therapeutischen Arbeit mit Kindern und Jugendlichen bemühen wir uns darum, dass die Unterstützung möglichst schnell wirkt. Doch die Kinder und Jugendlichen leben außerhalb der Therapie oft in Lebensverhältnissen, die nicht sehr förderlich für sie sind, ja, sogar zu den Erfahrungen, Einsichten und Erfolgen in der Therapie im Widerspruch stehen. Ich habe oft von ehemaligen kindlichen und jugendlichen Klient*innen erfahren, dass die Therapieerfahrungen sie langfristig darin unterstützt haben, trotz widriger

Milieus an sich zu glauben und „durchzuhalten". Sie haben, so sagen sie manchmal, oft erst Jahre später davon profitiert. Unsere therapeutische Arbeit sollte das im Blick haben. Der Sinn der gemeinsamen Bemühungen von Therapeut*innen und Kindern und Jugendlichen richtet sich auf die Gegenwart und gleichzeitig auf ihr späteres Leben.

Die Besonderheiten von Kindheit und Jugend zu kennen und zu würdigen ist Voraussetzung dafür, eine Theorie und Praxis der Kinder- und Jugendlichentherapie zu entwerfen und im Sinne der Kinderwürde fortzuschreiben.

„Ich wünsche mir, dass die großen Menschen mitbekommen, dass auch kleine Menschen Menschen sind. Und dass kleine Menschen wie Menschen behandelt werden." (ein 9jähriges Mädchen).

A 2 Die Leiblichkeit würdigen

Ein einjähriges Kind streckt die Arme verlangend nach seiner Mutter aus. Seine Augen und sein Gesichtsausdruck lächeln, erwarten und fordern zugleich. Das Ausstrecken der Arme ist nicht nur eine motorische Bewegung, es ist Ausdruck seines Erlebens, aus dem heraus der Wunsch und Impuls entspringen, von der Mutter in den Arm genommen zu werden. Diese kleine Geste ist gleichzeitig Beziehungsangebot und Beziehungsausdruck. Die Mutter reagiert und so entsteht ein unausgesprochener Raum des Erlebens zwischen beiden, der keiner Reflektion bedarf.

All das ist Leiblichkeit. Dieser Begriff bedarf der Erläuterung, denn er klingt etwas altmodisch. Richtig ist, dass das Wort „Leib" sehr alt ist. Es hat seinen Ursprung in dem indogermanischen Wort „lib", das „Leben" bzw. „lebendig" bedeutet. Die Bezeichnung Leib entstammt der Phänomenologie:

„Wir können uns diesem Begriff auf unterschiedliche Weise annähern. Unser Ausgangspunkt ist das alltägliche, unreflektierte Erleben: Wenn wir aufstehen, uns ankleiden, essen, trinken, laufen, einer Arbeit nachgehen, anderen Menschen begegnen, mit ihnen sprechen, uns freuen oder ärgern, müde werden, schlafen. All diese Bewegungen, Wahrnehmungen, Gefühle, Begegnungen und Worte bringen uns, solange wir nicht über sie reflektieren, keine Unterscheidung von ‚Körper' und ‚Seele' zur Erfahrung. Wir vollziehen und erleben sie gleichermaßen aus unserem Zentrum heraus und nirgends zeigt sich eine räumliche oder zeitliche Trennung von ‚Geistigem', ‚Seelischem' und ‚Leiblichem'. Im alltäglichen Leben trennen wir auch nicht zwischen uns selbst und unserem Körper, als trügen wir ihn mit uns herum, (...), sondern erfahren uns ohne weiteres als leiblich da seiend. Auch im Kranksein und Leiden, wenn Leibliches und Seelisches störend, schmerzend, peinigend in den Vordergrund tritt, bleibt es doch meine Existenz. Kein Patient sagt: ‚Mein Körper ist erschöpft' oder ‚krank', ‚Meine Seele hat Angst', ‚Meine Seele ist niedergeschlagen', sondern ‚Ich bin erschöpft', ‚krank', ‚Ich habe Angst', ‚Ich bin niedergeschlagen'. Mit ‚ich' meint er auch nicht ein ‚Ich', eine absolute innerliche Instanz oder was immer Philosophen und Psychologen darunter verstehen wollen, sondern einfach sich selbst als Mensch, der leiblich da ist und existiert."[5]

Mit Leib ist weder ein Objekt gemeint noch bezeichnet der Begriff eine nur abstrakte, philosophische Kategorie: „Der Leib ist das selbstverständliche Medium unserer Existenz."[6] Da sich unsere Existenz in ständiger Veränderung vollzieht und Leben weder starr noch ein sonstwie gearteter fester Zustand ist, ist Leiblichkeit ein Prozess, wie Fuchs sagt, „die Bewegung des Lebens selbst."[7]

Wie an dem Eingangsbeispiel gezeigt, existiert Leiblichkeit in jedem Alter und nicht erst, wenn Kinder sie reflektieren können. Auch wenn das Kind, das die Arme ausstreckt, dafür keine Worte hat, wirkt und zeigt sich seine Leiblichkeit. Dieser präreflexive Charakter der Leiblichkeit ist insbesondere für die Begleitung von Kindern und Jugendlichen von besonderer Bedeutung. Wir erwachsenen Menschen können über Leiblichkeit nachdenken und versuchen,

5 Fuchs, T. (2000b): Psychopathologie von Leib und Raum. Phänomenologisch-empirische Untersuchungen zu depressiven und paranoiden Erkrankungen. Darmstadt. Seite 88

6 a.a.O., Seite 17

7 Fuchs, T. (2000a): Leib – Raum – Person. Entwurf einer Phänomenologischen Anthropologie. Stuttgart. Seite 124

sie in Worte zu fassen, so schwierig das mitunter auch sein mag. Doch sie existiert von Geburt, ja von der Zeugung an und wir brauchen deshalb im Verständnis der Kinder keine Phasen oder Kategorien zu konstruieren, die erst bei deren reflektierenden Äußerungen beginnen, noch müssen wir alles, was jenseits kognitiver Erinnerungen liegt, ausschließen oder als geheimnisvolle, quasi mystisch behaftete „frühe Störungen" einordnen.

Wir haben am Eingangsbeispiel gesehen, dass der leibliche Impuls des Kindes unmittelbar in die Welt hinausstrahlt, so wie auch die Reaktionen der Mutter und der zwischen Mutter und Kind entstehende Erlebensraum auf das Kind unmittelbar zurückwirken. Innen und außen, Person und Umwelt, sind in der leiblichen Erfahrung nicht getrennt, sondern eins: „Der Leib vermittelt mir die Welt, ich erfahre sie immer nur durch ihn hindurch."[8] Um die Beziehungen zwischen Kindern und der Welt zu verstehen, reicht es nicht, die Worte zu erfassen und Verhaltensweisen zu beschreiben. Es bedarf des grundlegenden Verständnisses der Leiblichkeit, da diese in dem Beziehungsgeflecht von Kindern bzw. Jugendlichen und ihrer Lebenswelt immer existiert. „Leiblichkeit ist nicht alles, aber ohne Leiblichkeit ist nichts."[9]

Das Erleben von Kindern und Jugendlichen zu achten, erfordert unbedingt, sie zu würdigen. Denn jedes Erleben ist individuell unterschiedlich. Es ist nicht messbar und subjektiv. Jede Trauer, jeder Schmerz, jede Freude wird von jedem Kind anders erfahren und erlebt. Deswegen ist die Achtung der Leiblichkeit der Kinder und Jugendlichen Kernelement einer würdigenden Haltung gegenüber dem Kind. Wir respektieren die Einzigartigkeit jedes Kindes und jedes Jugendlichen und versuchen, uns ihr verstehend zu nähern. Das ist oft schwierig. Computer sind einfacher zu vergleichen und zu kategorisieren als Kinder. Doch es ist der Mühe wert, um die Individualität und die jeweils einzigartigen Bedürfnisse der Kinder zu würdigen.

Wir verzichten deshalb zum Beispiel darauf, kreative Äußerungen der Kinder und Jugendlichen nach scheinbar objektiven Kriterien zu „deuten". Wenn ein Kind sich in einem Spiel auf eine bestimmte Weise verhält, wenn es ein Bild malt oder ein Lied trällert, dann geht es nicht darum, Farben zu

8 Fuchs, T. (2000b): Psychopathologie von Leib und Raum. Phänomenologisch-empirische Untersuchungen zu depressiven und paranoiden Erkrankungen. Darmstadt. Seite 3

9 Baer, U. (2012): Kreative Leibtherapie – das Lehrbuch. Berlin

deuten oder Spielweisen nach vorgegebenen Maßstäben zu interpretieren. Die Farbe Schwarz kann für ein Kind Traurigkeit bedeuten, aber auch Ruhe und Gelassenheit. Wir müssen die Subjektivität und damit die Klient*innen-Kompetenz der Kinder und Jugendlichen anerkennen, sie fragen und wenn wir keine Antworten erhalten, uns auf andere Weise dem Verständnis annähern. Dazu später mehr in diesem Buch.

Das gilt auch für die unterschiedlichen Qualitäten der Leiblichkeit. Dass der Leib subjektiv ist, haben wir schon erwähnt. Auf andere Leibqualitäten wie Meinhaftigkeit, Räumlichkeit, Zeitlichkeit, Pulsieren, Zentralität, Intentionalität, Wirksamkeit, Ähnlichkeit, Zwischenleiblichkeit und Resonanz werde ich in den weiteren Kapiteln dieses Buches eingehen.

A 3 Die Beziehung würdigen

Kinder sind darauf angewiesen, dass sie von Eltern oder anderen Erwachsenen versorgt werden, um körperlich und seelisch zu wachsen. Jede pädagogische und therapeutische Begleitung von Kindern und Jugendlichen geschieht in und über Beziehungen. Entwürdigungen werden ihnen von anderen Menschen zugefügt, sie beeinflussen die konkreten Beziehungen und darüber hinaus die Beziehungskompetenzen sowie das Beziehungsverhalten. Um dem gerecht zu werden, bedarf es zunächst einer Definition dessen, was wir unter Beziehung und verwandten Begriffen verstehen.

Der erste wichtige Begriff ist der des Kontakts. Das Wort „Kontakt“ bedeutet „Berührung“, „Begegnung“ und wurzelt in dem lateinischen Wort „contactus“. Wir verstehen darunter jedes kurze Zusammentreffen mit anderen Menschen, hinter denen sich verschiedene Qualitäten der Begegnung verbergen können. Kontakt beschreibt keine dieser Qualitäten, sondern ist eher ein Sammelbegriff für das Zusammentreffen von Menschen, Kindern wie Erwachsenen. Kontakt vollzieht sich in einer tiefen kindlichen Freundschaft wie auch beim Einkaufen von Frühstücksbrötchen. Beziehungen setzen Kontakt voraus, aber nicht jeder Kontakt ist eine Beziehung.

Der zweite wichtige Begriff ist der der Begegnung. Auch Begegnungen zählen zu den Kontakten, enthalten aber die besondere Qualität, dass hier zwischen den beteiligten Menschen ein intensiver Austausch stattfindet. Der kann kurz oder lang sein, einmalig oder sich wiederholend, in Worten oder in Blicken. Auf Quantität und Länge kommt es nicht an, sondern auf die Intensität, darauf, dass zwischen den Menschen etwas hin- und herschwingt, eine Resonanz entsteht.

Aus Begegnungen können Beziehungen entstehen. Beziehungen beinhalten, dass eine spürbare Resonanz zwischen zwei Menschen vorhanden ist. Darüber hinaus weisen sie eine Kontinuität auf, die sich über einen jeweils unterschiedlichen Zeitraum entwickelt hat und gewachsen ist. Eine einmalige Begegnung ist noch keine Beziehung, aber eine Beziehung kann daraus erwachsen.

Bindungen sind wiederum mehr als Beziehungen. Ich definiere Bindung als eine bestimmte Qualität von Beziehung, vor allem die der nachhaltigen und vertrauensvollen Beziehung und Begegnung. Mit nachhaltig ist hier gemeint, dass sich Beziehungen über einen längeren Zeitraum entwickeln können. Vertrauensvoll meint, dass dem jeweils anderen Menschen ein Vertrauensvorschuss gegeben wird, aus dem heraus Beziehungen mit Bindungsqualität entstehen und sich festigen können. Ohne diesen Vertrauensvorschuss und ohne Nachhaltigkeit sind die Menschen, die unter Bindungsstörungen leiden, nur zu kurzfristigen Begegnungen in der Lage, aber nicht zu langfristigen, festen Beziehungen.

Therapie mit Kindern und Jugendlichen ist Beziehung und wirkt über Beziehung. Wir bieten uns als Therapeut*innen den Kindern und Jugendlichen als zeitweilige Begegnungs- und Beziehungspartner*innen an und ermöglichen ihnen neue und andere Beziehungserfahrungen. Auch in der Pädagogik arbeiten erziehende Menschen in und über Beziehung. Doch in der Therapie steht diese im Vordergrund und es gibt, anders als in der Pädagogik, keine Aufträge, kein Wissen und keine Verhaltensweisen zu vermitteln. Ich betone deshalb, dass der hier vorgestellte Therapieansatz der kreativen und leiborientierten Therapie mit Kindern und Jugendlichen von einer Haltung ausgeht, die sich in Theorie und Praxis auf die Beziehung fokussiert.

Beziehungen zwischen Kindern und Jugendlichen sowie Therapeut*innen erfolgen auf unterschiedlichen Ebenen:

Die erste Ebene erscheint selbstverständlich: Menschen koexistieren. „‚Wir' ist weder Addition noch Nebeneinander der ‚ich'."[10] Das Miteinander, das ‚Wir', bezeichne ich als Spielraum, der sich im Prozess jeder Begegnung und Beziehung bewegt und sich mit jedem Handeln, mit jedem neuen Akteur und jeder neuen Akteurin verändert. Der Boden eines solchen Miteinanders muss nicht geschaffen werden. Er existiert und verdient Beachtung, da er im wahrsten Sinne des Wortes die Beziehung von Grund auf mitbestimmt.

Die zweite Ebene für Beziehung vollzieht sich in der Responsibilität und der Resonanz. Das Wort „response" entstammt der englischen Sprache und beinhaltet, dass Menschen aufeinander antworten, sich also aufeinander beziehen. Das Wort „Resonanz" entstammt dem Lateinischen „sonare", was so viel wie schwingen und klingen heißt. In der Resonanz klingt etwas zwischen Menschen an, schwingt hin und her oder gemeinsam. Dies vollzieht sich generell zwischen Menschen, ob Kinder und Jugendliche oder Erwachsene, und in der therapeutischen Beziehung erst recht.

Die dritte Ebene ist die der Zwischenleiblichkeit. Ich habe schon betont, dass sich das Erleben eines Menschen nur im pathologischen Fall dauerhaft auf sich selbst bezieht, sondern es immer in die Welt hinausstrahlt, Verbindungen zur Welt herstellt und damit auch andere Personen erfasst – und umgekehrt. Das Erleben ist und vollzieht sich in der Welt und daraus entsteht ein besonderer Raum des Erlebens. Diese Eigenschaft der Leiblichkeit bezeichnet Merleau-Ponty als „intercorporéité".[11] Wir übersetzten ihn als Zwischenleiblichkeit. Die Beziehung zwischen Kindern und Jugendlichen sowie zu und mit Therapeut*innen vollzieht sich in der Zwischenleiblichkeit, Therapie mit Kindern und Jugendlichen agiert in und durch sie. Nur darüber kann sie wirksam sein.

10 Nancy, Jean-Luc (2004): singulär plural sein. Diaphanes: Zürich. Seite 10

11 Merleau-Ponty, Maurice (1966): Phänomenologie der Wahrnehmung. Berlin. Seite 261

Die vierte Ebene ist die der Triangel. Damit meinen wir Begegnungen von Kindern und Erwachsenen, die sich gemeinsam auf etwas Drittes beziehen. Wenn sie zum Beispiel gemeinsam etwas lernen oder gemeinsam kochen, spielen oder ein Fahrrad reparieren. Im gemeinsamen Handeln entsteht ein Dreieck, z. B. beziehen sich Kind und Therapeut*in auf ein Stück Ton, den beide kneten und formen. Dabei entwickelt sich nicht nur eine Begegnung zwischen Kind und Objekt und zwischen Therapeut*in und Objekt – auch die Begegnung zwischen Kind und Therapeut*in verändert und entfaltet sich.

Wie sich diese Ebenen der Beziehung im therapeutischen Prozess der beziehungsfokussierten, kreativen Therapie mit Kindern und Jugendlichen zeigen und für Diagnostik und therapeutisches Handeln genutzt werden können, werde ich in den folgenden Kapiteln darlegen.

A 4 Die Diversität würdigen

Das mittlerweile häufig benutzte englische Wort ‚diversity' bedeutet Vielfalt. Der Begriff stammt aus der Biologie und bezeichnet die Vielfalt der Pflanzen, ihrer Arten und Ökosysteme. Bezogen auf die Menschen und die menschliche Gesellschaft wird Vielfalt seit dem 18.Jahrhundert verwendet (als Gegenteil zu „Einfalt") und meint die Mannigfaltigkeit der Menschen. Heute wird z. B. von der UNESCO von der „kulturellen Vielfalt" und in den Sozialwissenschaften – und von dort aus sich ausbreitend in andere Fachwissenschaften – von „sozialer Diversität" gesprochen.[12]

Diversität bezieht sich zuerst einmal auf etwas Beschreibbares: dass es unterschiedliche Gruppen von Menschen gibt. Zunächst wurde darunter die „sichtbare Diversität" verstanden, also Unterscheidungen vor allem nach Aussehen und Hautfarbe. Dann wurde das Spektrum erweitert, zum

12 Siehe zum Beispiel: Salzbrunn, M. (2014): Vielfalt / Diversität. Bielefeld. Effinger, H. et al. (Hrsg.) (2012): Diversität und soziale Ungleichheit. Opladen, Berlin, Toronto

Beispiel hinsichtlich Herkunft, sexueller Orientierung, Religionszugehörigkeit und anderes mehr. Als Diversitätsdimensionen bezeichnet werden Geschlechtlichkeit, Alter, Hautfarbe, Ethnizität/Nationalität, Beeinträchtigungen/Behinderungen, sexuelle Orientierung, Religion und Weltanschauung.[13]

Diversität ist aber viel mehr als eine Beschreibung von Dimensionen. Viele – und ich schließe mich dem an – verstehen darunter eine Haltung, die Verschiedenheit anerkennt und genau diese liegt unserer therapeutischen und pädagogischen Arbeit mit Kindern und Jugendlichen zugrunde.

Diversität meint für uns, dass es zwischen Kindern und Jugendlichen Gemeinsamkeiten und Unterschiede gibt. Beides ist wichtig. Die Gemeinsamkeiten liegen zum Beispiel darin, dass jedes Kind ein Recht darauf hat, gewürdigt zu werden, dass jeder Erwachsene parteilich für die Kinder und Jugendlichen gegen die Monster der Entwürdigung und andere Verletzungen eintreten sollte. Wir würdigen die Kinder und Jugendlichen nicht, um bestimmte Ziele zu erreichen, oder weil sie brav sind, gute Schulnoten nach Hause bringen, einer bestimmten Religion oder sozialen Klasse angehören – sondern weil sie Menschen sind. Aus der bloßen Tatsache, dass Kinder und Jugendliche als Menschen existieren, ergeben sich ihre Menschenrechte und die Notwendigkeit, sie zu würdigen. Das ist eine große Errungenschaft der bürgerlichen Revolutionen und der Aufklärung, doch diese Errungenschaften sind auch heute ständig gefährdet. Es bedarf eines fortwährenden Kampfes für sie.

Wenn ein Kind aus einer syrischen Flüchtlingsfamilie kommt, muss ich mich darum bemühen, seine kulturelle Unterschiedlichkeit zu respektieren UND gleichzeitig sein universelles Menschenrecht zu würdigen und gegen jede Entwürdigung einzutreten. Ich muss auch versuchen, die Unterschiede zwischen meinem kulturell geprägten Denken, Fühlen und Handeln und dem des Kindes wahrzunehmen und zu akzeptieren, was aber keine Akzeptanz von Entwürdigung einschließt. Ich kann zum Beispiel akzeptieren, dass es mich nicht schämt, wenn meine bloßen Füße sichtbar sind, während das bei einer japanischen Jugendlichen massive Schamgefühle auslöst. Doch von

13 s.a. Abdul-Hussain, Surur-Baig, Samira (Hrsg.) (2009): Diversity in Supervision, Coaching und Beratung. Wien

anderen beschämt zu werden, ist sowohl für mich wie für die Jugendliche eine entwürdigende Erfahrung, gegen die ich mich entschieden wende.

In der grundlegenden Haltung der Kreativen Leibtherapie erweitern wir den Begriff der Diversität noch über das soziologische Verständnis hinaus. Jedes Erleben ist subjektiv und jedes Kind und jeder Jugendliche ist einzigartig. Diese Einzigartigkeit anzuerkennen und in den therapeutischen Begegnungen zu respektieren, erweitert die Anerkennung von Vielfalt über die sozialen, ethnischen, religiösen Gruppenzugehörigkeit hinaus auf die Individuen.

Daraus folgt für unsere therapeutische und pädagogische Arbeit mit Kindern und Jugendlichen auch die grundlegende Haltung, dass es hier kein Idealbild gibt und dass keineswegs alles, was „stört" oder „irritiert", als Krankheit, Behinderung oder anderes bezeichnet und „behandelt" werden sollte. Menschen sind unterschiedlich, Kinder und Jugendliche sind unterschiedlich. Autismus verstehen wir zum Beispiel als ein Anderssein und nicht als Erkrankung. Wenn ein Kind unruhig ist, müssen wir fragen, was es beunruhigt. Wenn es beispielsweise aggressiv ist, müssen wir uns darum kümmern, aus welchen Quellen diese Aggressivität entspringt und welchen Sinn sie ursprünglich hatte.

Das Kriterium für die Notwendigkeit einer therapeutischen Behandlung ist nicht das Anderssein von Kindern und Jugendlichen, sondern das Leiden. Wenn Kinder und Jugendliche sowie die Menschen, mit denen sie leben und die sie lieben, leiden, dann ist das der Anlass für eine Therapie.

A 5 Die Dialektik und das große UND würdigen

Stefanie ist dreizehn. Sie liebt ihre Mutter und findet sie unmöglich. Sie möchte kein Kind mehr sein, ist aber noch keine Frau. Sie gibt sich in der Schule und in Gesellschaft ihrer Freundinnen stark und manchmal weint sie abends unter der Bettdecke zusammen mit ihrem Lieblingsstofftier, weil sie sich so unsicher und unvollkommen fühlt. Kinder sind voller Widersprüche in ihrem Erleben und Verhalten. Diese Widersprüchlichkeit gilt es zu würdigen.

Wir bezeichnen diese Widersprüchlichkeit als Dialektik. Sie ist ein Grundcharakter der Leiblichkeit der Menschen. Dieser taucht in therapeutischen Kontexten unter verschiedenen Begriffen auf, als Ambiguität, Polarität, Ambivalenz, Doppelcharakter. Das Wort Dialektik bezieht sich ursprünglich bei Sokrates und Platon auf die Gesprächsführung. In der langen Tradition der Philosophie von Heraklit bis Hegel und darüber hinaus umfasst sie eine Fülle von Denkmodellen[14]. Aus diesen sind mir für die Begleitung von Kindern und Jugendlichen vor allem zwei Aspekte besonders wichtig.

Zunächst beschäftigen wir uns im Verständnis von Kindern und Jugendlichen in erster Hinsicht nicht mit dem Sein, sondern dem Werden. Wenn wir ein Kind betrachten, sein Erleben und Verhalten wahrnehmen und Worte dafür finden, dann beobachten wir immer nur die Momentaufnahme eines Prozesses, einen Ausschnitt aus seinem Werden. Das Kind verändert sich, seine Lebensbedingungen, seine Erfahrungen ebenfalls. Im Jetzt ist das Nicht-Jetzt enthalten, die nahe und ferne Zukunft.

Zweitens sind das Leben und Erleben der Kinder und Jugendlichen voller Widersprüchlichkeiten. Mari geht gerne zur Schule, um ihre Freundinnen zu treffen, und sie hasst den Unterricht. Ali leidet unter der Strenge seiner Eltern und er hat die Kraft, seinen eigenen Weg zu gehen, zumindest in den Nischen, in denen es ihm möglich ist. Karin lebt ihr Leben und wird beeinträchtigt durch all das, was ihr von den Eltern unmöglich gemacht wird zu leben, ihr ungelebtes, ihr unlebbares Leben.

Eine grundlegende Haltung in der therapeutischen Praxis mit Kindern und Jugendlichen besteht also in der Anerkennung ihrer Dialektik. Wir müssen die Widersprüchlichkeiten ihres Erlebens würdigen. In der Diagnostik, also der Einsicht in das Leiden von Kindern und Jugendlichen, ist diese Anerkennung

14 neben den Klassikern siehe als Einführung unter anderem:
Jaeeschke, W. (2019): Hegels Philosophie. Hamburg
Cirne-Lima, C. (2019): Dialektik für Anfänger. Freiburg/München
Sorg, R. (2018): Dialektisch denken. Köln
Schleichert, H.; Roetz, H. (1980/2009): Klassische chinesische Philosophie. Köln

der Widersprüchlichkeit fundamental. Es geht nicht darum, einzelne Symptome zu katalogisieren, sondern sie in ihrem inneren Zusammenhang zu verstehen und dabei ihre Widersprüchlichkeit anzuerkennen.

Das Leben von Kindern und Jugendlichen pulsiert zwischen hoher Erregung und niedriger Anspannung und Gelöstheit andererseits. Die Impulse anderer führen in das Kind hinein oder vom Kind aus hinaus in seine Lebenswelt und changieren zwischen der einzelnen Person sowie der Familie bzw. Gesellschaft. Immer begegnen wir der Widersprüchlichkeit und müssen diese Dialektik ernst nehmen. Auch der therapeutische Prozess enthält Widersprüchliches. Wir lassen uns unmittelbar auf das Kind oder die Jugendlichen ein und wir betrachten gleichzeitig von einem exzentrischen Standpunkt aus, quasi von der Seite, was zwischen Therapeut*innen und Klient*innen[15] geschieht. Beide Seiten dieses Prozesses gehören zusammen. Eine davon zu ignorieren, würde eine erfolgreiche Therapie unmöglich machen.

Genauso gilt es, die Polarität zwischen der einzelnen Person und seiner sozialen Umwelt zu beachten. Wer nur die Beziehungen der Kinder zur Familie und zum sonstigen sozialen Umfeld in der Therapie beachtet und entsprechend interveniert bzw. handelt und dabei alle innerpsychischen und emotionalen Vorgänge im Kind für unbedeutsam erklärt, wird nur eine Seite des dialektischen Prozesses würdigen. Umgekehrt gilt das Gleiche.

Die Dialektik der Leiblichkeit zu achten, hat in der therapeutischen und pädagogischen Begegnung große Konsequenzen. Eine der wichtigsten besteht darin, dass wir eine Haltung des großen UND einnehmen. Wenn wir Kinder und Jugendliche dazu einladen, widersprüchliche Haltungen mit einem großen UND zu verbinden, erleichtert das viele:

„Du kannst dich manchmal über deine Mutter oder über deinen Vater ärgern UND du kannst sie grundsätzlich gernhaben und lieben."

„Lisa ist und bleibt deine Freundin UND du streitest dich manchmal mit ihr."

Beides geht, ist „erlaubt" und steht nebeneinander. Wir wissen, dass Kinder

15 Die Bezeichnungen Klient*innen und Patient*innen verwende ich austauschbar

leiden UND dass sie Kraft haben. Wir selbst und die Kinder und Jugendlichen haben Angst UND wir sind zuversichtlich.

Viele Erwachsene denken und handeln in einem Schema von ‚entweder/oder' und vermitteln das an ihre Kinder. Wenn wir eine Haltung einnehmen, die das Nebeneinander von Polaritäten akzeptiert, können wir ein ‚sowohl als auch' leben. Diese Haltung löst oft den Druck und wirkt heilend.

Es gibt aber auch eine Qualität in der Dialektik, in der es nicht um das große UND geht, sondern wirklich um eine antagonistische Unvereinbarkeit. Unsere Haltung vertritt ein ganz klares ‚entweder/oder', wenn es um Gewalt gegen Kinder geht, um Beschämungen und Erniedrigungen oder andere Monster der Entwürdigung. Die Kinder und Jugendlichen brauchen Parteilichkeit. Wir sind dem Leiden der Kinder und Jugendlichen gegenüber nicht neutral, sondern parteilich.

A 6 Therapie, Pädagogik, Sozialpädagogik

Therapie und Pädagogik unterscheiden sich und sie haben Gemeinsamkeiten. Zunächst zu den Unterschieden: Unter Therapie wird die Behandlung von Krankheiten und Verletzungen verstanden oder von „Störungen mit Krankheitswert". Vom Kind und Jugendlichen aus gesehen geht es vor allem darum, dass sie leiden und dass die Umgebung an und mit ihnen leidet. Also ist das Leiden der Kinder entscheidend, damit sie sich in therapeutische Behandlung begeben. Der Auftrag von Eltern oder Institutionen und auch der Auftrag des Kindes lautet ausgesprochen oder unausgesprochen, das Leiden zu mindern oder zu eliminieren. Darüber wird ein Vertrag geschlossen, auch hier ausgesprochen oder unausgesprochen. In der therapeutischen Arbeit existiert oft ein mehr oder weniger klar benennbares Leiden, eine Diagnose, um deren Behandlung es geht. Manchmal ist das Leiden nicht eindeutig zu bestimmen und wird erst im weiteren therapeutischen Prozess konkretisiert.

Eine Besonderheit der Kinder- und Jugendlichentherapie besteht darin, dass die Verträge und Aufträge nicht nur zwischen dem Klienten oder der Klientin, also dem Kind oder Jugendlichen, und auf der anderen Seite der Therapeutin oder dem Therapeuten vereinbart werden, sondern immer auch noch Dritte beteiligt sind: die Eltern, die Schule, das Jugendamt oder andere Institutionen.

Der Begriff der Erziehung bzw. das auf Erziehung abzielende pädagogische Handeln ist diffuser und offener als der Begriff der Therapie. In dem Wort Erziehung klingt an, dass Kinder und Jugendliche auf etwas hin gezogen und erzogen werden. Dieses zielgerichtete Handeln ist Ausdruck früherer hierarchisch definierter Erziehungsinhalte und Ziele. Dass Kinder und Jugendliche so werden sollen, wie die Gesellschaft und die Mächtigen vorgeben, wird heute in modernen Erziehungskonzepten nicht mehr vertreten. Das Konzept ist eher ausgerichtet auf die Entwicklung eigenständig handelnder und emanzipierter Personen. Als Erziehungsziel wird oft die „Verbesserung und Vervollkommnung der Persönlichkeit des Erzogenen“ verstanden.[16]

Durch Lernen und sonstige beeinflussende Maßnahmen wird folglich nicht so sehr die Behebung von Defiziten angestrebt. Doch in der Praxis ist das erzieherische Handeln klassischer Prägung immer noch von großer Bedeutung. Auch in heil- und sozialpädagogischen Arbeitsfeldern wird oft von Störungen ausgegangen, die behoben werden sollen. Dabei gibt es in Kita und Schule oft klar definierte Ziele, welcher Stoff vermittelt werden muss, welches Verhalten erreicht werden soll, was durch Erziehungskonzepte, Lehr- und Unterrichtspläne umgesetzt werden soll.

Erziehung (einschließlich der Pädagogik als Wissenschaft der Erziehung) unterscheidet sich folglich vom Selbstverständnis der Therapie durch andere Absichten, durch einen anderen Vertrag. Geht es in der Therapie eher um Heilung, so geht es in Erziehung und Pädagogik eher darum, bestimmte Verhaltensweisen, Kenntnisse und Kompetenzen zu vermitteln. Doch diese Unterscheidung ist eingeschränkt: Die Erziehung vom Kind aus gedacht ist immer auch ein offener Prozess. Hat Erziehung das Ziel, die Entwicklung selbstbestimmter Persönlichkeiten zu fördern, geht sie weit über Stoffvermittlung hinaus. Die in pädagogischen Feldern geforderte Vermittlung von sozialen und emotionalen Kompetenzen in Kita und Schule ist weit mehr als die Vermittlung des kleinen Einmaleins.

16 Hurrelmann, K. (2006): Einführung in die Sozialisationstheorie. Weinheim und Basel. Seite 156

Andererseits werden in der therapeutischen Praxis auch Elemente aus der pädagogischen Arbeit genutzt.[17] Verhaltenstherapeutische Ansätze verfolgen explizit verhaltensändernde Ansätze. Einer ihrer Begründer propagierte sogar Verhaltensänderungen durch Belohnung und Bestrafung, was eher an die „schwarze Pädagogik" erinnert als an Therapie, wie wir und andere sie verstehen.[18] Pädagogik, Therapie und Erziehung haben also einerseits unterschiedliche Absichten und ihnen liegen jeweils verschiedene ausgesprochene oder unausgesprochene Verträge zugrunde – andererseits überlappt und vermischt sich vieles.

Hinzu kommen drei zentrale Gemeinsamkeiten, die dem therapeutischen und pädagogischen Handeln zugrunde liegen sollten:

Die erste besteht darin, dass es um das Erleben der Kinder und auch der Erziehenden geht. Das Leiden der Kinder ist nicht nur ein kognitiver Prozess, sondern zunächst und vor allem ein Prozess des Erlebens. Auch in Kita, Schule und Elternhaus erleben Kinder ihre soziale Umwelt und die Gefühle, das Körpererleben, die Atmosphäre und anderes mehr. All diese Aspekte des Erlebens beeinflussen ihr Lernverhalten bzw. den Umstand, ob sie überhaupt lernen können oder nicht. Dazu später mehr.

Zweitens geht es in Therapie und Pädagogik immer um Beziehung, auch in den pädagogischen Spezialdisziplinen. Ohne vertrauensvolle und würdigende Beziehungen gelingt nichts, weder in der Schule noch in der Therapie, weder in der Jugendwohngruppe noch der Kindertagesstätte.[19] Die Betrachtung von Beziehung und die Förderung von Beziehungsmöglichkeiten und Fähigkeiten sind in allen Bereichen ein zentrales Essential.

Drittens brauchen Kinder und Jugendliche Kreativität für ihr Wachstums, aber auch im Sinne des kreativen, spielerischen Ausdrucks. Das gilt für die Therapie mit Kindern und Jugendlichen ebenso wie für die meisten pädagogischen Tätigkeitsfelder.

---

17 siehe z. B. Oaklander, V. (1989/2019): Gestalttherapie mit Kindern und Jugendlichen. Stuttgart

18 Skinner, B.F. (1973/2019): Jenseits von Freiheit und Würde. Reinbek

19 Baer, U.; Koch, C. (2020): Handbuch pädagogische Beziehungskompetenz. Grundlagen für ErzieherInnen und LehrerInnen. Berlin

Hier überschneiden sich beide Felder. Auch in der kreativen Therapie mit Kindern und Jugendlichen werden Methoden verwendet, die aus der Pädagogik stammen, und es können viele Methoden der kreativen Kinder- und Jugendlichentherapie in pädagogischen Kontexten eingesetzt werden. Bei all diesen Unschärfen ist mir vor allem wichtig, dass Therapie mit Kindern und Jugendlichen

- auf möglichst klaren Vereinbarungen mit den Beteiligten beruht,
- ein möglichst lernfreier Raum ist,
- nach den Quellen von Leiden sucht und die Widerstandskräfte und Coping-Möglichkeiten der Kinder und Jugendlichen stärkt,
- spielerisch das Ausprobieren von Veränderungen auch in der Beziehung zur Therapeutin oder zum Therapeuten ermöglicht.

B

Würdigen, was ist – diagnostische Zugänge zu Kindern

Um Kindern und Jugendlichen helfen zu können, müssen wir sie verstehen. Um sie zu verstehen, müssen wir sie wahrnehmen und würdigen, was ist.

B 1 Von der kategorialen und der leiborientierten Diagnostik

Das Wort „Diagnostik“ entspringt dem Lateinischen und bedeutet „Urteil“. Diese urteilende Qualität schwingt häufig bei einer Diagnose mit: Krebs, Depression, Mutismus, Autismus usw.. Diese Urteile wirken auf die betroffenen Kinder, Jugendlichen oder auch Erwachsenen oft wie eine Bedrohung, denn von ihnen hängt es ab, ob überhaupt heilende Behandlungen möglich sind und welche Erfolgschancen sie haben. Solche diagnostischen Urteile können aber auch erleichtern, zum Beispiel in Familiensituationen, in denen die Eltern das Verhalten ihres Kindes nicht verstehen, sich rat- und hilflos fühlen. Sie sind manchmal erleichtert und von Selbstvorwürfen entlastet, wenn sie eine Diagnose erhalten. Dann „wissen sie wenigstens, woran sie sind“, „was das Kind hat“.

Das Wort „Diagnostik“ enthält aber auch das Wort „Gnosis“. Es stammt aus dem Altgriechischen und bedeutet „Einsicht, verstehende Wahrnehmung“. Dies ist das Verständnis von Diagnostik, das ich in diesem Buch zugrunde lege: „Diagnostik ist ein Weg, gemeinsam mit Klient*innen, die vielfältigen Phänomene des Erlebens und Verhaltens sinnvoll zu ordnen und Verständnis und Einsicht zu bekommen in die Muster, unter denen Klient*innen leiden und die sie verändern möchten, um daraus Wege der Therapie abzuleiten.“ [20]

In der Art und Weise, wie Diagnostik durchgeführt wird, sind grundlegende Unterschiede festzustellen. Es gibt eine Art der Diagnostik, die Kinder und Jugendliche in vorgegebene Kategorien einzuordnen versucht. Ich bezeichne sie als kategoriale Diagnostik. Sie ist nützlich, um in Therapie und Psychiatrie eine gemeinsame Sprache zu sprechen, wenn es um seelische Erkrankungen von Kindern und Jugendlichen geht. Sie ist in weiten Bereichen der Medizin und Psychiatrie verbreitet, auch in manchen therapeutischen Schulen. Und es gibt die leiborientierte Diagnostik. Darüber hinaus gibt es Zwischenformen, die sich beider Stile der Diagnostik bedienen. Zur Verdeutlichung des leiborientierten Ansatzes, welcher der beziehungsorientierten kreativen

20 Baer, U. (2012): Kreative Leibtherapie – das Lehrbuch. Berlin. Seite 109

Therapie mit Kindern und Jugendlichen zugrunde liegt, möchte ich beide Haltungen der Diagnostik etwas zugespitzt gegenüberstellen:

- Die kategoriale Diagnostik, wie sie unter anderem in der ICD-11[21] grundlegend dargestellt wird, beschäftigt sich mit Störungen und Krankheiten und damit vor allem mit Defiziten und Abweichungen von einer imaginär angenommenen Norm richtigen und angemessenen Verhaltens, Denkens und Fühlens. In der leiborientierten Diagnostik gibt es keine Idealnorm. Mit der leiborientierten Diagnostik suchen wir Verbindungen zwischen Faktoren, die stärken und unterstützen, die Ressourcen betonen und gleichzeitig das Leiden achten, von gesunden und kranken Phänomenen.

- Leiborientierte Diagnostik beschäftigt sich also mit allen Phänomenen und nicht nur mit Symptomen von Erkrankungen. In der kategorialen Diagnostik werden Symptome zu Kategorien aneinandergereiht, die dann Krankheitsbilder oder Syndrome ergeben. Leiborientierte Diagnostik beschäftigt sich weniger mit dem Aneinanderreihen, sondern vor allem mit den Zusammenhängen, Ursachen und Verbindungen, die im Erleben und Verhalten von Kindern und Jugendlichen zum Ausdruck kommen.

- Im klassischen, kategorialen Verständnis von Diagnostik liegt diese in der Verantwortung der Therapeut*innen oder Ärzt*innen. Die leiborientierte Diagnostik dagegen bemüht sich prinzipiell um Interaktion. Sie ist beziehungsorientiert und bezieht so weit wie möglich die Kinder und Jugendlichen mit ein, denn deren subjektives Erleben kann nur im wechselseitigen Austausch erfragt und erfasst werden. Dabei spielen auch die Resonanzen der Therapeut*innen eine bedeutsame Rolle.

- Die leiborientierte Diagnostik geht davon aus, dass die Kinder und Jugendlichen weise sind und uns in ihrer Weisheit das zeigen, woran sie leiden – auch wenn sie keine Worte dafür haben. Die Kinder und Jugendlichen sind grundsätzlich kompetent, um ihr Leiden, aber auch ihre Kraft und ihre Ressourcen auszudrücken. Ob dies über Worte oder Bilder, im Spiel oder im Musizieren geschieht, ist zweitrangig. Sie haben

21 11. Version der internationalen statistischen Klassifikation der Krankheiten und verwandter Gesundheitsprobleme (ICD: International Statistical Classification of Diseases and Related Health Problems)

keine Übung darin und oft auch keine oder zu wenig Worte, die einzelnen Phänomene zu beschreiben, vor allem nicht darin, die Zusammenhänge zu erfassen. Dafür braucht es die Kompetenz der Therapeut*innen.

Wer therapeutisch mit Kindern und Jugendlichen arbeitet, muss die ICD-11 nutzen, welche ein Handwerkszeug ist, sich im Gesundheitswesen zu verständigen. Es sind Versuche, Landkarten zu erstellen. Doch eine Landkarte ist nicht die Landschaft, sie hebt hervor und lässt weg, kann der Orientierung dienen, aber nicht die Einzigartigkeit des subjektiven Erlebens eines jeden Kindes und eines/einer Jugendlichen* erfassen.

Joe kam mit seinen Eltern in die therapeutische Behandlung. Der 13-Jährige hatte Probleme in der Schule und wollte nicht mehr dorthin. Von einem Arzt hatte er die Diagnose „ADS“ erhalten und die Empfehlung, ein entsprechendes Medikament einzunehmen. Die Eltern waren skeptisch und brachten Joe zur Therapie. Joe meinte, dass das Problem nicht bei ihm liege, sondern bei der „doofen Schule“.

*Als er anfing zu erzählen, wollte er kaum aufhören. Seine Mitschüler*innen mochte er nicht. Sie interessierten sich nur für Fußball und Mädchen. Er interessierte sich für Musik. Die Lehrer wollten, dass er ganz viel auswendig lernte, „immer nur Vokabeln und so“. Er meinte: „Ich weiß das alles oder fast alles, aber die Fragen und Aufgaben bei den Arbeiten sind so blöd, dass ich gar keine Lust habe, zu schreiben, was die wollen.“*

So ging es weiter. Ich fragte und er erzählte. Von einem Aufmerksamkeits-Defizit war nichts zu bemerken. Es schilderte sehr aufmerksam seine Umgebung und seine Reaktionen. Ich fragte natürlich nach seiner Musikvorliebe: „alles mit Schlagzeug und Gitarre“. Seine Augen leuchteten ... Er spielte mir Lieblingsstücke vor und konnte genau erklären, was sie ihn ihm hervorriefen und wie sie aufgebaut waren. Wir vereinbarten mit den Eltern, dass er regelmäßig Gitarre spielen durfte (ein Onkel lieh ihm seine) und sich zum Geburtstag und zu Weihnachten ein Schlagzeug wünschen durfte.

Der therapeutische Prozess ging weiter und brachte weitere Verbindungen zwischen seinen Schulproblemen und seinen Erfahrungen hervor. Doch schon der Blick auf seine musikalische Leidenschaft und die Erlaubnis, ihr nachzugehen, stärkte ihn und bewirkte eine gelassenere Haltung zur Schule.

Sicherlich gab es Anzeichen, Symptome und Phänomene, die den Arzt zu seiner Diagnose veranlasst hatten. Eine solche Spur sollte ernst genommen werden. Doch der phänomenologisch geweitete Blick öffnete die Wahrnehmung für weitere Phänomene und neue Spuren.

Das gilt auch für andere Diagnosen. Wenn bei Kindern oder Jugendlichen zum Beispiel ein Trauma bzw. eine Traumafolgestörung diagnostiziert wird, so ist das wichtig. Und doch müssen möglichst viele Phänomene wahr- und ernstgenommen werden, denn jedes Erleben eines Kindes oder Jugendlichen ist anders, auch wenn es Ähnlichkeiten gibt. Die Folgen solcher Belastungen unterscheiden sich, genauso wie das soziale Umfeld differiert und die Möglichkeiten, Hilfe zu erhalten und die Traumafolgen zu überwinden. Solche Besonderheiten zu erkunden und zu erschließen, wird vor allem durch die therapeutische Beziehung zu dem Kind und dem oder der Jugendlichen* ermöglicht. In der Beziehung zwischen Therapeut*in und Kind bzw. Jugendlicher* werden Leiden und Stärken deutlich. Insofern ist leiborientierte Diagnostik im Wesentlichen eine Beziehungsdiagnostik.

Diese Beziehungsdiagnostik kann nicht nur Momentaufnahmen erfassen. Sie ist prozessorientiert, kein einmaliger Akt, der durch die Anamnese oder das Ausfüllen eines Fragebogens beendet ist. Schon das Vorgespräch für eine Therapie kann heilend wirken, wenn sich die Therapeut*in für das Kind oder die Jugendliche* bzw. die Eltern interessiert und versucht, Verständnis aufzubringen. Das Bemühen um Einsicht ist schon ein Teil der therapeutischen Beziehung und wirkt in der Beziehung zu dem Kind zumindest in kleinen Anfängen verändernd. Dieser Prozess setzt sich fort. Diagnostik und Therapie vollziehen sich nicht in getrennten Phasen, sondern in einem laufenden Prozess. Dies wird zunehmend auch in der Psychiatrie und klinischen Psychotherapie mit Kindern und Jugendlichen konstatiert:

„Da Psychotherapie auch auf hypothesengeleiteten Entscheidungen gründet und zu Veränderungen führt, beinhaltet die Behandlung zugleich fortlaufend eine Diagnostik.“[22]

22 Warnke, A.; Lehmkuhl, G. (2011): Kinder- und Jugendpsychiatrie und Psychotherapie in Deutschland. Stuttgart. Seite 45

B 2 Die phänomenologische Methode und die diagnostische Spirale

In unserer Diagnostik verwenden wir die phänomenologische Methode. Das Wort „Phänomen“ entstammt dem Altgriechischen und beschreibt die konkreten Erscheinungen eines Gegenstandes oder eines Lebewesens. Schon Plato unterschied zwischen Kategorie und Phänomen. Ein Phänomen ist das, was über die menschlichen Sinne zugänglich ist. Lange beschäftigten sich die Philosoph*innen nur mit den Kategorien und entwickelten daraus ihre philosophischen Systeme. Edmund Husserl (1859-1938) führte die Phänomene wieder in die Philosophie ein. Er unterschied dabei zwischen den Phänomenen und der Welt, wie sie uns erscheint, und andererseits einer Welt, wie sie „an sich“ ist. Er suchte nach dem „Wesen der Dinge“, forderte aber, die Erscheinungen der Dinge nicht mehr von deren Wesen zu trennen. „Die eigentliche Wesensart des Gegenstandes ist also nicht irgendwo hinter den Phänomenen verborgen, sondern entfaltet sich gerade in ihm.“[23]

Maurice Merleau-Ponty (1908-1961) vertiefte und erweiterte die Phänomenologie zur Leibphänomenologie. Auf seinen Erkenntnissen beruht unser phänomenologischer Ansatz.[24] Merleau-Ponty geht von der Überlegung aus, dass der Mensch, der Dinge wahrnimmt, selbst auch zu den Phänomenen gehört und dass diese Leiblichkeit des Menschen in all ihren Facetten seine Wahrnehmung beeinflusst und prägt.

Karl Jaspers (1883-1969) und Thomas Fuchs führten diesen Ansatz fort und entwickelten ihn weiter. Jaspers[25] nutzte die phänomenologische Methode vor allem als ein Erfassen der empirisch-sinnlich zugänglichen Phänomene. Er suchte nicht nach einem „Wesenskern“ psychiatrischer Erkrankungen, sondern nach Sinn ergebenden Zusammenhängen von Phänomenen, was wir heute als Muster bezeichnen. Seinen Ansatz nannte er „Verstehende Psychologie“. Thomas Fuchs nahm diesen Ansatz auf und konkretisierte ihn: „Die Arbeit der

23 Zahavi, D. (2007): Phänomenologie für Einsteiger. Paderborn. S. 15

24 Baer, U.; Frick-Baer, G. (2019): Würdigen, was ist. Praktische Phänomenologie. Berlin

25 Jaspers, K. (1948/2013): Allgemeine Psychopathologie. Berlin, Heidelberg
Fuchs, T. et al. (2013): Karl Jaspers. Phänomenologie und Psychopathologie. Freiburg

Leibphänomenologie ist daher auch die Suche nach einer Sprache der leiblichen Erfahrung, die uns hilft, den Kranken in seiner leiblich-räumlichen Existenz zu verstehen und für sein Erleben gemeinsame Worte zu finden. Dabei ist es von zentraler Bedeutung, dass nicht nur objektivierbare Fakten erfasst und gesammelt werden, sondern auch die Subjektivität gewürdigt wird."[26]

Wir haben darauf aufbauend das Konzept der „phänomenologischen Untersuchungsmethode" formuliert[27], welches wir in unseren Forschungsprojekten und in der Diagnostik benutzen. Es beinhaltet mehrere Schritte.

Der erste Schritt besteht darin, einen Untersuchungsgegenstand zu definieren. Dies geschieht im therapeutischen Prozess oder auch in vielen pädagogischen und ähnlichen Settings zumeist darüber, dass ein Leiden bekannt wird und ein Kind bzw. dessen Eltern Hilfe suchen.

Der neunjährige René leidet unter nächtlichen Angstattacken. Oft schreckt er auf, schreit manchmal, hat Albträume, an die er sich aber nicht mehr erinnert, und weint. Er kriecht dann hilfesuchend zu seinen Eltern ins Bett.

Indem die Eltern von René und auch er selbst Hilfe suchen, ist der Untersuchungsgegenstand vorgegeben.

Im zweiten Schritt ist es notwendig, die eigenen Vorurteile und Vorannahmen zu erkennen und von ihnen möglichst einen Schritt beiseite zu treten. Wir Menschen haben alle Vorannahmen, auch wir Therapeut*innen. Wer zum Beispiel vor der Begegnung mit René mit einem Kind gearbeitet hat, das unter ähnlichen Ängsten litt, und dabei entdeckt hat, dass sich dahinter eine traumatische Erfahrung sexueller Gewalt verbarg, dem wird diese Annahme vielleicht oder wahrscheinlich in den Sinn kommen. Das ist normal und selbstverständlich. Wir Menschen reagieren auf neue Situationen, indem wir uns an Erfahrungen mit ähnlichen Situationen erinnern und daraus Schlussfolgerungen abzuleiten versuchen. Doch diese Vorannahme kann

26 Fuchs, T. (2000b): Psychopathologie von Leib und Raum. Phänomenologisch-empirische Untersuchungen zu depressiven und paranoiden Erkrankungen. Darmstadt. S. 207

27 Baer, U.; Frick-Baer, G. (2006): Über die phänomenologische Untersuchungsmethode am Beispiel der Bibliothek der Gefühle. In: *therapie kreativ.* Heft 43. Neukichen-Vluyn
Baer, U.; Frick-Baer, G. (2013/2021): Das ABC der Gefühle. Weinheim

gefährlich sein, weil sie den Blick einengt und weil der Zusammenhang bei René ganz anders sein kann als bei dem Kind zuvor. Deswegen ist es richtig und wichtig, die eigenen Erfahrungen und damit auch die Vorannahmen zu beachten und ernst zu nehmen, doch gleichzeitig ist es notwendig, sich von ihnen möglichst frei zu machen, damit sie nicht die Wahrnehmung bestimmen oder eintrüben. Ich verwende dabei die Vorstellung, die Vorannahmen möglichst „einzuklammern". Dies hat sich als hilfreich erwiesen.

In einem dritten Schritt werden möglichst viele Phänomene gesammelt: Wann tritt die Angst bei René auf? Jede Nacht? Nur in bestimmten Nächten? Was war vorher? Wo wird sie im Körper gespürt? Wie lange dauert sie an und wie heftig ist sie mit Erregung verbunden, mit Bildern oder mit anderen Impulsen? Welche Rolle spielen Ängste in der Familie? Gibt es bei anderen Familienmitgliedern nächtliche Unruhe und Angstattacken? Hier geht es darum, Muster zu erkennen und zu erfassen und damit Wege der Veränderung zu eröffnen. Die Musterbildung und das Erfassen von Mustern beschreibe ich im nächsten Kapitel.

Diese phänomenologische Untersuchungsmethode und damit unser diagnostischer Ansatz ist kein einmaliger Akt, wie schon im vorigen Kapitel beschrieben, sondern ein Prozess. Er zeigt oberflächlich betrachtet einen kreisförmigen Ablauf. Es werden gemeinsam mit Kind und Eltern oder anderen Erziehungsberechtigten Phänomene gesammelt und es wird nach Mustern gesucht. Dann macht die Therapeut*in mit dem Kind im therapeutischen Prozess neue Erfahrungen und entdeckt neue Phänomene und gewinnt neue Erkenntnisse. Diese fließen wieder in die Diagnostik und in die therapeutische Praxis ein. Dabei werden wieder neue Phänomene und Musterbildungen erkannt usw.. Dieser kreisförmige Prozess ist allerdings kein Kreis, der sich auf einer Ebene wiederholt. Mit jeder neuen Erfahrung, mit jeder neuen Einsicht entwickeln sich Diagnostik und Therapie auf einem neuen Niveau. Ich bezeichne ihn deshalb als eine diagnostische Spirale. Der Kreis entwickelt sich weiter, vollzieht größere und kleinere Durchmesser und erhebt sich auf ein immer neues Plateau. Diese diagnostische Spirale ist zentral für unser Grundverständnis in der Arbeit mit Kindern und Jugendlichen.

B 3 Muster in der Diagnostik erkennen

Ich habe in den bisherigen Überlegungen zur Diagnostik in der Therapie mit Kindern und Jugendlichen das Wort „Muster“ verwendet. Wegen seiner Bedeutung bedarf es einer besonderen Betrachtung. In der Kreativen Leibtherapie werden mit Muster sich wiederholende Zusammenhänge des Erlebens und Verhaltens bezeichnet. In anderen therapeutischen Ansätzen werden Muster oft beiläufig erwähnt, häufig auch mit anderen Bezeichnungen wie „Pattern“ oder „Schemata“.

Muster sind Teil unserer Persönlichkeit. Wie wir denken und fühlen, wie wir uns verhalten und sprechen, folgt bei jedem einzelnen Menschen bestimmten Schemata. Sie unterscheiden sich in Einzelheiten, doch ihre Grundstrukturen wiederholen sich. Diese Muster haben sich in der biografischen Entwicklung durch Wiederholung, durch Erfahrungen in der Interaktion mit der Lebenswelt herausgebildet. Das gilt für größere Themen wie für kleine Alltagsereignisse. Wir Menschen überlegen nicht mehr, wie wir unser Frühstück zu uns nehmen, sondern verfolgen bestimmte Muster der Essenszubereitung und des Essens, die sich herausgebildet haben. Auch beim Autofahren bedarf es am Anfang jeweils konkreter Entscheidungen: Wie weit muss ich das Lenkrad drehen, um nach links zu fahren? Wie sehr muss ich auf das Gaspedal drücken? Doch im Laufe der Zeit bilden sich bestimmte Gewohnheiten heraus, die wir gar nicht mehr reflektieren. Wir haben uns Verhaltensweisen einverleibt und entwickeln unser Muster des Autofahrens, unseren Fahrstil.

Ein für alle bekanntes und oft ersichtliches Muster ist der Umgang mit Stress. Manche Menschen steigern sich bei Stress in Hocherregung hinein, viele werden ängstlich bzw. aggressiv. Andere werden besonders ruhig oder erstarren sogar. Es gibt individuelle Stressmuster, die sich auch auf die Art und Weise übertragen, wie Menschen atmen, wie sie die Welt wahrnehmen und natürlich auf alle Spielarten ihres Verhaltens. Je verfestigter diese Stressmuster werden, umso deutlicher werden sie zu einem Teil der Persönlichkeit. Alle Aspekte des Erlebens und Verhaltens können Teil der Musterbildung werden.

Die vierjährige Lydia hat Ärger mit ihrem älteren Bruder. Sie wird ganz starr und richtet sich so groß auf, wie sie kann. Sie schubst dann den Bruder, kann aber nicht viel ausrichten, denn der Bruder ist drei Jahre älter und stärker. Dann beginnt sie zu schreien. Laut und schrill. Ihr Gesicht läuft rot an und sie stampft mit den Füßen. Als der Vater kommt, um nachzuschauen, was los ist, beschwert sich Lydia lautstark über ihren Bruder. Als sie nicht sofort Recht bekommt, steigert sich ihr Schreien. Irgendwann möchte sie aufhören zu schreien. Doch sie kann es nicht. Sie ist in einem Anfall gefangen und kann sich erst nach längerer Zeit beruhigen, als ihr die Kräfte ausgehen. In dieser Zeit ist sie für eine Ansprache durch die Eltern oder andere nicht zugänglich.

In diesem Muster sind verschiedene Aspekte des Verhaltens, der Gefühle, der Beziehungen, des körperlichen Agierens und Spürens enthalten. Zu einem Muster wird es, wenn sich dieses Erleben und Verhalten wiederholt. Auch in der Kita bekommt Lydia manchmal solche „Anfälle", wie diese dann von den Erzieher*innen bezeichnet werden.

Ein solches Muster zu erkennen, bedarf, wie in der phänomenologischen Untersuchungsmethode beschrieben, vorher einer Achtsamkeit für die einzelnen Phänomene. Hier gilt es besonders zu beobachten, was mit dem Phänomen, welches das Leid ausdrückt – in diesem Fall dem Schreien – einhergeht. Wenn man den Konflikt zwischen Lydia und ihrem Bruder oder einem anderen Kind in der Kita genauer beobachtet, kann man feststellen, dass der Prozess sich hochzuschaukeln beginnt, wenn Lydia sich nicht gehört fühlt oder verstanden wird. Sie kann durchaus akzeptieren, dass sie manches nicht kann und dass der Bruder oder andere Kinder eigenwillig sind und nicht immer so wollen, wie sie es möchte. Wenn ihr Anliegen gar nicht erst gehört und auch gar nicht darauf eingegangen wird und erst recht, wenn nicht erklärt wird, warum sie dieses oder jenes nicht tun darf oder kann, fühlt sie sich offenbar hilflos und das steigert sich bis hin zu dem beschriebenen Verhalten.

Bei der Beobachtung dieser Phänomene geht es nicht in erster Linie darum, Ursache- und Wirkungszusammenhänge festzustellen, sondern Verbindungen zu erkennen. Nicht ein konkretes Verhalten von Lydia oder ihrem Bruder ist die Ursache für den Schreikrampf, sondern es gibt immer mehrere Faktoren, die sich zusammenfügen und einen Prozess wie diesen initiieren oder beschleunigen können. Diese Zusammenhänge bilden ein Muster.

Einsicht in solche Muster zu erhalten ist die Voraussetzung für verändernde Interventionen.

Es gibt weiche Muster und es gibt harte Muster. Bei Erwachsenen haben sich manche ihrer Muster im Laufe der Jahre so verfestigt, dass sie zu harten Mustern geworden sind und die betroffenen Personen kaum noch Möglichkeiten haben, ohne Hilfe von anderen Menschen aus diesen Mustern auszubrechen und sie zu verändern. Bei Kindern begegnen wir häufig weicheren Mustern. Auch bei Lydia ist das Muster nicht sehr verhärtet. Es kann sich nach einigen Monaten oder einem Jahr durch neue Erfahrungen, die Lydia gemacht hat, durch den Prozess des Älterwerdens und eine fürsorgliche Unterstützung von Erwachsenen verändern. Bei Jugendlichen sind verhärtete Muster schon häufiger anzutreffen. Manchmal spitzen sie sich in der Ablösephase von den Eltern noch besonders zu.

Paul ist mit vierzehn verliebt. Er weiß noch nicht, ob das das richtige Wort dafür ist, aber er fühlt sich hingezogen zu einem Mädchen aus der Nachbarklasse. Er möchte es ansprechen und einladen – und traut sich nicht.

So geht es vielen Jugendlichen. Irgendwann und irgendwie fassen sie Mut und kommen in Bewegung, um Begegnungsmöglichkeiten zu schaffen.

Doch Pauls Mutter ist Alkoholikerin. Immer wenn er sich ihr annähern wollte, wies sie ihn barsch zurück. Die Mutter hielt Kontakte zu ihren Kindern nicht aus und flüchtete sich in den Alkohol. Der Alkoholkonsum ließ auf einem bestimmten Pegel kurze Phasen der Geselligkeit und Begegnung zu, die aber immer seltener und knapper wurden. Für Paul waren die Erfahrungen der Zurückweisung die Regel geworden. Er versuchte, sich vor den immer neuen Enttäuschungen zu schützen. Sein Muster, das er entwickelte, bestand darin, sich gar nicht erst an Begegnungen heranzutrauen, um den Schmerz der Zurückweisung nicht spüren zu müssen. Er liebte seine Mutter und schämte sich und verachtete sie wegen ihres Alkoholkonsums. Er hielt sich von ihr fern. Immer wenn er sie eigentlich gebraucht hätte, setzte er sich an seinen PC und spielte stundenlang.

So reagierte er auch auf seine ersten Verliebtheitsimpulse. Er spielte stundenlang am PC und betäubte sich damit.

Ein Muster, das sich herausgebildet hat als Leid-Muster, also als ein Muster für den Umgang mit einem Leiden, kann wie bei Paul ein Muster sein, das ihn schützt vor Erniedrigung und Schmerzen. Das gleiche Muster kann in anderen Situationen seine Lebensqualität einengen und ihn wie in dieser Situation daran hindern, seinen Verliebtheitsgefühlen nachzugehen. Harte Muster schränken die Möglichkeiten der betroffenen Kinder und vor allem Jugendlichen ein, Alternativen zu bisherigen Weisen des Erlebens und Verhaltens zu suchen. Therapie mit Kindern und Jugendlichen ist deswegen immer auch ein Spielfeld, in dem in der therapeutischen Beziehung Mustervarianten spielerisch ausprobiert werden können.

Umso wichtiger ist es, in den diagnostischen Zugängen vorhandene Muster bei Kindern und Jugendlichen aufzuspüren und zu erkennen.

B 4 Zuhören, anschauen und fragen

Wer Kinder und Jugendliche verstehen und Zugang zu ihrem Erleben bekommen möchte, muss ihnen zuhören, sie anschauen und muss fragen, fragen, immer wieder fragen.

Vielen Kindern und Jugendlichen ist es vertraut, dass Erwachsene so tun, als hörten sie ihnen zu, doch in Wirklichkeit sind sie mit den Gedanken woanders, bei ihrer Arbeit, bei ihren eigenen Problemen, bei ihren to do-Listen und so weiter. Anfangs protestieren Kinder oft dagegen, denn sie bemerken das. Sie haben feine Antennen, ob man wirklich zuhört oder nicht. Doch wenn Kindern so etwas häufig widerfährt, dann resignieren sie, sie geben auf und manchmal erzählen sie dann auch gar nicht mehr, weil das sowieso ins Leere geht. Deswegen ist es wichtig, Kindern und Jugendlichen zu sagen: „Ich kann dir jetzt gerade nicht gut zuhören, weil ich mit den Gedanken woanders bin. Lass mir noch ein bisschen Zeit. Und dann bin ich für dich da." Das gilt für alle Begegnungen mit Kindern und Jugendlichen privat oder beruflich.

Umso wichtiger ist das aktive Zuhören. Aktives Zuhören meint, dass wir z. B. bestätigend nicken oder uns äußern, wenn ein Kind oder Jugendlicher etwas erzählt. Sinnvoll ist es auch, gelegentlich zu wiederholen, was man verstanden hat, und bei Unklarheiten konkretisierend nachzufragen: „Welches Kind hat dich geärgert? Wie genau? ..." Wichtig ist, die Kinder und Jugendlichen zunächst einmal ausreden zu lassen, bevor wir Erwachsene dann Vorschläge, Ratschläge oder sonstige Kommentare abgeben werden, wenn diese überhaupt notwendig sind. Viele Kinder und Jugendliche wollen einfach mal erzählen und gehört werden, ohne dass gleich von Seiten der Erwachsenen, auch der Therapeut*innen Pädagog*innen, gesagt wird, was sie wie tun sollten.

Auch der Blickkontakt ist wichtig. Kinder wollen angeschaut werden, wenn wir mit ihnen sprechen. Dies sollte in Therapie, Pädagogik und anderen Settings selbstverständlich sein. Gelegentlich ist ein solcher Blickkontakt irritierend. Sie fragen dann zum Beispiel: „Warum schaust du mich so an?" Der Blickkontakt ist für sie unbehaglich. Der Hintergrund ist meist, dass sie bisher zu wenig angeschaut worden sind oder nur auffordernde oder abwertende Blicke kennen und ein freundlicher, offener und interessierter Blickkontakt unbekannt ist. Dann müssen sich Kinder und Jugendliche erst wieder neu daran gewöhnen, angeschaut und gesehen zu werden.

Viele Kinder kennen Fragen, die keine Fragen sind, sondern freundliche Anweisungen oder unfreundliche Befehle: „Kannst du das Fenster zumachen?" Im Subtext ist eine Aufforderung enthalten, die in eine Frage eingekleidet, sozusagen in ihr versteckt wird und bedeutet: „Mache bitte das Fenster zu." Diese Art der indirekten Aufforderungen sind aber oft freundlicher als direkte energische Befehle: „Fenster zu!", oder Sätze, die halb Frage, halb Befehl sind: „Kannst du nicht endlich damit aufhören?!" oder „Wann machst du denn deine Hausaufgaben?!"

Viele Kinder und Jugendliche freuen sich, wenn man sie etwas fragt, weil sie dies als Zeichen des Interesses verstehen. Doch manche können nicht antworten, weil sie nur oder überwiegend solche „falschen" Fragen kennen, die eigentlich Befehle oder Appelle beinhalten. Sie sind verstummt. Sie müssen dann neu lernen, Fragen wirklich als Interessenbekundung zu verstehen (oft müssen sie auch neu lernen, selbst zu fragen). Manchmal werden Fragen im therapeutischen oder pädagogischen Setting nicht unmittelbar beantwortet, sondern beiläufig zu einem späteren Zeitpunkt, beim Plaudern während des Spiels, beim Musizieren, im Gestalten, in Bewegungen.

Es gibt offene und geschlossene Fragen. Geschlossene Fragen kann man nur mit Ja oder Nein beantworten: „Magst du heute trommeln?“ Offene Fragen sind zum Beispiel: „Was willst du heute mit mir machen?“ Ich bevorzuge immer offene Fragen, doch manche Kinder und Jugendliche können solche offenen Fragen nicht beantworten. Für sie sind die Alternativen zu weit. Sie brauchen eine Orientierung. Vor allem bei unsicheren Kindern oder Jugendlichen ist es sinnvoll, die offenen Fragen einzuschränken und zum Beispiel zwei Alternativen vorzuschlagen, von denen das Kind eine auswählt. Ich frage dann zum Beispiel: „Willst du heute mit mir Musik machen oder malen?“ Der eingegrenzte Kreis an Möglichkeiten gibt diesen Kindern die Chance herauszufinden, was sie selbst möchten. Manchmal finden sie dann eine dritte Variante, die für sie passt.

Manche Fragen sind zu bedeutsam, als dass Kinder und Jugendliche sie beantworten können.

> *Miriam verstummte, als ich sie fragte, was sie fühle bei dem Gedanken, dass ihre Schwester vor zwei Jahren gestorben sei. Später, als wir zusammen spielten, erwähnte sie ihre Schwester beiläufig. Ich fragte nach und sie erzählte, was ihre Schwester gern gespielt hatte. Meine Frage nach ihrem Gefühl war zu früh. Miriam musste sich erst annähern, bevor sie ihre Gefühle wahrnehmen und teilen konnte.*

Manche Kinder haben keine Erfahrung und keine Sprache, um ihre Gefühle auszudrücken. Dann frage ich oft: „Was denkst du über ...“ Das erleichtert ihnen den Zugang. Für Jugendliche ist das Zeigen von Gefühlen oft peinlich. Dann erzähle ich manchmal von meinen Gefühlen. Wenn zum Beispiel einer 13-Jährigen Tränen in die Augen schießen, kann es hilfreich sein, ihr zu sagen, dass Weinen gut tut und „erlaubt“ ist. Eine andere kann sich zutiefst schämen zu weinen (vielleicht, weil sie als „Heulsuse“ beschämt wurde). Dann gehe ich auf die Tränen nicht ein und spreche weiter über das Thema. Oder ich frage: „Woran denkst du gerade?“

Bei Kindern, die sehr jung sind, also bis 4 oder 5 Jahre alt, hilft es, Vorschläge zu machen, statt direkte Frage zu stellen, wenn sie zu unsicher sind, um zu antworten: „Vielleicht hast du dich darüber geärgert?“ oder „Ich vermute, dass du dich etwas einsam gefühlt hast, als ...?“ Man kann sich ziemlich gut darauf verlassen, dass die Kinder widersprechen, wenn eine so geäußerte Vermutung unzutreffend ist. Wir müssen nicht „das Richtige“ gefunden haben, um Kindern zu ihren eigenen Antworten zu verhelfen.

Kindern und Jugendlichen zuzuhören, sie anzuschauen und zu fragen, ist ein Weg, Begegnungen mit Kindern und Jugendlichen aufzubauen. Und er bietet gleichzeitig diagnostisches Material, verhilft zu Einsichten, welche Kompetenzen oder Mangelerfahrungen ein Kind oder Jugendlicher im Umgang mit Blickkontakt, Zuhören und Fragen erlebt hat.

B 5 Erstkontakte

In den meisten Fällen geht die Therapie mit einem Kind oder Jugendlichen von den Eltern aus, manchmal auch von Institutionen wie Kliniken oder Jugendämtern. Fast immer beginnt sie später, als es für das Kind oder den Jugendlichen sinnvoll gewesen wäre. Die meisten Eltern schämen sich, mit einem Kind in die Therapie zu gehen, weil sie Angst haben, als elterliche „Versager“ dazustehen. Sie schieben deshalb einen Therapiebeginn zumeist hinaus. Viele denken oder hören von anderen: „Das wächst sich aus.“ Oder: „Das ist nur eine Episode.“ Oder: „Das ist die Pubertät.“ Der Leidensdruck muss schon sehr groß sein, damit Eltern mit ihrem Kind eine Therapeut*in aufsuchen.

Manche Eltern spüren aber auch – bewusst oder unbewusst –, dass sie eigentlich überfordert sind und Hilfe brauchen. Doch sich das selbst und anderen einzugestehen, ist für sie oft noch schlimmer, als für das Kind Hilfe zu suchen. Eine Überforderung der gesamten Familie, also der Eltern und des Kindes, kann fast immer unterstellt werden, ganz gleich, worin sie jeweils konkret besteht.

Der Erstkontakt erfolgt meist telefonisch über ein Elternteil. Dabei ist es sinnvoll, nur Rahmenbedingungen und grob das Interesse abzuklären, das zur Therapie führt. Dieses Telefongespräch sollte nicht ausufern. Deswegen sollten die Therapeut*innen hier nicht zu konkret nachfragen, sondern dies einem persönlichen Gespräch vorbehalten. Wenn nun ein Erstgespräch vereinbart wird, ist es meist sinnvoll, dieses Gespräch zwischen Eltern bzw. Elternteilen, Kind und Therapeut*in zu führen. Das Kind wird einbezogen, die Therapeut*innen erhalten wertvolle Hinweise auf die Beziehung zwischen Eltern und Kind und zwischen den Eltern, wenn beide dabei sind. Ein gemeinsames Erstgespräch mit den Eltern und dem Kind strebe ich nicht an, wenn ich vorher den Verdacht habe, dass die Eltern das Kind nicht lieben, dass sie es als Feind betrachten. Dann sind getrennte Erstgespräche angemessen, um dem Kind weitere Verletzungen zu ersparen.

Meist erzählen die Eltern oder ein Elternteil, worin sie das Problem sehen und was sie in die Therapie geführt hat. Hier ist es wertvoll, das Kind zwischendurch immer wieder zu fragen, wie es selbst das sieht, was die Mutter oder der Vater erzählen. Es ist in jedem Fall wichtig, sich bei dem Kind zu erkundigen, was es in der Therapie möchte und welche Veränderungen es wünscht. Viele Kinder und Jugendliche können diese Frage im Erstgespräch nicht beantworten. Doch allein die Erfahrung, danach gefragt zu werden, kann einen Boden des Vertrauens schaffen.

Im zweiten Teil des Erstgespräches ist es notwendig, zumindest kurze Zeit mit dem Kind allein zu verbringen. Hier sollten die Therapeuten*innen etwas über sich erzählen und vor allem dem Kind ihr wohlwollendes Interesse, ihre Offenheit und Neugier zeigen. Also fragen, fragen, fragen. Auch das Kind fragen, ob es Fragen hat. Man kann im Erstgespräch nicht alles abklären. Sich mit dem Kind oder Jugendlichen zu verbinden und einen vertrauensvollen Boden zu schaffen geht damit einher, Erkenntnisse zu gewinnen. Wenn Kinder und Eltern das therapeutische Interesse spüren, fühlen sie sich meist schon dadurch unterstützt. Deswegen braucht es insbesondere am Anfang neben der Neugier Gelassenheit.

Schon vom ersten Kontakt mit dem Kind an sollten spielerische kreative Methoden eingesetzt werden. Bewährt haben sich unter vielen anderen folgende Methoden und Fragen:

- ein Bild malen und darüber sprechen
- Was spielst du gern? Was liest du gern? Welche Musik hörst du gern?
- Freunde, Freundinnen?
- Welche Tiere magst du? Hast du ein Haustier? Was würde die Katze/der Hund/das Meerschweinchen ... anderen Katzen/Hunden/Meerschweinchen ... über deine Familie/über dich erzählen?
- Namensbild oder ein Selbstbild
- eine kreative Methode, die Sie selbst mögen oder als Kind ausprobiert haben

Über die Fragen kann gesprochen werden, die Antworten können auch gemalt werden.

Einige Hinweise sind dabei zu beachten:

Manchmal erzählen Eltern im Erstgespräch viel Negatives über das Kind. All das, was sie stört, wie das Kind die Familie bzw. Familienharmonie oder in der Schule bzw. Kita möglicherweise stört, woran es leidet, woran die Familie leidet. Ich frage dann oft: „Was schätzen Sie an dem Kind? Was kann es gut? Was mögen Sie an Ihrem Sohn/Ihrer Tochter?“ Das Kind frage ich. „Was kannst du gut? Worauf bist du stolz?“

Oft wird schon im Erstgespräch die Überforderung der Eltern oder eines Elternteiles deutlich. Dann frage ich, auch wenn dies meist erst später Wirkung zeigt, was die Mutter, der Vater oder beide für sich tun, für ihre Kraft, für ihre Sicherheit, für ihre Erholung.

- Nehmen beide Elternteile an dem Erstgespräch teil, scheinen oft Konflikte zwischen den Eltern durch. Bei einem Erstgespräch zum Beispiel meinte der Vater, dass das Problem des Kindes nur darin liege, dass die Mutter es „verhätschele“. Oder die Mutter erwähnte im Nebensatz, dass der Vater „ja eh nie da ist“ und von dem Kind nichts mitbekomme und alles bei ihr liegen bleibe. Solche Hinweise sind wichtig, weil später unbedingt darauf eingegangen werden muss.

- Kommen Kinder und Eltern zum Erstgespräch über einen Arzt, eine Klinik, eine Institution oder eine Beratungsstelle, liegen manchmal schon Befunde und Akten über das Kind vor. Es ist wertvoll, diese zu lesen – doch vor dem Erstgespräch nur dann, wenn die Therapeut*in nicht daran hindert, mit unbefangener Neugier an das Kind und die Familie heranzutreten. Für manche Therapeut*innen ist die Entscheidung sinnvoller, diese Befunde erst nach dem Erstgespräch zu studieren. Ich praktiziere das so, weil mir meinen offenen und frischen Blick vor allem auf das Kind und die jugendliche Person bewahren möchte. Dies muss jede*r für sich selbst entscheiden.

- Nach dem Erstgespräch sollten Beobachtungen, Eindrücke und eigene Resonanzen in Notizen festgehalten werden.

- Rahmenbedingungen müssen mit Eltern und Kind geklärt werden, zum Beispiel:
  - Wie oft treffen?
  - Absagevereinbarungen
  - Therapie als Schutzraum: Infos an Eltern nur mit Einwilligung des Kindes
  - Wer arbeitet noch mit dem Kind? Ergotherapie? Nachhilfe? ...

Das wichtigste am Erstgespräch ist nicht die Sammlung möglichst vieler Informationen, denn die Diagnostik geht weiter, über das erste Gespräch hinaus. Am wichtigsten im Erstkontakt ist die Begegnung. Denn ohne dass eine Begegnung möglich ist, ohne dass aus den Begegnungen eine vertrauensvolle Beziehung entsteht, ist keine Veränderung möglich.

B 6 Sharing und die Weisheit der Kinder

Ein wichtiger Zugang zum Verständnis der Kinder ist das Sharing. Darunter verstehen wir die Resonanzen, die ein Kind oder eine jugendliche Person in uns hervorruft.

Ich arbeite mit der siebenjährigen Karla. Irgendwann stockt der therapeutische Prozess. Karla wird immer zurückhaltender. Wir kommen nicht mehr weiter.

Ich beginne mich zu schämen, dass mir „nichts mehr einfällt", dass die Therapie zu scheitern droht. In der Supervisionsgruppe erzähle ich von meiner Scham. Eine Kollegin fragt nach, ob meine Scham denn auch etwas mit Karla zu tun haben könnte, mit deren Gefühlen.

In der nächsten Stunde erzähle ich Karla davon, wie ich mich als Kind manchmal geschämt habe. Karla tut so, als würde sie das nicht interessieren, aber sie hört sehr genau zu. Ab diesem Moment geht es weiter. Die Beziehung zwischen Karla und mir ändert sich. Der therapeutische Prozess kann fortschreiten.

Im späteren Verlauf verstärkt sich die Vermutung, dass Karla sich schämt, ihrer Mutter nicht in deren Traurigkeit helfen zu können. Der Vater hatte die Familie plötzlich verlassen. Die Mutter litt und leidet darunter, Karla auch, aber beide verstecken ihren Schmerz und schämen sich ihrer Gefühle. Dies wurde im Gespräch mit der Mutter deutlich, Karla hat keine Worte dafür.

Meine Scham war ein Sharing in Bezug auf die Scham des Kindes. Ich teilte dieses Gefühl, für das Karla keine Worte hatte. Ich nenne das die „Weisheit der Kinder". Wenn Kinder keine Worte haben für das, was sie bewegt, gelingt es ihnen, diese Gefühle und Impulse in uns Erwachsenen hervorzurufen. Das gilt nicht nur für Therapeut*innen oder für andere Fachkräfte, auch für Eltern, Verwandte, für alle Erwachsenen, die achtsam für ihre Resonanzen mit Kindern und Jugendlichen sind.

Der Boden für diesen Prozess ist die Zwischenleiblichkeit. Jedes Erleben, darauf habe ich hingewiesen, strahlt in den Raum hinaus und auch von dort in die Menschen hinein, der Lebensraum beeinflusst das Erleben eines Kindes. Karla spürte die Traurigkeit ihrer Mutter. Die Atmosphäre in ihrem Lebensraum Familie wurde bestimmt von der Scham über das Geschehene und der Scham über die Trauer, die verhinderte, dass Mutter und Tochter die Trauer zeigen und teilen konnten. Für diese Scham hatte Karla keine Worte, doch es gelang ihr, diese Scham in mir hervorzurufen. Die Zwischenleiblichkeit ist der Boden, auf dem solche Prozesse stattfinden.

Wir können als Therapeut*innen die Weisheit der Kinder[28] nutzen und unsere eigenen Resonanzen beachten und achten, um darüber diagnostisches Verständnis für die Kinder und Jugendlichen zu erlangen. Eine Möglichkeit, dies zu fördern, ist ein Sharing-Porträt:

> *Ich habe Schwierigkeiten, einen 15jährigen Jungen zu verstehen, mit dem ich arbeite. Ich setze mich nach einer therapeutischen Einheit allein vor ein großes Blatt und nehme farbige Stifte und male nur für mich ein Sharing-Porträt. Ich versuche nicht, den Jungen wie üblich in einem Porträt darzustellen, sondern all das, was der Junge in mir an Resonanzen hervorruft, zu gestalten. Ich male und schaue mir dann das Bild aus verschiedenen Perspektiven an und sinniere darüber, was ich gemalt habe. Dabei bemerke ich, dass ich in dem Bild mehrere Linien und Flächen gemalt habe, die abrupt abbrechen. Von Abbrüchen weiß ich ein wenig aus dem Leben des Jungen. Ich nehme mir vor, dieser Spur weiter nachzugehen. Dabei merke ich, dass ich traurig werde, und diese möglichen Abbrüche in der Biografie des Jungen in mir Verluste von Heimat, von Menschen, von Bindungen und Verbindungen anklingen lassen, die ich auch kenne und die in mir Traurigkeit hervorrufen. Mit diesem Ansatz erweitert sich mein Verständnis für den Jungen und ich erlange Impulse für den weiteren Prozess.*

Das Sharing-Porträt kann helfen, Stockungen und Verwirrungen in der Arbeit mit Kindern und Jugendlichen aufzulösen, zumindest dafür Impulse zu geben.

Manchmal versuchen Therapeut*innen, bei den Gefühlen, Bildern und Impulsen, die in ihnen entstehen, zu unterscheiden zwischen denen, die zu den

28 Baer, U. (2019): Die Weisheit der Kinder. Wie sie fühlen, denken und sich mitteilen. Stuttgart

Kindern und Jugendlichen gehören, und denen, die zu ihnen selbst gehören. Eine klare Differenzierung ist hier jedoch nicht möglich. Die Traurigkeit, die als Resonanz zu dem Jungen in mir entsteht, vermischt sich mit meiner eigenen Traurigkeit, wenn ich an eigene Verluste und Abbrüche denke und ihnen nachspüre. Je besser ich mich selbst in meiner Biografie kenne und verstehe, umso bewusster kann ich mit der Weisheit der Kinder umgehen. Doch die Vermischung bleibt. All das, was ich in meinen Resonanzen spüre, ergibt deswegen keine letztliche Sicherheit, dass diese Resonanzen in den Kindern wurzeln, aber es schafft gewichtige Vermutungen. Diese sollten wir ernst nehmen und ihnen nachgehen.

B 7 Andocken und verändern

Ich habe beschrieben, dass jede Begegnung mit einem Kind oder Jugendlichen, jede Beziehungsaufnahme, die vertrauensvoll, respektierend und interessiert angegangen wird, auch schon heilende Wirkung haben kann, weil sich die Kinder und Jugendlichen dadurch gewürdigt fühlen. Ich möchte dazu noch einige Präzisierungen hinzufügen.

Unter Andocken verstehe ich, dass über Kontakt und Begegnung eine Beziehung zu dem Kind oder Jugendlichen aufgebaut wird. Darin liegt der Anfang von Veränderung. Von den Absichten der Therapeut*innen her gesehen hat zu gelten: Erst andocken, dann verändern.

In den Anfangsjahren meiner therapeutischen Tätigkeit begegnete mir Jens. Er war ein stiller achtjähriger Junge, schüchtern und zurückhaltend. Von allen anderen ließ er sich „herumschubsen", wie der Vater erzählte. Vor allem die Mutter machte sich große Sorgen, weil er „nicht aus sich herauskam".

> *In den ersten Spielen und Gesprächen mit Jens zeigte er mir, dass er sich vor konfliktträchtigen und vor allem lauten Begegnungen mit anderen*

Kindern fürchtete. Also dachte ich, es wäre gut, wenn ich ihn ermutige, etwas lauter und aggressiver zu werden. Ich bot ihm Spiele an, in denen wir mit Zeitungspapier Dialoge ausprobierten, mit Musikinstrumenten, vor allem mit der Stimme, um ihn Erfahrungen machen zu lassen, die ihn fördern sollten, ihn ein wenig selbstbewusster, aggressiver und hörbarer zu werden. Doch ich scheiterte.

Jens zog sich immer mehr zurück. Er machte mir zum Gefallen bei dem einen oder anderen Angebot mit, war aber nicht mit dem Herzen dabei. So wie er sich in der Schule und im Elternhaus anderen anpasste, so bemühte er sich, sich an mich anzupassen. Das war natürlich das Gegenteil von dem, was ich beabsichtigte. Ich brach dann meine Versuche ab und lernte daraus, dass ich viel zu schnell gewesen war mit Angeboten und Impulsen, die auf Veränderung zielten. Und zu pädagogisch. Ich wusste noch viel zu wenig von Jens. Wir hatten noch keinen tragfähigen Boden aufgebaut. Damit hatte ich die Kompetenz des Kindes übergangen.

Solchen Erfahrungen und Sackgassen begegne ich häufig auch in Supervisionen und Beratungen mit Kolleg*innen. Oft haben wir Therapeut*innen schon relativ schnell Ideen, worin die Probleme der Kinder und Jugendlichen wurzeln könnten und vor allem was zu tun wäre, was sie „brauchen". Das gilt auch für pädagogische und andere Fachkräfte, die mit Kindern und Jugendlichen arbeiten. Doch hier ist oft Geduld angesagt.

Als ich von meinen Absichten Abstand nahm, konnten Jens und ich uns darauf einlassen, zu würdigen, was ist. Wir spielten und unterhielten uns dabei gelegentlich. Jens bestimmte das Tempo und die Spiele und Spielweisen. Dabei entstand Vertrauen. Er nutzte den Spielraum, langsam ein wenig selbstbewusster zu werden und mehr zu entscheiden, was er wann möchte. Es stellte sich dabei heraus, dass er sehr viele Beschämungserfahrungen hatte erleiden müssen. Dieses Monster der Entwürdigung musste erst Raum bekommen, damit er die Meinhaftigkeit seines Denkens und Fühlens registrieren und entwickeln konnte.

In diesen wie in vielen anderen Situationen ist es notwendig, nicht gleich Lösungsvorschläge oder Veränderungsimpulse zu unterbreiten, sondern das Hauptaugenmerk auf das Kind und eine Verbindung zu ihm zu legen. Das

Andocken ist, wie hier bei Jens, der Anfang der Veränderung, denn das Kind erfährt, dass es ernst genommen wird, sein Tempo selbst bestimmen und Impulsen seiner Meinhaftigkeit[29] folgen kann.

B 8 Die Kompetenz der Kinder und Jugendlichen

Zum Wesen der Leiblichkeit gehört, dass das Erleben eines jeden Menschen, egal wie alt er ist, subjektiv und deswegen individuell unterschiedlich zu dem anderer Menschen ist. Auch wenn es Ähnlichkeiten geben mag, so sind doch immer Unterschiede festzustellen. In der Therapie mit Kindern und Jugendlichen kommt es vor allem auf diese Nuancen an. Wenn wir Verständnis für ein Kind oder eine jugendliche Person erwerben wollen, müssen wir in all unseren diagnostischen Bemühungen einen Zugang zu der individuellen Einzigartigkeit einer jeden Person suchen. Aus dieser Einzigartigkeit des Erlebens ergibt sich: Nur die Kinder und die Jugendlichen sind kompetent, über sein bzw. ihr Erleben Auskunft zu geben. Und letzten Endes sind auch nur die Kinder und Jugendlichen selbst kompetent darin, zu wissen und zu entscheiden, was ihnen individuell hilft. Wir Therapeut*innen bieten unsere Ideen, Methoden, Rückmeldungen und unsere Aufmerksamkeit an. Was die Kinder und Jugendlichen daraus machen, entscheiden sie. Wir sind „Hebammen der Heilung“ und nicht Gebärende.

Nun ergibt sich hier die Schwierigkeit, dass viele Kinder und Jugendliche ihre Kompetenz nicht in Worten ausdrücken können oder wollen. Vielleicht sind sie verstummt, weil sie mit ihren Impulsen schon so oft ins Leere gegangen sind. Vielleicht sind sie zu klein, um Worte dafür zu kennen. Deswegen sind wir häufig auf Vermutungen angewiesen oder, wie schon beschrieben, auf unsere eigenen Resonanzen, um uns dem Erleben und damit den Kompetenzen der Kinder

29 Meinhaftigkeit ist das, was ein Mensch als eigenes erlebt. Siehe auch: Baer, U. (2012): Kreative Leibtherapie – das Lehrbuch. Berlin

und Jugendlichen annähern zu können. Diesen Weg der Hypothesenbildung müssen wir gehen, auch wenn er manchmal beschwerlich ist. Wir bewegen uns in der Therapie mit Kindern und Jugendlichen auf unsicherem Terrain, das sollten wir anerkennen.

Viele der Kinder, die ihre Wahrnehmungen und ihr Erleben in Worten ausdrücken können, werden nicht verstanden oder auf sie wird nicht gehört. Ein Beispiel:

> *Ein zehnjähriges Kind malt ein Bild. Über 80% der Oberfläche des Bildes ist schwarz. Die Therapeutin vermutet, dass das Kind in seinem Bild seine Traurigkeit über die vor zwei Monaten verstorbene Großmutter zeigt. Sie fragt das Kind: „Bist du traurig?" Das Kind schaut erstaunt und antwortet: „Nein!" Die Therapeutin zeigt auf die dunkle Fläche und fragt die Zehnjährige: „Und was ist das denn?" Das Kind antwortet: „Ich schlafe. Das Bunte sind meine Puppen in meinem Bett."*

An dieser und ähnlichen Szenen wird sehr deutlich, dass wir Bilder nur im Dialog mit den Kindern deuten sollten. Wir ordnen Farben keinen bestimmten Qualitäten des Erlebens oder Gefühlen zu. Die Kompetenz der Kinder und Jugendlichen besagt, dass nur die Kinder selbst wissen, was z. B. die Farbe Schwarz für sie bedeutet. Bei anderen Kindern mag schwarz für Traurigkeit stehen, vielleicht sogar bei ca. 90%. Doch eine Therapeut*in weiß nie, ob das jeweilige Kind, mit dem er oder sie arbeitet, zu den 90% oder zu den 10% gehört. Klient*innen-Kompetenz zu achten, würdigt die Kinder und Jugendlichen.

Ein anderes Beispiel:

> *Der dreijährige Anton spielt gerne mit Monstern. Die Monsterfiguren hat er von seinem Bruder geliehen, drei herrlich wüst aussehende Monster. Er nimmt sich eins, der Therapeut spielt mit. Anton ist ein großer Kämpfer, sein Monster wirkt aggressiv und kämpft gegen die anderen Monster, vor allem gegen das des Therapeuten. Der Therapeut vermutet, dass Anton in dem Spiel seine Aggressivität auslebt, und ist neugierig, wogegen diese sich wendet. Er nimmt an, dass Anton sich von irgendwelchen Lebensumständen bedroht fühlt – vielleicht von seinem großen Bruder, mit dem er oft aneinandergeriet und den er vermisst, seitdem dieser die Schule besuchte. Doch im Spiel*

entwickelt sich ein spannender Prozess. Anton kämpft mit seinem Monster vor allem gegen das dritte Monster und versucht, das des Therapeuten zu schützen. Der Therapeut fragt: „Verteidigst du mich?" Anton ruft: „Ja. Gegen die Bösen!" So geht es weiter.

Der Therapeut fühlte sich in einer Vaterrolle und nahm die Übertragung an. Er kämpfte mit seinem Monster nun gemeinsam mit dem von Anton gegen die Bösen und zeigte Anton, dass er sich auch selbst verteidigen konnte und wollte.

Im Familiengespräch stellte sich später heraus, dass sich Antons Vater an seinem Arbeitsplatz Sorgen machte. Er hatte dort große Probleme mit einem Kollegen und hatte davon in der Familie erzählt und seine Befürchtungen geäußert, dass der andere Kollege ihn „fertigmachen" wolle. Die Eltern hatten vermutet, dass Anton davon nichts versteht oder „nichts mitbekommt". Anton hatte keine Einzelheiten verstanden, aber, weil er seinen Vater liebte, dessen Sorgen und das Gefühl, bedroht zu sein, gespürt. Im Kampf gegen das bedrohliche Monster hatte Anton versucht, seinen Papa zu schützen.

Schließlich noch ein skurril klingendes Beispiel:

Eine alleinerziehende Mutter macht sich Sorgen um ihre Tochter Sara. Sara ist sieben Jahre alt, redet wenig und taucht immer mehr in Ängsten ab. Die Mutter geht mit Sara zu einem Psychiater, um Hilfe zu suchen. Dieser befragt im Beisein der Mutter Sara und stellt unter anderem die Frage, ob Sara Stimmen höre. Sara nickt. Der Psychiater diagnostiziert eine kindliche Schizophrenie und empfiehlt der Mutter, Sara in eine Kinder- und Jugendpsychiatrie zu geben.

Die Mutter ist erschrocken und fragt Sara auf dem Rückweg: „Stimmt es denn, dass du Stimmen hörst?" Sara nickt und sagt: „Ja. Hast du das denn nicht gehört? Das Fenster war offen. Und ich habe die Stimmen von den Vögeln gehört."

Die Kompetenz der Kinder zu achten, ist wesentlich für jede Diagnostik. Deswegen müssen wir Kinder beobachten und versuchen, ihr Verhalten nachzuvollziehen und zu verstehen. Und wir müssen Kinder fragen, fragen, fragen. Nur dann entdecken wir ihre Kompetenz.

B 9 Zu viel und zu wenig

In einem Erstgespräch erzählen die Eltern von ihrem vierzehnjährigen Sohn Sven: „Sven hängt viel zu viel am Computer herum. Überhaupt hängt er viel zu viel ab. Er schläft ganz viel. Außerdem ist er frech und hat deswegen Ärger in der Schule. Auch uns gegenüber ist er manchmal viel zu frech."

Im Vorgespräch für eine Therapie mit der neunjährigen Maria heißt es dagegen: „Maria macht viel zu wenig für die Schule. Wir sind ganz verzweifelt. Und überhaupt, sie interessiert sich kaum für etwas und sie redet fast gar nicht mehr mit uns. Wir wissen nicht, was wir tun sollen."

Solche Problembeschreibungen höre ich oft, nicht nur bei Erstgesprächen für eine therapeutische Begleitung, sondern auch in der Schule, im Kindergarten oder in anderen Bereichen. Im Verhalten mancher Kinder wie Sven steht in den Augen der Erwachsenen der Aspekt „zu viel" im Vordergrund, bei anderen wie Maria der des „zu wenig". Entsprechend unserer Haltung der Dialektik ist es sinnvoll, bei solchen Informationen die Widersprüchlichkeit zu erkunden und nach dem Gegenteil zu fragen. Hinter dem „zu viel" bei Sven stand zum Beispiel, dass er seinen Freund verloren hatte und darüber traurig war. Als ich ihn fragte, was für ihn zu wenig ist, was zu kurz kommt, wovon er denn gerne mehr hätte, wusste er die Frage anfangs nicht zu beantworten. Dann jedoch kam es nach und nach aus ihm heraus, dass er gerne einen Freund oder eine Freundin hätte, mit der oder dem er gemeinsam etwas unternehmen könnte und vor allem reden, „so über alles quatschen". Und schließlich stellte sich heraus, dass er immer noch sehr traurig war, dass es mit seinem langjährigen Schulfreund aus war, weil dieser die Schule wechseln musste und sie nur noch Kontakt über WhatsApp hatten, was ihm nicht reichte. Im „zu viel" steckt oft ein „zu wenig".

Es lohnt sich dieser Frage nachzugehen, um das, was verborgen ist und wofür keine Worte gefunden werden, zu entdecken. Bei Sven war es letzten Endes die Trauer, die er mit niemandem teilen konnte. Seine Eltern hatten seinen Freund schon immer für „etwas schräg" gehalten, so dass Sven sich nicht eingeladen fühlte, über seinen Schmerz mit ihnen zu reden.

Bei Maria stand das „zu wenig" im Vordergrund. In der therapeutischen Arbeit ging ich der Frage nach, was denn zu viel sei. Da fiel ihr zuerst das Geschrei ihres kleinen Bruders ein, das nervte. Sie mochte ihn ja gern und spielte auch manchmal mit ihm. Es nervte sie aber, immer wieder das Geschrei zu hören. Er war zwei Jahre alt und störte sie, denn selbst in ihrem Kinderzimmer konnte sie ihn hören und sich dann nicht mehr auf andere Dinge konzentrieren. Sie setzte sich ihre Kopfhörer auf und versuchte zu „verschwinden", wie sie es nannte.

Nach und nach wurde ein weiteres „zu viel" deutlich: der Druck ihrer Eltern. Sie sagten zwar, sie würden keinen Druck ausüben, damit Maria bessere Schulleistungen erbringe. Aber jeden Tag drehte sich das Gespräch um die Noten, um das Lernen, um die Ergebnisse. Die Eltern lebten das Leisten vor. Die Mutter, die in Elternzeit war, betrieb nebenbei einen Mama-Blog im Internet. Der Vater war ein ehrgeiziger und erfolgreicher Rechtsanwalt. Der Druck der Eltern wurde zumindest unbewusst an sie weitergegeben. Das war für Maria zu viel. Sie zog sich deswegen immer mehr zurück, um dem Druck auszuweichen. Diese Einsichten ermöglichten, mit Maria und ihren Eltern gemeinsam Gespräche über das zu führen, was für Maria zu viel war. Das „zu wenig" stand nicht im Vordergrund. Das Problem, die Schwierigkeiten und das Leiden von Maria lagen im „zu viel".

Im diagnostischen Zugang hat es sich bewährt, dieser Polarität von zu viel und zu wenig nachzugehen. Für kollegiale Besprechungen oder Supervisionen lohnt es sich, in einer kleinen grafischen Übersicht festzuhalten, was Sie herausfinden. Skizzieren Sie auf einem großen Blatt Papier zwei Vierecke nebeneinander und ein weiteres Viereck darunter. In das linke Viereck schreiben Sie alles, was für ein konkretes Kind zu viel ist, in das rechte, was zu wenig ist. Reden Sie dann mit Ihren Kolleg*innen oder in der Supervision darüber. In das untere Viereck notieren Sie dann, was das Kind braucht und wie Sie es unterstützen können.

Diese drei Vierecke können Sie auch mit einem Kind, wenn es alt genug ist, gemeinsam füllen. Manchmal werden die Lösungen und weitere Schritte, die das Kind braucht, auch Ihnen nicht sofort deutlich sein. Dann braucht es Zeit und Geduld. In jedem Fall weitet dieses Vorgehen den Blick und nutzt die Dialektik des Erlebens.

B 10 Leerstellen

Um Kinder zu verstehen und Zugang zu ihnen zu erhalten, würdigen wir, was sie sagen, wie sie spielen, was und wie sie malen oder musizieren, ihre körperlichen Impulse und alles, was uns auffällt, mag es noch so sehr am Rande der Aufmerksamkeit liegen. Doch im Sinne der Dialektik gehört dazu, auch das zu würdigen, was nicht ist.

Ein zehnjähriger Junge spielte mit mir ausdauernd in der Therapie. Er war begeistert bei der Sache, freute sich, zu mir zu kommen, und fragte am Ende immer, ob er wiederkommen könne. Er war von seinen Eltern zu mir gebracht worden, weil er nachts einnässte und äußerst unruhig schlief. Manchmal wachte er mit Albträumen auf. In der Therapie erwähnte er seine nächtlichen Probleme nicht. Er war hungrig nach Spielen und nach vielen spontanen Begegnungen mit mir. Ich fragte mich irgendwann, warum eine Therapie notwendig sei und was ich ihm denn überhaupt bieten könne, da während unserer Begegnungen doch alles so klar und einfach schien.

Ich begann dann nach Leerstellen zu suchen, nach dem, was er nicht zeigte, was er aussparte. Durch diese Fragestellung wurde deutlich, dass er nicht nur seine nächtlichen Irritationen und Beunruhigungen zu verbergen suchte, sondern auch, dass jede Spur von Aggressivität fehlte. Damit meinte ich nicht nur laute und offene Aggressivität, sondern auch nur in Ansätzen erkennbares aggressives Handeln, selbst ein zarten „Nein“ war nicht zu erkennen. Ich begann dann mit kreativen Dialogen, die Möglichkeiten boten, aggressive Impulse zu erproben. Wir zerknüllten Zeitungspapier zu kleinen Papierbällchen und ich begann, ihn neckend damit zu bewerfen. Er erschrak und erstarrte. Ich bot ihm an, die Papierbälle auf mich zurückzuwerfen. Er tat es, zögerlich, sehr kontrolliert und nach langem Bedenken. Im weiteren Therapieverlauf stellte sich heraus, dass er von dem Vater seiner Mutter ca. ein Jahr zuvor anscheinend mehrmals aggressiv angegangen worden ist. Ob dies Schläge waren oder andere gewalttätige Ausdrucksformen, ließ sich nicht herausfinden. Da seine Mutter mit ihrem Vater sehr verbunden war, besuchten sie diesen oft und der Junge verbrachte auch immer einen Teil der Ferien bei diesen Großeltern. Er merkte, dass seine Mutter den Großvater sehr liebte. Deswegen wagte er nicht, sich zu beschweren und war in dem Konflikt gefangen, auf der einen Seite nicht mehr zum Großvater zu wollen und Angst vor ihm zu haben und auf der anderen Seite aus Liebe zu seiner Mutter gute Miene zum bösen Spiel zu machen. Dies äußerte sich nachts. Und dies äußerte sich in der Leerstelle Aggressivität.

Den Zugang zu diesem Jungen fand ich nur, indem ich den Leerstellen nachging. Ähnliche Erfahrungen habe ich oft gemacht. Ein Mädchen, das gerne redete, erzählte mir lang und breit von ihrer Familie, von der Mutter, den Geschwistern, Cousinen, einer Tante und einem „Nenn-Onkel", und malte sie auch. Doch was fehlte? Der Vater. Er war auf keinem Bild zu sehen und wurde nie erwähnt. Auch hier erwies sich dies als Spur zum Verständnis des Kindes und eröffnete Möglichkeiten im weiteren Therapieverlauf.

Die Leerstellen sind wichtig und wesentlich und gehören zur Einsicht und somit zu den diagnostischen Zugängen.

B 11 Lernen und Entlernen

Kinder lernen ständig, schon vor der Geburt und in jedem Lebensjahr, nicht nur in der Schule. Sie erwerben Wissen und vor allem Fähigkeiten, Kompetenzen, Verhaltensweisen und Ähnliches mehr. Zum Lernen gehört allerdings auch das Entlernen dazu. Lernen besteht nicht nur darin, neue Kenntnisse und Kompetenzen aufeinanderzustapeln, sondern zu dem Prozess gehört auch, das Gelernte, das sich nicht mehr als angemessen erweist, wieder zu entfernen oder umzuwandeln, um so Platz für Neues frei zu machen. Dabei ist Entlernen nicht nur Vergessen, sondern viel mehr.

Die 13jährige Charlotte litt unter massiven Übelkeitsanfällen. Ihr Arzt schickte sie zu mir, weil er keine medizinischen Ursachen fand, die diese Übelkeitsanfälle erklären konnten. Nach Angaben der Eltern aß Charlotte „normal" und zeigte keine besonderen Verhaltensauffälligkeiten.

Als ich Charlotte traf, war sie erst etwas schüchtern. Dann fasste sie Vertrauen zu mir und erzählte viel von ihren Freundinnen und ihrer Schule. Irgendwann fragte ich sie, wie sie sich denn ihre Übelkeitsanfälle erklären könne. Sie wusste es nicht. Ich fragte dann, ob sie etwas in ihrem Leben „zum Kotzen" finde, aber auch dazu fiel ihr nichts ein. Ich befragte Charlotte dann, was sie gerne isst und wie sie isst, regelmäßig, zwischendurch, allein oder gemeinsam mit der Familie. Auch hier erzählte sie sehr lebendig. Irgendwann fiel in dem Gespräch beiläufig der Satz: „Man muss ja immer aufessen, was auf dem Teller ist." Ich hakte dort ein und fragte nach: „Wer sagt das? Wieso ist das so?" Es stellte sich heraus, dass dies für Charlotte ein wichtiger Leitsatz war, mit dem sie von klein an aufgewachsen war. Die Eltern bestätigten das später, es war eine ganz selbstverständliche Norm in der Familie. Damit war eine Quelle der Übelkeit gefunden: Charlotte aß immer alles auf. Ob sie Hunger hatte oder nicht, ob es ihr schmeckte oder nicht. Der Widerwillen beim Aufessen war ihr nicht bewusst, so selbstverständlich war dieser Leitsatz. Der Unwillen oder Widerwillen zeigte sich später dann in der Übelkeit.

Es galt, diesen Leitsatz zu entlernen und einen neuen Leitsatz zu entwickeln. Das gelang in einem Familientreffen. Die Familie einigte sich auf die Sätze: „Essen darf nicht verschwendet werden. Essen muss schmecken. Wenn man keinen Hunger hat und etwas nicht mag, braucht man es nicht zu essen." Die Übelkeitsanfälle verschwanden allmählich, vor allem mit dem Aufspüren anderer „Unbekömmlichkeiten", die Widerwillen in ihr erzeugten.

In diesem Fall gelang es relativ leicht, einen vorhandenen Leitsatz zu entlernen. In anderen Fällen ist es komplizierter und braucht längere Wege. Immer ist es wichtig, die Orientierungen, Verhaltensweisen oder wie hier die Leitsätze, die den Hintergrund für Leiden bilden, zu identifizieren. Wovon man nichts weiß, das kann man nur schwer loslassen. Diesen Prozess der Identifikation und das darauffolgende Bemühen loszulassen, ist oft mit Traurigkeit verbunden, manchmal auch mit Ärger oder Scham, die dann Raum und Beachtung brauchen.

Kindern und Jugendlichen fällt das Entlernen meist leichter als Erwachsenen, bei denen sich solche Leitsätze schon viel länger zu Leidsätzen verfestigt haben. Die Spurrillen des Lebens werden mit zunehmendem Alter tiefer als bei jungen Menschen, deswegen ist das Entlernen vor allem ein Thema in der Arbeit mit Jugendlichen.

Zum Entlernen brauchen die Kinder und Jugendlichen neue Erfahrungen, denn zum Entlernen gehört, Neues zu erfahren und damit Neues zu lernen. Auch bei Charlotte und ihrer Familie dauerte es einige Wochen, bis sie ihre Haltung zum Essen umgestellt hatten, und mit jeder positiven Erfahrung gelang dies leichter. Die Familie führte Essenswunschlisten ein, auf die jedes Familienmitglied schreiben konnte, was es sich zu essen wünschte und dann wurde versucht, diese Wünsche zu erfüllen. Mit jeder neuen Erfahrung lernte die ganze Familie, was ihnen bekömmlich und was unbekömmlich war und Übelkeit bereitete. Das Loslassen und die neuen Erfahrungen waren ein gemeinsamer Prozess – nicht getrennt in klaren Abschnitten, sondern ineinander verwoben.

Besonders schwierig ist das Entlernen bei traumatischen Erfahrungen. Darauf werde ich später in einem anderen Kapitel eingehen. An dieser Stelle ist festzuhalten, dass es im menschlichen Gehirn Prozesse gibt, die den Menschen davor beschützen wollen, existenziell bedrohliche traumatische Erfahrungen erneut machen zu müssen. Deswegen werden die bislang gemachten Erfahrungen sehr intensiv im Gedächtnis gespeichert und bei ähnlichen Bedrohungsszenarien wieder reaktiviert. Das diente und dient dem Überleben und blockiert das Entlernen. Wenn zum Beispiel ein Kind besonders unauffällig zu sein versucht und verstummt, dann kann dies ursprünglich ein Versuch sein, sich vor Schlägen oder anderen Übergriffen eines Erwachsenen zu schützen. Dieses Verhalten bleibt sehr lange bestehen und sehr fest, auch wenn das Kind älter wird und vielleicht die bedrohende Person nicht mehr im Haushalt lebt. Hier bedarf das Entlernen besonders intensiver Bemühungen, die später Thema sein werden.

B 12 Die therapeutische Beziehung, das Beziehungsnetzwerk und das soziale Feld

Dass in der therapeutischen Beziehung viele Einsichten über das Kind oder den bzw. die Jugendliche, gewonnen werden können, ist selbstverständlich. Mir sind für die Diagnostik besonders drei Aspekte wichtig:

- Kann das Kind Wünsche äußern? Und wenn ja, welche?
- Wie sind die Stimmungen und Gefühle, die das Kind mitbringt, und wie entwickeln sie sich im Rahmen unserer Arbeit?
- Und vor allem, was bleibt neben dem Gesagten ungesagt? Was wird ausgespart? Was sind die schon erwähnten Leerstellen?

In der therapeutischen Beziehung zeigen sich auch Beziehungsmuster, Beziehungsqualitäten, die mit anderen Menschen, vor allem anderen Erwachsenen gelebt werden. Deswegen ist es wichtig zu erfahren, mit welchen Menschen das Kind oder die Jugendlichen in Beziehung stehen, wie sich Beziehungen entwickelt haben oder entwickeln können. Ich frage oft danach: „Wer ist dir außer den Eltern noch wichtig?" Da wird dann manchmal die Oma genannt oder eine Freundin bzw. ein Freund. Oft höre ich auch von einem Trainer oder einer Trainerin, einem Lehrer oder einer Erzieherin. Diese Beziehungen auch außerhalb der Familie sind für viele Kinder Kraftquellen, aus denen sie schöpfen – Menschen, von denen sie vielleicht etwas bekommen, was in der Familie fehlt.

Das soziale Feld über die Familie hinaus einzubeziehen, eröffnet mir oft spannende Einsichten. Ob eine Familie eher reich ist oder arm, also in welchem Milieu sie lebt, welche Berufe die Eltern haben und die Großeltern hatten oder haben, kann großen Einfluss auf das Kind ausüben. Oft ist Armut eine Quelle von Scham oder Beschämung. Manchmal wird ein Kind durch Verlustängste beeinflusst, die als Verlustangst vor sozialem Abstieg die gesamte Familie prägen. Ob eine Familie einen eher großen Freundes- und Bekanntenkreis hat und Begegnungen mit anderen Menschen intensiv lebt oder ob sie eher isoliert bleibt, kann das Sozialverhalten von Kindern oder Jugendlichen beeinflussen. Ich frage auch oft danach, welche Sportart ein Kind betreibt oder welche es gerne live oder im Fernsehen verfolgt, welche Sportarten für Vater, Mutter, Geschwister und andere wichtig sind. Das gemeinsame Anschauen von Champions League-Spielen kann ein wichtiges Ritual in einer Familie bilden. Ob Familienmitglieder eher Fußballfans sind oder Tennis spielen beziehungsweise Golf, kann (muss nicht!) Hinweise auf prägende soziale Milieus geben.

In der Therapie haben wir immer mit dem einzelnen Kind oder oder jugendlichen Person und mit deren sozialem Gefüge zu tun.

Vier wesentliche Handlungsmöglichkeiten bestehen in dieser Wechselwirkung:

- Wir können veranlassen, dass das Kind oder der/die Jugendliche* aus seinem sozialen Gefüge herausgeholt wird. Das geht nur durch das Jugendamt bei schwerer Gewalt und andauernder Gefahr für das Kindeswohl. Auch dabei ist zu berücksichtigen, dass das Kind in der Regel die Täter*innen noch immer liebt.
- Wir übersetzen. Diese Intervention ist häufig sinnvoll. Wir übersetzen in der Regel, das, was die Kinder bzw. die Jugendlichen nicht ausdrücken können oder worin sie kein Gehör finden gegenüber den Angehörigen des sozialen Systems in Familie, Schule usw.
- Wir unterstützen beim Überleben. Manchmal besteht der vorrangige Sinn der Therapie darin, innere Ressourcen des Kindes zu mobilisieren, die ihm beim Überleben innerhalb des sozialen Gefüges helfen, bis es dieses verlassen kann.
- Wir intervenieren. Dies kann z. B. durch Gespräche mit Eltern oder Lehrer*innen erfolgen – immer in Absprache mit dem Kind und immer als Anwält*in des Kindes.

B 13 Familiendiagnostik

Um Einsichten über den Familienkontext zu gewinnen, in dem sich Kinder oder Jugendliche bewegen, gibt es einige diagnostische Methoden. Wir können dazu einladen, die Familie zu malen, und anschließend darüber sprechen. Wir können ein Kind bitten, die Familie als Tier zu benennen oder zu gestalten: Welches Tier wäre dein Vater, wenn er eins wäre ...? Welches wärst du ...? Im therapeutischen Sandkasten können Familien gestellt werden oder mit Puppen oder Stofftieren, mit Lego, Playmobil, Holzfiguren oder Steinen. Dabei ist es selbstverständlich, die Kinder dort abzuholen, wo sie sich in ihrer Altersgruppe bewegen:

> *Einen 13-jährigen Jungen fragte ich: „Wenn dein Vater ein Auto wäre, was wäre er für eins?“ Er antwortete: „Ein Ferrari!“. Die Mutter war ein alter Trabant, der Bruder ein graues Auto, unauffällig und langweilig, ohne erkennbare Marke ... Er selbst war ein Pickup, ein „Lastenschlepper“, wie er sagte.*

In Familien sind nicht alle Menschen gleich verbunden. Das gilt für kleine Kernfamilien und ebenfalls dann, wenn der Kreis der Familienangehörigen etwas größer gezogen wird. Hier sind folgende Fragen nützlich:

- Welche Teilbindungen gibt es zwischen Familienangehörigen? Wer ist besonders eng verbunden, wer kann nicht so gut miteinander?
- Welche gemeinsamen Aufgaben hat die Familie? Gemeinsame Aufgaben können zum Beispiel in der Pflege des Großvaters bestehen oder in der Renovierung eines Hauses, in der Erwirtschaftung des Lebensunterhalts oder darin, dass den Kindern eine Schulbildung ermöglicht wird ...
- Wofür übernimmt die Familie gemeinsam Verantwortung? Kümmert sie sich zum Beispiel darum, wenn ein Familienmitglied krank ist, oder geschieht das eher nicht. Was sind gemeinsame Verantwortungsbereiche? Welche anderen Faktoren existieren, die den Zusammenhalt fördern?
- Welche Familienrituale gibt es? Nicht nur Weihnachten oder Ostern, sondern auch im Alltag? Welche Rituale gibt es am Sonntag. Wird gemeinsam gegessen? Existieren Fernsehrituale oder andere gemeinsame Gewohnheiten oder Aktivitäten im Sport?

Viele Kinder und Jugendliche, mit denen wir arbeiten, kommen aus belasteten Familien. Da gibt es oft heftige Konflikte zwischen den Eltern. Auch Krankheiten oder Alkoholismus können belasten, Existenzsorgen und anderes mehr. Manchmal haben wir den Eindruck, dass die Familie „gestört" ist. Dann ergeben sich Frage wie: Wer stört? Was stört? Oft sind Verwahrlosung, Gewalttätigkeit und Beziehungslosigkeit Elemente der Störung, die sich auf die Familien und besonders auf die Kinder und Jugendlichen auswirken. Manche Familien sind schon zerstört, auch wenn sie scheinbar noch als gemeinsame Familie auftreten. Sie wahren den Schein, doch in der Familie herrscht eine Atmosphäre des kalten oder heißen Krieges. Gemeinsame Aufgaben oder Verantwortungen werden nicht mehr wahrgenommen. Auch wenn noch versucht wird, den Schein nach außen aufrechtzuerhalten, erlebt das Kind nicht nur die Belastung der verstörten Familie, die Heimatlosigkeit, die Orientierungslosigkeit, sondern muss auch noch den Druck aushalten, den Schein zu wahren. Solche zerstörten Familien können nur selten wieder zusammengefügt werden. Oft fallen sie irgendwann auseinander. Danach ist es notwendig, einen neuen Familienbildungsprozess mit Teilen einer Familie zu begleiten und die Kinder dabei, so gut es geht, zu unterstützen.

Gelegentlich stehen auch Familien auf der Kippe zwischen einer Störung und einem Zerbrechen. Hier ist es in der Therapie besonders wichtig, die zugänglichen Familienangehörigen noch mit einzubeziehen. In jedem Fall sollte sich die Diagnostik als Bemühung um Einsicht nicht nur auf das Kind oder die oder den Jugendlichen beziehen, sondern auch die Familien einbinden.[30]

B 14 Grenzen, Abgrenzen, Zupacken, Mitspielen

Zum Ausklang des Kapitels über diagnostische Zugänge zu Kindern und Jugendlichen möchte ich noch einige Aspekte anführen, die wertvolle Einsichten für den weiteren Therapieverlauf geben können.

30 ausführliche Hinweise in: Baer, Udo (2013): Familientherapie. Berlin

In der therapeutischen Beziehung werden Sie merken, wie das Kind oder die Jugendlichen mit Grenzen umgehen. Verhält es sich ihnen gegenüber abgrenzend oder wirkt es eher grenzenlos? Hält es aus, wenn Sie „Stopp“ sagen oder anders Grenzen ziehen? Daraus können sich Hinweise ergeben, ob das Kind an Grenzverletzungen leidet oder gelitten hat und welche Erfahrungen es mit dem Abgrenzen hat.

Dabei geht es nicht darum, eine bestimmte Norm oder ein Idealbild der Grenzziehung zu erfüllen. Die Begegnung von Nähe und Distanz zwischen Therapeut*in und Kind oder jugendlicher Person ist ein Tanz. Wir nähern uns an und entfernen uns voneinander, wir ziehen Grenzen und überschreiten sie. Dieser Prozess ist ständig in Bewegung, im Alltag wie in der therapeutischen Begegnung. Die Frage ist nicht so sehr, welche Art von Grenzen das Kind zieht oder wie nah und wie fern es andere Menschen an sich heranlässt, sondern ob es in der Lage ist, diesen Tanz mitzutanzen, dabei beweglich zu bleiben, eigenen Bedürfnissen und Impulsen zu folgen und auf die der anderen Person einzugehen. Dass ein Kind Schwierigkeiten hat, diesen Tanz mitzutanzen, zeigt sich, wenn es starr ist in seinen Grenzen oder die Grenzen gar nicht existieren. Jede Art von Starrheit kann auf negativen und leidvollen Erfahrungen beruhen und Thema in der Therapie werden.

Eine andere Frage, die der Beobachtung wert ist, lautet: Kann das Kind zupacken? Oder vermeidet es dies, vermeidet Berührungen allgemein oder auch im Spielen das Greifen und klare Anpacken. Wer nicht anfassen kann, wurde vielleicht zu viel oder grenzüberschreitend angefasst. Wer immer anfassen will, wird vielleicht zu wenig berührt, erfährt zu wenig Nähe.

Auch das Spielen mit Kindern gibt vielfältige diagnostische Hinweise. Im Spiel werden Themen und Muster lebendig. Im Spiel zeigt sich Leid, aber auch die Kraft, das Leid zu überwinden. Interessant ist, ob das Kind überhaupt spielen kann oder nicht oder nur eingeschränkt. Manche Kinder können gut allein spielen, aber nicht mit anderen. Bei anderen ist es umgekehrt. Wenn Sie mit Kindern oder Jugendlichen spielen, dann werden Sie dies feststellen.

C

Kinder und Jugendliche verstehen: pulsierende Erlebens- und Begegnungsflächen

Um die Vielfalt kindlichen und jugendlichen Erlebens und Verhaltens verstehen zu können, brauchen wir Modelle. Sie trennen nicht Diagnostik und Therapie, sondern beschreiben Dimensionen des Erlebens, die wir verstehen (Diagnostik) und in denen wir handeln können (Therapie). Es sind Flächen des Erlebens und gleichzeitig Räume des Erlebens.

C 1 Die Monster der Entwürdigung und Würdigungserfahrungen

Entwürdigt zu werden, schmerzt und verletzt. Jedes Kind, jede/r Jugendliche*, jeder Erwachsene wird in seinem Leben Erfahrungen mit Entwürdigung durchleben müssen. Für die meisten solcher Erfahrungen reichen die eigenen Kräfte, sie zu bewältigen. Vielleicht bleibt die eine oder andere Narbe, aber ansonsten können Kinder und Jugendliche vieles gesund überstehen. Doch wenn die Erfahrungen der Entwürdigung besonders stark werden und sich wiederholen, dann hinterlassen sie nachhaltige Spuren. Bei allen Menschen und insbesondere bei Kindern und Jugendlichen entstehen Räume des Erlebens, die von den Entwürdigungen beeinflusst und bestimmt werden. Wir haben die wichtigsten Erfahrungen mit Entwürdigungen in dem Bild der fünf Monster der Entwürdigung zusammengefasst. Ich werde diese im Folgenden vorstellen und Hinweise zum Umgang mit ihnen geben.

Das Monster der Gewalt

Gewalterfahrungen entwürdigen und hinterlassen Spuren. Der 14jährige Markus erzählt:

> *„Ich bin regelmäßig geschlagen worden. Das war schon fast normal. Wenn ich von der Schule kam, wusste ich oft nicht, ob ich einen drüber kriege. Wenn mein Vater nach Hause kam, gab es manchmal Prügel, manchmal nicht. Das war völlig unberechenbar. Ich hatte mich schon daran gewöhnt und es tat weh. Manchmal fing es schon an wehzutun, wenn mein Vater mich nur anschaute.*
>
> *Als er dann meine Mutter ins Krankenhaus prügelte, kam die Polizei und das Jugendamt und alles flog auf. Ich bin jetzt in der Wohngruppe. Und da ist es besser. Ich zucke aber immer noch zusammen, wenn mich jemand anguckt. Wenn ich von der Schule zurückkomme und vor der Tür stehe, dann geht es mir immer noch so, dass ich nicht weiß, ob ich gleich was abkriege oder nicht.“*

Offene Gewalt wie diese hat nicht nur körperliche Schmerzen zur Folge. Sie beeinflusst und prägt große Teile des Erlebens. Das ist wichtig zu verstehen. Gewalterfahrungen sind nicht nur eine punktuelle Erfahrung, sondern breiten sich in die Fläche des Erlebens aus. Bevor sie unmittelbar Gewalt erfahren, wissen die Kinder und Jugendlichen oft, was ihnen bevorsteht. Sie reagieren mit Angst, mit Versuchen, sich zu schützen oder sich dem Angedrohten zu entziehen – fast immer vergeblich. Diese Erfahrungen wirken nach. Selbst wenn der körperliche Schmerz nicht mehr vorhanden ist, wirken die seelischen, leiblichen Schmerzen wie ein Phantomschmerz weiter. Das gilt auch für die nicht so laute, nicht so sichtbare, nicht so krass scheinende Gewalt, also für die eher stille Gewalterfahrung.

Die 13jährige Sandra berichtet:

> *„Ich lebe jetzt bei meinem Vater, weil die Mutter weg ist. Gott sei Dank. Ich hätte gerne eine Mutter, aber nicht so eine. Die hat mir alles verboten und mich fertiggemacht. Ich durfte nichts und ich war nichts. Ich bin nicht größer geworden, sondern wurde immer kleiner. Die hatte so eine Stimme, vor allem, wenn sie getrunken hatte. … Das war böse!"*

Auch Worte, der Klang der Stimme, Blicke, Körpersprache und Gesten können gewalttätig sein und ähnliche Folgen haben wie offene Schläge. Manchmal ist die stille Gewalt für Kinder und Jugendliche noch weniger greifbar als die offene. Die Folgen schleichen sich in die Erlebenswelt der Kinder und Jugendlichen ein. So subtil sie anfangs daherkommen mögen, so nachhaltig und gravierend ist die Wirkung. Auch hier flirren die Gewalterfahrungen in der Atmosphäre und bestimmen die zwischenleibliche Begegnung.

Die sexuelle Gewalt ist im wesentlichen eine Form von Gewalt. Wessen Grenzen verletzt werden und wem sexuelle Gewalt angetan wird, der erlebt dies insbesondere als gewalttägige Erfahrung. Ganz gleich, ob man das nun „sexuelle Gewalt" oder „sexualisierte Gewalt" nennt: Es ist Teil des Monsters der Gewalt. Die Gewalterfahrung hat, wenn sie mit sexuellen Handlungen verknüpft ist, auch Auswirkungen auf die sexuelle Identität der Betroffenen. Denn insbesondere, wenn Kinder und Jugendliche diese Entwürdigung erfahren, kann dies das spätere Sexualleben und die individuelle Sexualität negativ beeinträchtigen. Durch die Erfahrungen sexueller Gewalt wird

Sexualität mit Gewalt verknüpft, vor allem mit dem Erleben, ohnmächtig und ausgeliefert zu sein. Wenn Kinder und Jugendliche derartige Gewalt erfahren, dann wird ihre sexuelle Identität auch in ihrer weiteren Entwicklung beschädigt. Ebenfalls kann ihre Beziehungsfähigkeit zu anderen Menschen Schaden nehmen.

Das Monster der Erniedrigung

Viele Kinder und Jugendliche erfahren Erniedrigung. Selbstverständlich erniedrigt auch jede Erfahrung mit einem der anderen Monster der Entwürdigung, wie zum Beispiel dem Monster der Gewalt. Doch das Monster der Erniedrigung kann eine besondere Qualität haben.

> *„Ich bin so froh, dass ich jetzt aus der Grundschule heraus bin. Die anderen haben mich fertiggemacht, weil ich anders aussehe und aus Syrien komme. Das waren nicht alle, ein paar der Jungs und Mädchen. Aber die hatten das Sagen. Die Lehrerin hat nichts dagegen gemacht, einfach nur zugeguckt.“*

Das erzählt die elfjährige Dilara. Sie kam als Flüchtlingskind in eine Schulklasse in Deutschland und erfuhr Verachtung. Andere Kinder weigerten sich, mit ihr zu spielen. Sie wurde immer nur als „die Doofe“ beschimpft und mit ihren Sprachschwierigkeiten verspottet. Als alle Schüler*innen in der vierten Klasse einmal ihre Berufswünsche aufschreiben sollten, wurden diese vorgelesen. Dilara hatte „Polizistin“ geschrieben. Die Lehrerin hatte spöttisch die Augenbrauen hochgezogen und gesagt: „Na dann träume mal weiter!“ Bei Dilara entstand das Gefühl, nichts wert zu sein. Immer war sie in Habachtstellung vor weiteren Verletzungen. Sie traute sich kaum noch, zur Schule zu gehen. Nach dem Wechsel in die Gesamtschule wurde es deutlich besser. Hier wurde sie im Großen und Ganzen respektiert. Sie fand zwei Freundinnen und wurde von ihnen in ihrer Wehrhaftigkeit gegen gelegentliche rassistische Erniedrigungen unterstützt.

Der neunjährige Leon machte Erfahrungen der Erniedrigung in seinem Elternhaus. Er wurde ständig wegen seiner Noten ausgeschimpft. Schon wenn er eine Zwei oder Drei mit nach Hause brauchte, galt dies als schlechte Note. „Aus dir wird nie etwas!“, hörte er fast täglich. Wenn Kinder immer wieder hören, dass sie nichts können, dann ist das eine Entwürdigung, weil es den Kindern vermittelt, nichts wert zu sein.

Eine weitere Form der Erniedrigung erfahren manche Kinder und Jugendliche darin, dass sie nicht groß, stark und erfolgreich werden dürfen.

> *„Meine Eltern hatten immer Angst, dass ich den Kopf zu weit herausstrecke. Mein Vater war schon früh weg. Meine Mutter war immer ängstlich, dass mir oder ihr etwas passiert, wenn ich zu gut bin. Auch als ich viel Sport machte und im Sport Erfolg hatte, tat sie das ab und meinte immer, dass bringe doch nichts. Ich fühlte mich immer ausgebremst. Auch als ich dann in der Schule immer besser wurde, warf sie mir vor, ein Streber zu sein. Ich habe das nie verstanden."*

Aus welchen Erfahrungen der Eltern auch immer solche Formen der Erniedrigung entstehen: Sie ist für die Kinder und Jugendlichen eine Erfahrung, kleingehalten und ausgebremst zu werden. Und sie leiden darunter.

Das gleiche gilt für Manipulationen.

> *Ein 15jähriges Mädchen erzählt, dass sie immer von ihrer Großmutter manipuliert worden sei: „Sie wusste immer besser, was für mich richtig war und was nicht. Wenn ich irgendwelche angeblichen Unzulänglichkeiten oder Schwächen zeigte, wurde das ignoriert. Wenn ich gute Noten nach Hause brachte oder im Tennis gewonnen habe, dann wurde das extrem gelobt. Auch beim Einkaufen übernahm meine Großmutter immer alles, was mich betraf. Meine Mutter zog sich zurück und hatte Angst vor ihr. Wenn ich etwas gefunden hatte, was ich gerne haben und anziehen wollte, dann war das immer scheußlich und mir wurde etwas anderes aufgedrückt. So ging das immer weiter und das war für mich selbstverständlich. Ich zog mich immer mehr zurück und wusste nachher gar nicht mehr, was ich wollte. Aber damit ist jetzt Schluss."*

Wenn Kinder und Jugendliche manipuliert werden, verlieren sie ihren inneren Kern, ihren inneren Ort der Bewertung[31], auf den ich später noch zurückkommen werde. Der innere Ort der Bewertung ist die leibliche Instanz, von der aus Kinder und Jugendliche entscheiden, was sie mögen, was sie nicht mögen, wozu sie „ja" oder „nein" sagen. Dabei brauchen sie Anregungen und oft auch Unterstützung von Erwachsenen. Doch entscheidend ist, dass sich dieser innere Ort der Bewertung selbstständig entwickeln kann, nur so kann

31 Rogers, C. R. (2003): Der neue Mensch. München

er wachsen. Nur so können die Kinder und Jugendlichen sich aufrichten. Wird dieser innere Ort der Bewertung beschädigt, werden die Kinder erniedrigt und damit entwürdigt.

Das Monster der Beschämung

Um das Monster der Beschämung zu erkennen, müssen wir uns ein wenig mit der Scham beschäftigen. Wie jedes Gefühl hat auch die Scham einen Sinn. Der Sinn der Scham besteht darin, dass sie der Wächter unserer Intimität ist. Wenn wir Menschen etwas von uns zeigen oder etwas von uns zu entblößen drohen, was eigentlich zu unserem intimen Raum gehört, dann tritt das Gefühl der Scham bzw. Peinlichkeit auf. Kinder haben ein Recht, ihren intimen Raum zu schützen. Ein Tagebuch muss für Eltern tabu sein und vieles andere mehr. Werden Grenzen der Intimität verletzt oder drohen verletzt zu werden, treten Schamgefühle auf und machen uns darauf aufmerksam, diese Grenze zu schützen. Wir bezeichnen dies als natürliche Scham.

Dann gibt es eine Seite der Scham, die sich zunächst ähnlich anfühlt wie die natürliche Scham, aber eine andere Qualität hat: die Beschämung. Beschämung hat eine andere Richtung: Sie entwickelt sich nicht wie die natürliche Scham von innen, sondern hat ihren Ursprung im Außen. Beschämung kommt von anderen Menschen, die Kinder und Jugendliche entblößen und vorführen. Da werden im Beisein des Kindes den Freunden peinliche Situationen des Kindes erzählt. Fotos oder Filmaufnahmen mit Missgeschicken des Kindes ins Internet gestellt oder sie werden mit „zu“-Worten bombardiert: Du bist zu dick, zu weiß, zu fremd, zu dünn, zu schlau, zu dumm, zu tollpatschig, zu laut, zu frech … Solche Beschämungen werden in der heutigen Kultur weitgehend akzeptiert. Ganze Fernsehsendungen von „Verstehen Sie Spaß?“ bis zu deren zahlreichen Nachfolgern und Imitaten bauen darauf auf. Hinzu kommen Castings-Shows, das Internet und bestimmte Teile der Presse, zu deren Geschäftsmodell es gehört, andere Menschen zu entblößen und damit zu beschämen.

Kinder und Jugendliche leiden sehr unter Beschämung. Die öffentliche Kultur der Beschämung breitet sich in Schulen und Jugend-Einrichtungen aus. Es werden Geschichten erzählt und Fotos herumgereicht oder haltlose, erfundene Beschuldigungen verbreitet. Vieles, was als Mobbing bezeichnet wird, sind massive Beschämungen.

Ines möchte nicht mehr zur Schule. Sie möchte gar nicht mehr aus der Wohnung gehen. Jemand hat sie heimlich mit dem Handy beim Umkleiden nach dem Sport in Unterwäsche fotografiert und das Bild verschickt. Jetzt kursiert es und sie fühlt sich vor allen beschämt und entblößt.

Andere verlieren durch massive Beschämungserfahrungen auch das Gefühl für ihre natürliche Scham. Ihre Schamgrenzen sind aufgeweicht oder zerstört. Sie fangen selbst an, andere zu beschämen, zumindest aber nicht mehr auf die eigenen Grenzen ihres Intimen Raums zu achten. Viele Kinder und Jugendliche, die traumatische Erfahrungen vor allem sexueller Gewalt hinter sich haben, erlebten diese als existenzielle Beschämung.

Oft wird bei Kindern die Bedeutung dessen unterschätzt, was meist als „Fremdschämen" bezeichnet wird. Viele Kinder schämen sich in ihrer hohen Resonanzfähigkeit nicht „fremd" für ihre Eltern oder andere nahe stehende Menschen, sondern sie schämen sich leiblich und spüren dazu die verborgenen Schamgefühle der anderen Menschen.

Das Monster der Entwürdigung: Ins Leere gehen

Menschen sind oft belastet von vielen Anforderungen. Ihr Kopf ist voll, manchmal auch ihr Herz. Sie sehnen sich nach Leere, mit der sie Ruhe, Geborgenheit und Gelassenheit verbinden. Diese Leere-Wünsche oder entsprechende Leere-Erfahrungen meine ich hier nicht. Wenn ich davon spreche, dass Kinder und Jugendliche es als Monster der Entwürdigung erleben, wenn sie ins Leere gehen, dann sind das Erfahrungen, wenn Kinder und Jugendliche zum Beispiel nach anderen Menschen schauen und niemanden finden oder ihr Blick nicht erwidert wird. Wenn sie sich anlehnen wollen und Halt suchen und da ist niemand spürbar, dann schmerzt dies. Wenn sie nach anderen Menschen greifen und sie greifen ins Leere oder werden gewalttätig ergriffen, dann entwürdigt das. Wenn sie gedrückt werden wollen und sie erfahren stattdessen Druck – all diese Leere-Erfahrungen werden als Leid erlebt und haben nachhaltige Folgen.

Wenn die Impulse der Kinder nicht erwidert werden, entsteht in den Kindern das Gefühl, es nicht wert zu sein, dass man sie hört und sieht, dass man sie hält und ihnen Schutz gibt. Diese primären Leere-Erfahrungen machen viele

Kinder leider von Geburt an in jedem Alter. Wenn sie gelegentlich geschehen, können Kinder das zumeist verkraften, doch wenn sie sich wiederholen und kontinuierlich zum Erfahrungsraum der Kinder werden, dann können solche entwürdigenden Erfahrungen massiven Schaden anrichten.

Eine zweite Form der Leere ist die Leere nach Erfahrungen von Gewalt, insbesondere sexueller Gewalt. Wer solche Gewalterfahrungen erlebt hat, braucht Halt, Unterstützung und Parteilichkeit. Er oder sie benötigt Wärme, Kontakt, Begegnung, Trost. Doch wenn da nichts ist, wenn Kinder in ihrer Not und ihren Bedürfnissen weder gesehen noch unterstützt werden, führt diese Leere zu einem großen Leid. Gabriele Frick-Baer[32] hat in ihrer wissenschaftlichen Untersuchung Erwachsene befragt, die als Kinder oder Jugendliche solche Gewalterfahrungen machen mussten. Die Gewalterfahrungen waren schlimm, doch die Leere danach entschied darüber, ob die Wunde der Gewalt heilen konnte oder nicht. Eine Befragte sagte: „Am schlimmsten ist das Alleinsein danach.“

Eine dritte wesentliche Qualität dieses Monsters der Entwürdigung besteht in unbetrauerten Verlusten. Auch Kinder und Jugendliche können viel verlieren: den Freund oder die Freundin, die Oma oder den Opa oder andere Angehörige, Geschwister, die aus dem Haus gehen, weil sie älter sind und die „Kleinen“ zurücklassen, Kumpels und Kamerad*innen, die in andere Orte ziehen, die Heimat, ihre Gesundheit. Trauer ist das Gefühl, welches solche Verluste und das damit verbundene Loslassen ausdrückt und begleitet. Häufig wird Kindern und Jugendlichen untersagt zu trauern. Oft dürfen sie nicht mit zu Beerdigungen, um sie vermeintlich „nicht zu belasten“ oder weil die Elternteile mit den verstorbenen Angehörigen Konflikte hatten. Häufig hören Kinder und Jugendliche: „Stell dich doch nicht so an!“ Oder: „Das ist doch jetzt schon so lange her!“

Wenn Kinder etwas verlieren, dann brauchen sie die Anerkennung und die Rückversicherung, dass sie trauern dürfen – und sie brauchen Trost. Wenn sie ins Leere gehen, schmerzt dies nachhaltig.

---

32 Frick-Baer, G. (2013): Trauma – „Am schlimmsten ist das Alleinsein danach“: Sexuelle Gewalt - wie Menschen die Zeit danach erleben und was beim Heilen hilft. Neukirchen-Vluyn, Berlin

Das Monster der giftigen Atmosphären

Gefühle, Stimmungen und das Befinden sind ein Ausdruck der Leiblichkeit. Emotionen wie die vorhin erwähnte Trauer sind nicht nur innerhalb eines Menschen angesiedelt, sondern sie strahlen aus. Sie beeinflussen die Atmosphäre zwischen Menschen und sie können auch „anstecken". Genauso kann die Atmosphäre, die um einen Menschen herum existiert, sein Erleben beeinflussen. Manche dieser Atmosphären sind giftig, sie entwürdigen die Kinder und Jugendlichen, die in ihnen aufwachsen müssen.

> *„Bei uns war immer Druck", erzählt die 14jährige Ines. „Mein Vater hatte Druck, vor allem mit Geld und auf der Arbeit, wo er nicht gut zurechtkam und es ihm, glaube ich, auch keinen Spaß machte. Meine Mutter hatte Druck, weil sie dachte, den Haushalt nicht zu schaffen und uns drei Kinder aufzuziehen. Und außerdem wollte sie viel lieber etwas anderes machen, am liebsten mit Gesang. Immer war Druck. Druck. Druck. Druck. Druck auf uns. Wir Kinder machten uns auch schon selbst den Druck. Es gab viel Kopfschmerzen und andere Krankheiten. Alle sollten es besser haben, aber vor allem bessere Noten haben als die Eltern."*

Eine solche Atmosphäre kann einem die Kehle zuschnüren, Menschen niederdrücken und sich in die Menschen hineinschleichen, sie vergiften. Das Kind kann dann nicht mehr unterscheiden, ob es sich selbst Druck macht oder der Druck von außen ausgeübt wird. Die Atmosphäre wabert innen wie außen. Andere Familien und Lebensräume können durch Bitterkeit geprägt sein oder durch Ängste aufgrund von Gewalterfahrungen und -befürchtungen. Häufig begegnen wir in der Therapie auch giftigen Atmosphären, die durch Schuldgefühle geprägt sind.

> *Der neunjährige Sven kommt in die ersten Therapiestunden mit gesenktem Blick und eingezogenen Schultern. Manchmal im Spiel blitzen die Augen wach und lebendig auf, doch nur für kurze Zeit. Er malte ein Bild seiner Familie, in dem sie ganz klein gezeichnet auf den unteren Rand des Papiers platziert ist. Oben drüber schwebte eine dunkle Wolke mit einem großen Auge. Er erzählt: „Die Wolke ist das, was auf uns aufpasst. Dass wir alles richtig machen. Wenn wir etwas falsch machen, sind wir schuld. Ich mache viel falsch und ich bin viel schuld."*

Die massiven Schuldgefühle belasteten ihn, sodass er kaum noch in der Lage war, seinen Lebenswillen und seine Lebensfreude zu zeigen. Er fühlte sich schuldig, dass die Mama manchmal weinte, dass die Eltern sich stritten. Er fühlte sich schuldig, wenn seine kleine Schwester krank wurde oder das Essen angebrannt war. Er fühlte sich schuldig, als die Oma nicht mehr zu Besuch kam, und dachte, sie käme nicht mehr, weil er unbeabsichtigt beim letzten Besuch ein Glas fallen gelassen hatte …

Schuldgefühle können erdrücken und die Atmosphäre bestimmen. Dann werden sie bei Kindern selbstverständlich, gehören für sie irgendwie zum Leben dazu. Sie entwürdigen in jedem Fall, ob sie bewusst sind oder nicht, sie verringern den Wert der Kinder und Jugendlichen und werten sie ab.

Erlebensräume und Räume erlebter Begegnung

Zu den Besonderheiten der Leiblichkeit gehört, dass Innen und Außen im Raum des Erlebens ineinander übergehen, ja, einen gemeinsam Lebensraum, also Raum des Erlebens bilden. Wenn ein Kind erniedrigt wird, erlebt es sich als klein und kleingemacht und gleichzeitig den Raum um sich herum als erniedrigend. Die Beschämung erfüllt es innen wie außen, ebenso die giftigen Atmosphären und die anderen Monster der Entwürdigung. Der Schmerz ist ein Schmerzraum. Die Leere, in welche die Kinder oder Jugendlichen greifen, wenn sie eigentlich Halt und Trost brauchen, greift nach innen und kann zu einer inneren Leere werden. Diese fehlende Trennung von Innen und Außen in der leiblichen Erfahrung gilt auch für freudiges Erleben. So wie Lachen ansteckend ist, kann das freudige Strahlen eines Kindes, wenn ihm etwas Gutes widerfährt, den Raum erfüllen und andere Menschen erfreuen.

Wenn der gemeinsame Erlebensraum in Innen und Außen getrennt ist, ist dies schon ein Ergebnis des Leidens. Wenn ein Jugendlicher den Schmerz der Beschämung versteckt und in sich einkapselt, ist dies eine Schutzreaktion, eine Notwehrreaktion z. B. gegenüber Beschämungserfahrungen. Wer Gewalt erfährt, zieht sich unter Umständen von anderen Menschen zurück und kapselt sich innerhalb der ursprünglich gemeinsamen Erlebensräume ab. In der therapeutischen Begleitung wird der erlebte Raum wieder lebendig, als gemeinsamer Raum von Kind oder Jugendlicher und Therapeut*in. Das ist für alle, die Kinder und Jugendliche begleiten, wichtig zu wissen. Denn dadurch kann das Leiden an den Monstern der Entwürdigung Ausdruck finden und gleichzeitig können die jungen Menschen neue Erfahrungen der Würdigung machen. In dem gemeinsamen Raum erfahren die Kinder und Jugendlichen nicht nur die Monster der Entwürdigung, sondern auch deren Gegenteil: Trost, Wärme, Anerkennung, Unterstützung, Vertrauen.

Was hilft?

Was gegen die beschriebenen Monster der Entwürdigung hilft, sind Erfahrungen der Würdigung. Nach meinen Beobachtungen braucht es dafür fünf Schritte, welche selbstverständlich nicht schematisch abgearbeitet werden sollen, sondern als Elemente, die in Heilungsprozessen massiv entwürdigter Kinder oder Jugendlicher immer wieder auftauchen, zu verstehen sind.

Der erste Schritt besteht darin, dass die Kinder in ihren Entwürdigungs-Erfahrungen gesehen werden. Die Menschen, die die Entwürdigung wahrnehmen und den Kindern dies widerspiegeln, müssen nicht Therapeut*innen sein. Für Therapeut*innen ist dies eine Pflichtaufgabe, aber auch andere Menschen, Nachbar*innen, Erzieher*innen, Lehrer*innen und andere Fachkräfte unterstützen die Kinder und Jugendlichen, wenn sie die Monster der Entwürdigung registrieren und das zeigen. Eine Frau, die ich fragte, wie sie ihre Kindheit seelisch und körperlich überlebt habe, erzählte:

> *„Da war eine Nachbarin. Die hat genau gewusst, was mit mir los war und was mir passiert ist. Sie hat es nicht ausgesprochen. Und ich hätte erst recht nicht darüber reden können. Aber ich habe das an ihren Blicken gesehen. Sie kannte vielleicht auch so etwas. Sie hat mir signalisiert, dass sie mich versteht und sieht. Das hat mir den Glauben an die Menschheit wiedergegeben."*

Um in Entwürdigungen gesehen zu werden, braucht es nicht unbedingt Worte. Es reichen auch andere Begegnungen über den Klang der Stimme, Blicke, Berührungen und anderes mehr.

- Kinder und Jugendliche brauchen Parteilichkeit. Kinder fühlen sich oft schuldig und suchen nach dem Grund, der „erklärt", was sie falsch gemacht haben, so dass sie entwürdigt worden sind. Sie brauchen eine klare Haltung: „Du bist das Opfer! Die anderen sind die Täter*innen!" „Du bist gut – die anderen sind böse zu dir!" Therapeut*innen und andere, die die entwürdigten Kinder und Jugendlichen begleiten, sollten – ja müssen – an ihrer Seite stehen. Das gibt den Kindern und Jugendlichen Kraft und stärkt ihr Selbstwertgefühl. Wie dies genau geschieht, ist wie immer bei jedem Kind oder Jugendlichen unterschiedlich. Doch diese Grundhaltung sollten wir den Kindern und Jugendlichen zeigen. Was Erwachsene oder andere Kinder dazu gebracht hat, Kinder und Jugendliche zu entwürdigen, welche eigenen Entwürdigungserfahrungen dahinterstehen, ist eine Frage, der an anderer Stelle und zu einem späteren Zeitpunkt nachgegangen werden kann. Auch die Frage, wie sich Kinder schützen können oder wie Kinder geschützt werden müssen, kann später gestellt werden. Der erste Schritt besteht darin zu vermitteln: „Du bist ein Opfer! Du brauchst Schutz! Ich bin auf deiner Seite."

- Drittens brauchen Kinder und Jugendliche mit Entwürdigungserfahrungen neue würdigende Erfahrungen. Ein/e Therapeu*tin sollte sich in jeder Hinsicht darum bemühen, den Kindern und Jugendlichen ihren Wert aufzuzeigen, sie zu achten und zu respektieren, zu würdigen, wer sie sind und wie sie sind – in Worten, im Spiel, in Handlungen. Dabei ist das ganze weite Methodenspektrum kreativer Therapie und Pädagogik mit Kindern und Jugendlichen sinnvoll.

- Wenn Kinder und Jugendliche Verständnis und Parteilichkeit erfahren haben, dies durch beginnende neue Erfahrungen der Würdigung ernst nehmen und spüren, welche Verletzungen sie erlebt haben, kommt oft die Trauer, manchmal auch der Zorn. Beide Gefühle sind wichtig und wertvoll, damit die Kinder und Jugendlichen Distanz zu dem bekommen können, was ihnen widerfahren ist. Zorn, Ärger und Wut richten sich gegen die Täter*innen und die Taten und sie zielen auf Veränderung. Vor allem die Trauer als Gefühl des Loslassens kann helfen, dass die Entwürdigungen an Kraft und Bedeutung verlieren. Sie können so nicht ungeschehen gemacht werden, aber einen Teil ihrer nachhaltigen Wirkung verlieren.

- Wenn die Entwürdigungserfahrung diffus und folglich ungreifbar ist, dann fällt das Trauern oft schwer. Wie kann man um etwas trauern, was man nicht erfahren hat? Wie kann man eine Atmosphäre betrauern? Leere-Erfahrungen und giftige Atmosphären entziehen sich für viele

Kinder und Jugendliche der Möglichkeit, zu trauern. Umso hilfreicher ist es, die Trauer auszusprechen und die Kinder und Jugendlichem bei einem Zugang zu ihrer Traurigkeit zu unterstützen. Das braucht oft Zeit und Geduld für alle Beteiligten.

- Und schließlich gilt es, Kinder und Jugendliche darin zu unterstützen, sich anderen zuzumuten. Die Monster der Entwürdigung führen oft zu Rückzug oder zu überschießender Aggressivität. Hinter beiden Reaktionen steckt ein geringes Selbstwertgefühl, die Angst, falsch zu sein, und das sichere Empfinden, für andere Menschen nichts wert und nicht zumutbar zu sein. Den Mut zu entwickeln, sich zu zeigen, wie sie sind und was sie wollen, können Kinder und Jugendliche vor allem in der Beziehung mit den Therapeut*innen und anderen Fachkräften leben und erproben. Die Monster der Entwürdigung wurden von Menschen zugefügt. Das hat Auswirkungen, wie wir gesehen haben, auf die Räume erlebter Begegnungen, deswegen brauchen Kinder und Jugendliche neue Erfahrungen der Begegnung. Die Impulse dafür gehen am Anfang oft vor allem von den Erwachsenen aus, die sie würdigen und wertschätzen. Doch in dem Maße, wie die Kinder sich ihrer selbst bewusster werden und solche Erfahrungen machen können, beginnen sie sich zuzumuten. Oft erst ohne Maß und sehr verunsichert, wie das gelingen kann, denn damit hatten sie keine Erfahrungen. Gerade im Spiel und im dialogischen Arbeiten zeigt sich ihre erwachende Kraft sich zuzumuten – und das ist gut so.

C 2 Hochbelastung – das Modell der akkumulierten Belastungen

Jeder Mensch und somit auch jedes Kind kennt Belastungen. Worin die Belastungen für Kinder und Jugendliche bestehen, ist sehr unterschiedlich. Das Spektrum reicht von Trennungen der Eltern oder Streit in der Familie, dem Verlust einer Freundin oder eines Freundes über die Erkrankung von Oma oder Opa bis hin zu schulischen Problemen.

Einzelne Belastungen müssen bei Kindern und Jugendlichen nicht zu anhaltendem Leid führen, doch sie sind ärgerlich oder schmerzhaft und können die Stimmung trüben. Wenn Kinder Unterstützung erhalten, lernen sie dabei, wie sie Belastungen bewältigen können. Kinder und Jugendliche erfahren zumeist auch Entlastungen: die Unterstützung zumindest eines Elternteils, das freudige Spielen mit Freund*innen oder Geschwistern, die Befriedigung intellektueller Neugier oder das Kuscheln mit dem Teddybären oder den Eltern. Der Raum der Belastung bzw. Hochbelastung ist ein dialektischer Erlebensraum, in dem das Erleben des Kindes zwischen den Polen Belastung und Entlastung pulsiert.

Zu Leid führt es, wenn sich Hochbelastungen summieren, die Kinder und Jugendliche allein nicht reduzieren können. Zu den Erfahrungen von Hochbelastungen gehört meist, dass die Balance zwischen Be- und Entlastung einseitig zugunsten der Belastung gekippt ist und dass es zu wenig Unterstützung gibt. In der Diagnostik und Therapie von Kindern, die den Hochbelastungsraum betreffen, ist es deshalb immer notwendig, auch nach Entlastungsmomenten zu schauen. Doch beginnen wir mit den Belastungen und betrachten ein Beispiel:

> *„Die Familienhelferin hat den Auftrag, die zwölfjährige I. zu unterstützen und insbesondere ihr Leistungsvermögen in der Schule zu fördern. I. ist sehr intelligent, auch fleißig (wenn sie will). Doch in den letzten Monaten ist sie sehr »abgestürzt«, zieht sich zurück, ist unruhig und fahrig. Sie schwänzt oft die Schule, wirkt auf alle Beteiligten überfordert. Die Familienhelferin besucht I. und den Vater, die Mutter ist vor einem Dreivierteljahr ausgezogen und lebt mit einem neuen Partner zusammen. Die Familienhelferin trifft auf eine Ansammlung von hohen Belastungen, die jede für sich genommen schon schwierig sind, sich hier aber akkumulieren.*
>
> *Die Restfamilie leidet unter dem Wegzug der Mutter. I. hat sie sehr geliebt. Jetzt sieht sie sie nur noch sehr selten.*
>
> *Der Vater ist traurig und hat depressive Schübe. Über die Mutter wird nicht geredet. Der Vater nennt sie nur noch „die Verräterin“.*

I.s kleine Schwester ist krank. Sie leidet an Neurodermitis, weint viel, kratzt sich, braucht besondere Aufmerksamkeit und stößt beim Vater auf Hilflosigkeit. I. findet deshalb noch weniger Aufmerksamkeit.

I. hat ihre beste Freundin verloren. Sie hat sich in einen Jungen verliebt und hat nun ‚keine Zeit mehr für mich'.

I.s Großvater, den sie sehr liebt, ist durch seine andere Tochter kürzlich Opa von Zwillingen geworden und beschäftigt sich sehr mit ihnen. I. ist eifersüchtig." [33]

Es ist sinnvoll, solche Belastungen zu erfassen und zu notieren. Dabei kann die Belastungspyramide hilfreich sein.

Auf ein großes Blatt Papier zeichnen Sie die Umrisse einer solchen Belastungspyramide.

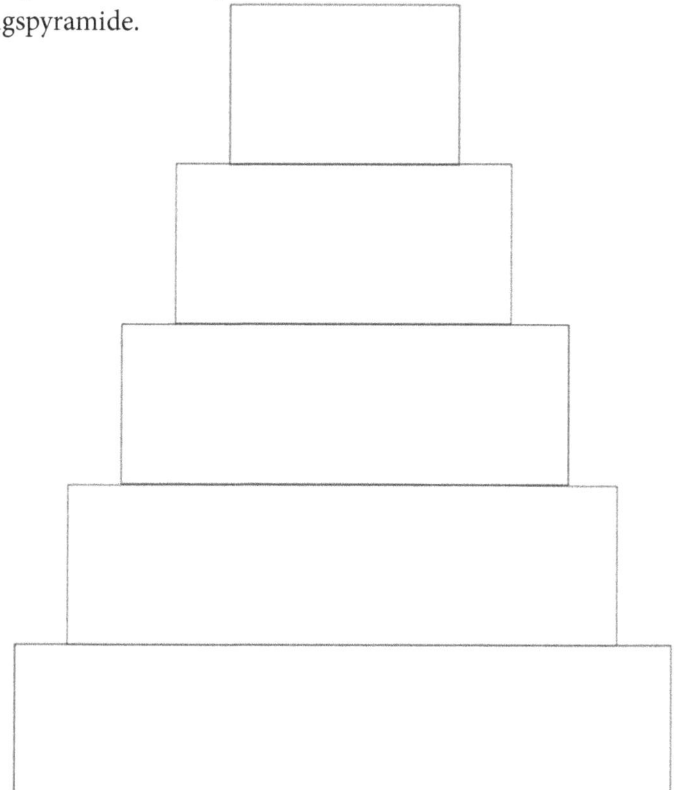

33 Baer, U. (2019): Was hochbelastete Kinder brauchen. Praxishandbuch für die Begleitung und Betreuung. Stuttgart. Seite 29/30

Notieren Sie nun alle Belastungen des Kindes oder der jugendlichen Person, mit dem oder der Sie arbeiten, in dieser Pyramide. Beginnen Sie mit der Belastung, die Sie im gegenwärtigen Moment für die gewichtigste halten, und schreiben Sie sie in das unterste Feld, den Boden der Pyramide. Dann fahren Sie fort und tragen die anderen Belastungen ein. Immer weiter nach oben in die jeweiligen Felder. Ein Feld kann auch mehrere Belastungen enthalten. Wenn die Felder nicht ausreichen, können Sie sie erweitern.

Diese Belastungspyramide führt die unterschiedlichen Belastungen eines Kindes oder Jugendlichen plastisch vor Augen. Um mit Hilfe der Belastungspyramide den Raum der Hochbelastungen zu erfassen, ist es wichtig, zwei Hinweise zu betrachten:

- Es geht um alle Belastungen, nicht nur um die, die Ihnen aufgefallen sind, auch um diejenigen, die von dem Kind, den Eltern oder den Vertreter*innen von Institutionen, die das Kind in die Therapie gebracht haben, benannt werden.
- Auch scheinbar kleine Belastungen können, wenn sie mit anderen einen Belastungscluster bilden, Leid verursachen und verstärken.

Wenn Sie nun überlegen, welche Belastungen Sie gegebenenfalls verringern können, dann sollten Sie nicht dem Irrtum erliegen, dass gleich die schwersten Belastungen reduziert werden können und auch nicht mehrere gleichzeitig. Es geht darum, mit der Familie zu besprechen und in der Therapie mit dem Kind oder dem/der Jugendlichen daran zu arbeiten, eine Belastung zu reduzieren oder möglichst einen nicht so belastenden Umgang mit ihr zu finden. Das muss auch nicht die gewichtigste Belastung betreffen, sondern diejenige, die am schnellsten und leichtesten zu verändern ist. Es ist für Kinder und Jugendliche wichtig, dass sie möglichst bald eine Entlastung spüren und sich dann vielleicht der nächsten zuwenden.

Wie schon betont, ist es ebenfalls wichtig, die Entlastungsfaktoren zu betrachten.

Die neunjährige Ina hat vor sich eine alte Küchenwaage mit unterschiedlichen Gewichten. Sie hat mit meiner Unterstützung einiges, was sie belastet, an Gewichten auf die eine Seite der Waage gelegt. Wir haben darüber gesprochen und uns auch damit beschäftigt, wie sie eines der Gewichte von der Waage nehmen kann oder durch ein leichteres ersetzen kann. Nun bleibt die andere Seite der Waage übrig. Dies ist der Bereich der Entlastung, all das, was ihr Freude macht und guttut. Sie greift in den Korb mit Kastanien, Steinen, Holzstücken und anderem Material und wühlt darin herum. Als erstes nimmt sie eine weibliche Playmobilfigur und legt sie auf den Entlastungsbereich: „Das ist meine Freundin, mit der ich gerne spiele." Dann findet sie ein Plastikpferd und legt es ebenfalls dorthin. Das steht für ihre Pferdebücher, die sie so gerne liest. So geht es weiter. Ein Stein kommt dazu, eine Feder, in den nächsten Therapiestunden noch mehr. Die Belastungsseite der Waage ist noch schwerer, aber immerhin, auch auf der anderen Seite sammelt sich etwas.

Mit einem Kind oder Jugendlichen gemeinsam nach dem zu suchen, was sie entlastet, was sie stärkt, was ihnen guttut, gefällt den Kindern und Jugendlichen, auch wenn manche von ihnen erst einmal einen Anlauf brauchen, um sich überhaupt damit zu beschäftigen. Oft stehen die Belastungen so stark im Vordergrund der Aufmerksamkeit, dass sie die Entlastungsmöglichkeiten überdecken. Diese Arbeit dient nicht nur der Diagnostik, also der Einsicht in das, woran das Kind leidet und was es umtreibt, sondern ist auch Teil des therapeutischen Prozesses. Die Therapeut*in interessierr sich für das Kind und das Kind merkt das. Bei der Beschäftigung mit den Belastungen und Entlastungen werden oft schon Ideen freigesetzt, was Kinder verändern können oder zumindest welche Veränderungen sie sich wünschen.

C 3 Himmelhochjauchzend und zu Tode betrübt – mit Erregungskonturen arbeiten

Vitalitätsaffekte

„Affekte sind nicht nur stark oder schwach, lust- oder unlustvoll, sondern haben dynamische Eigenschaften, die ihnen eine bestimmte ‚Textur' verleihen. Plötzlich auftauchender Ärger fühlt sich anders an als langsam anschwellender und Ähnliches gilt für Ereignisse in der Außenwelt. Wir können von Licht überflutet oder auch nur berührt werden. Wir können beobachten, wie eine Mutter oder ein Vater den Säugling entweder langsam und bedächtig oder schnell und ruckartig aus dem Bettchen nimmt. Diese vitale Dimension von Effekten oder Ereignissen wird schon von kleinsten Kindern wahrgenommen und trägt dazu bei, dass sie ein ganzes Spektrum von feinen, nuancierten Gefühlen und Empfindungen haben."[34] Daniel Stern bezeichnet diese Art des Erlebens als „Vitalitätsaffekt": „Der Säugling nimmt diese Qualität in sich selbst wie auch im Verhalten anderer Menschen wahr … Der Säugling taucht in dieses Vitalitätsgefühl ‚ganz und gar ein'."[35]

Ein Grundmerkmal dieser Vitalitätsaffekte nennt Stern „Aktivierungskonturen". Er spricht von „Aktivierungs- oder Erregungsniveaus".[36] Die Bezeichnung Aktivierung setzt gewöhnlich ein sichtbares Handeln voraus. Wenn sich Säuglinge erregen, dann ist dies über deren Bewegungen und andere Ausdrucksformen zumeist sichtbar. Erst ab dem Alter von ca. einem Jahr lernen sie zum Teil Erregungen zurückzuhalten bzw. so zu tun, „als ob". Kinder spüren oft ihre eigenen Erregungen, zeigen sie aufgrund schlechter Erfahrungen aber nicht, sondern verbergen sie. Das ist dann häufig eines der Themen in der Therapie mit Kindern und Jugendlichen.

Ich bevorzuge den Begriff der Erregungskontur oder des Erregungsverlaufs. Dieser Begriff ist weiter gefasst als Aktivierung oder „Vitalitätsgefühl" und deshalb zutreffender. „Vital" sind auch Kinder und Jugendliche, die ihre Gefühle und Erregung nicht zeigen können oder dürfen.

---

34 Dornes, M. (2000): Die emotionale Welt des Kindes. Frankfurt a. M. Seite 21

35 Stern, D. (2000): Mutter und Kind. Die erste Beziehung. Stuttgart. Seite 84

36 a.a.O. Seite 84

Von Erregungsverläufen zu Erregungskonturen

Als Erregungsverläufe bezeichne ich die Prozesse, wie Personen ihre Erregungen erleben. Erregungskonturen dagegen sind verfestigte Erregungsverläufe, die sich als Muster in den Kindern und Jugendlichen wiederholen. Diese Verfestigungen beginnen schon im Säuglingsalter und werden unter anderem von Stern beschrieben: Er betonte, „dass Säuglinge sehr wohl in der Lage sind, eine steigende und eine fallende Intonation zu unterscheiden, selbst wenn beide Tonfolgen von derselben Stimme auf denselben Vokalen und demselben Höhen- und Lautstärkenbereich nur in umgekehrter Abfolge artikuliert werden."[37] Wenn sich solche Erfahrungen häufig wiederholen, können sie zu eigenen Erregungsabläufen werden und sich weiter zu Erregungskonturen entwickeln.

Wie bei Erwachsenen wurde auch bei Säuglingen festgestellt, dass sich die unterschiedlichen Sinneseindrücke zu einer Aktivierungs- bzw. Erregungskontur verknüpfen und verdichten, „so dass diese Sinneseindrücke zu organisationsstiftenden Erfahrungen werden. Zum Beispiel kann die Mutter versuchen, das Baby zu trösten, indem sie sagt: ‚Ist ja gut, ist ja gut ....' Die Betonung kann dabei auf der ersten Silbe (‚ist') liegen, sodass die Stimme zum Ende der Lautfolge hin abfällt und ausklingt. Sie könnte aber auch Rücken oder Kopf des Babys sanft streicheln; diese Streichelbewegung wird zunächst ähnlich wie die ‚ist – ja – gut'-Sequenz nachdrücklicher sein und gegen Ende schwächer werden. Wenn die Dauer der so konturierten Streichelbewegung und der Pausen zwischen den einzelnen Bewegungen absolut und relativ dem Lautäußerungs-Pausen-Muster entspräche, würde der Säugling völlig unabhängig von der tatsächlich angewandten Beruhigungsmethode ähnliche Aktivierungskonturen wahrnehmen. Beide Beruhigungsarten würden sich (über ihre jeweilige sensorische Besonderheit hinaus) ‚gleich anfühlen' und die Empfindung desselben die Qualitätseffekte hervorrufen."[38]

Die Erregungsverläufe haben bestimmte Eigenschaften. Dazu zählt, dass sie die Tendenz haben, sich zu verstetigen und damit zu verfestigen und so zu Bestandteilen der Persönlichkeit eines Kindes oder eines Jugendlichen werden. Manche Kinder schwanken zwischen himmelhochjauchzend und zu

37 Stern, D. (1992): Die Lebenserfahrung des Säuglings. Stuttgart. Seite 89

38 a. a. O. Seite 90

Tode betrübt. Andere haben ein eher ruhiges Erregungsniveau. Wieder andere sind immer ganz schnell „auf 180".

Diese Erregungskonturen sind zumeist transkonkret. Das bedeutet, dass es bei Abläufen wie gerade geschildert eine hohe Erregungskontur bei Kindern gibt, die ähnlich verläuft, ganz gleich, ob der konkrete Anlass eher negativ oder positiv erlebt wird.

> *„Die kleine Lea war immer schon ein unruhiges Kind", erzählt die Mutter. „Sie konnte sich nur schwer beruhigen, war immer aufgeregt und zappelig und überhaupt ... Wenn ihr etwas nicht passte, dann schrie sie. Aber auch wenn sie sich freute, war es gleich so doll und überschwänglich, dass wir alle nur staunten."*

Solche Erregungskonturen werden immer mehr zu einem Teil der Persönlichkeit der Kinder und Jugendlichen. Soweit so selbstverständlich. Für die Therapie und oft auch für die Pädagogik werden Erregungskonturen interessant, wenn Kinder und auch andere Menschen in ihrer Umgebung beginnen, darunter zu leiden.

> *Finn explodierte immer wieder. Egal, was der Anlass war. Er wirkte unberechenbar. Er saß im Klassenraum der zweiten Klasse der Grundschule. Wenn er sich über irgendetwas ärgerte, explodierte er und begann zu schimpfen und manchmal zu schreien. Doch auch, wenn er etwas großartig fand und sich freute oder begeistert war, brach es aus ihm hervor. Alle anderen Kinder waren schon genervt. Finn merkte das und versuchte, seine Explosivität zu unterdrücken, doch das half nichts.*

Kinder fühlen sich oft ihren Erregungskonturen ausgeliefert – ähnlich fühlen Eltern und andere Erziehende. Die Erregungskonturen sind Räume des Erlebens der Kinder und Jugendlichen, sie strahlen in ihren Lebensraum aus und werden von Menschen im Lebensraum der Kinder und Jugendlichen beeinflusst.

Die häufigsten Erregungskonturen

Häufige Erregungskonturen und -verläufe sind folgende:

flach – hoch: Manche Kinder erleben sich eher als „ruhig" und „unaufgeregt", ihr grundlegendes Erregungsniveau ist niedrig und flach. Andere erleben sich auf einem hohen Erregungsniveau und sie werden von anderen als dauerhaft aufgeregt erlebt.

ansteigend – abfallend: Das Erregungsniveau steigt an oder fällt ab. Diese Veränderungen können langsam und stetig erfolgen oder plötzlich und abrupt.

flüchtig: So, wie es flüchtige Berührungen und Klänge gibt, sind bei Kindern und Jugendlichen flüchtige Erregungsveränderungen zu beobachten. Meist existieren sie nur kurzfristig, wie ein kurzes Aufblitzen der Augen.

explosiv: Hier explodieren Erregungen in hohem Tempo und großer Intensität.

stetig: Die Erregungsverläufe bleiben kontinuierlich auf einem Niveau oder verändern sich stetig in einem meist langsamen Prozess.

abrupt: plötzliche Erregungsveränderungen, abrupte Wechsel.

Variationen und Besonderheiten begegnen wir bei viel Kindern. Auch können diese verschiedenen Erregungskonturen miteinander kombiniert sein. Abrupte Erregungswechsel können ein stetig flaches Erregungsniveau unterbrechen, ein hohes Erregungsniveau kann nach einiger Zeit langsam abfallen usw.. Solche Einsichten sind diagnostisch hilfreich, um die Erregungsabläufe eines Kindes zu verstehen und mit ihnen zu arbeiten. Als Teil der Persönlichkeit können Erregungsabläufe in Kindern und Jugendlichen Teil ihrer Identität werden und ihre individuellen Besonderheiten ausmachen. Doch wenn Kinder beginnen zu leiden, brauchen sie Unterstützung, um ihre Erregungsabläufe variieren zu können. Sie fühlen sich oft in einem bestimmten Erregungsablauf gefangen und fühlen sich gezwungen, ihn immer wieder zu wiederholen, egal ob sie es wollen oder nicht. Daran sollte die therapeutische Arbeit mit Erregungskonturen ansetzen.

Therapie

Die Erregungskonturen sind nicht nur Räume des Erlebens, sondern auch Räume der therapeutischen Begleitung von Kindern und Jugendlichen, wenn diese unter ihnen leiden. Für die therapeutische Arbeit mit diesen Erregungskonturen ist es notwendig, sie zu kennen und möglichst konkret zu identifizieren.

> *Ein 13jähriges Kind, hier Fabian genannt, erzählt: „Eigentlich bin ich oft aktiv und beschäftige mich mit vielem. Aber dann plötzlich stürze ich ab und weiß gar nicht mehr, was los ist. Ich kriege den Hintern nicht mehr hoch. Ich weiß nicht, warum das so ist. Das ist so, als ob jemand plötzlich den Stecker zieht oder die Batterie zu Ende ist."*

Hier kann das Kind selbst sein Leiden unter seiner Erregungskontur beschreiben. Es erlebt sich auf einem hohen Erregungsniveau, das dann abrupt abstürzt. Andere haben dafür keine Worte. Die Erregungskonturen ergeben sich erst aus den Schilderungen oder Beobachtungen mit dem Kind, insbesondere im gemeinsamen Spiel. Ein Beispiel aus dem Lehrbuch Kreative Leibtherapie:

> *Ein siebenjähriger Junge spielt „Krieg der Sterne" mit den entsprechenden Figuren in der Therapie. Der Junge hat einen anderen Namen, lässt sich aber selbst gern „Luke" nennen. Er ist ein klassisch hyperaktives Kind, ein Zappelphilipp, wie er im Buche steht. Doch wenn er sich mit dem Krieg der Sterne beschäftigt und Luke Skywalker verkörpert, ist er ruhig und konzentriert.*
>
> *Einmal sitzt Luke Skywalker in seinem Lego-Raumschiff und rast von einem Planeten zum anderen.*
> *Der Therapeut fragt: „Was macht Luke denn da?"*
> *„Das weiß er selber nicht, der ist nur so zappelig."*
> *„Für mich sieht das so aus, als würde Luke Skywalker auf den verschiedenen Planeten etwas suchen. Kann das sein oder ist das Quatsch?"*
> *„Kann schon sein, aber das weiß er selber nicht ...", und nach einer langen Pause: „Vielleicht seinen Vater."*
> *„Was ist denn mit seinem Vater?"*

„Der ist weg."
„Und wie findet Luke das?"
„Doof." Luke redet nun ganz leise, fast flüsternd. Und wieder nimmt er die Figur in die Hand und rast zu einem anderen Planeten und sagt dabei: „Er hat ja nun niemanden mehr, der auf ihn aufpasst."
„Und seine Mutter?"
„Die passt schon was auf. Aber, die ist ja auf 'nem anderen Planeten."
„Was macht sie da?"
„Heulen."[39]

An diesem Auszug aus einer Arbeit mit Erregungskonturen von Kindern und Jugendlichen zeigt sich, dass der spielerische Ausdruck einer Erregungskontur die Kinder dazu einlädt, diese zu verändern. Als sich aus dem Luke Skywalker-Spiel ein Dialog ergab, der Therapeut sich also nicht „auf 'nem anderen Planeten" befand, wurde das Kind ruhiger, hielt schließlich sogar inne.

Schon Daniel Stern hat die Ähnlichkeit von Erregungskonturen bzw. Vitalitätsaffekten mit Tanz, Musik und Gestaltung betont: „Abstrakter Tanz und Musik sind ausgezeichnete Beispiele für die Ausdrucksfähigkeit der Vitalitätsaffekte. Der abstrakte Tanz führt dem Zuschauer/Zuhörer eine Vielfalt an Vitalitätsaffekten mit samt ihren Abwandlungen vor, ohne auf eine Handlung oder kategoriale Affekte zurückzugreifen, aus denen man die Vitalitätsaffekte erschließen könnte. Fast immer versucht der Choreograph nicht einen spezifischen Gefühlsinhalt als vielmehr eine Art des Fühlens auszudrücken. Dieses Beispiel ist besonders aufschlussreich, weil sich der Säugling (...) unter Umständen in derselben Lage befindet wie der Betrachter eines abstrakten Tanzstückes oder der Konzertbesucher. In der Art, wie die Eltern eine Tätigkeit ausführen, tritt ein Vitalitätsaffekt zutage (...). Wie der Erwachsene den Tanz, so erlebt der Säugling seine soziale Welt in erster Linie als Welt der Vitalitätsaffekte, bevor sie sich zu einer Welt formaler Handlungen entwickelt."[40]

Was Stern hier als Illustration der von ihm bei Säuglingen beschriebenen Vitalitätsaffekte anführt, greife ich auf und erweitere es. Dass ich die Vitalitätsaffekte als Erregungskonturen beschreibe, habe ich schon erwähnt.

39 Baer, U. (2012): Kreative Leibtherapie. Das Lehrbuch. Berlin. S. 129/130

40 Stern, D. (1992): Die Lebenserfahrung des Säuglings. Stuttgart. S. 127/128

Dass sie nicht nur Säuglinge betreffen, sondern Kinder und Jugendliche, ja auch Erwachsene jeden Alters, ist offensichtlich. In der therapeutischen Begleitung ist der kreative Ausdruck nicht nur Illustration oder Weg und Mittel, um sie zu erkennen und zu verstehen, sondern auch ein zentraler Schritt der Veränderung.

Den zu Beginn dieses Abschnitts angeführten 13jährigen Fabian bat ich, seine Erregungskontur, vor allem seinen Absturz, auf einem Musikinstrument zu spielen. Er wählte ein Xylophon. Mit einem Schlegel klimperte er auf den Metalltasten und probierte unterschiedliche Klänge aus. Dann griff er zum zweiten Schlegel und haute kräftig auf das Xylophon. Er spielte diese Abfolge mehrmals hintereinander sehr intensiv. Vor allem nach dem Absturz gab es eine jeweils langanhaltende Stille. Dabei wurde er traurig. So wirkte es zumindest auf mich. Er sagte nichts, schaute mich an und spielte dann weiter mit leisen, zart klingenden Tönen, die flüchtig heran zu schweben schienen.

Schon der kreative Ausdruck lädt ein zu Veränderungen.

Ein weiteres Element der Veränderung ist die Begegnung. Viele Kinder und Jugendliche, die sich in bestimmten Erregungskonturen gefangen und ihnen ausgeliefert fühlen, fühlen sich damit allein. Wenn ich mitspiele oder eine andere Art der Begegnung anbiete (manchmal vielleicht zunächst nur einen Blickkontakt), kann sich aus diesem Alleinsein heraus ein Veränderungsimpuls entwickeln. Mit Fabian spielte ich später, nachdem ich ihm das angeboten und er es zögernd, aber lächelnd aufgegriffen hatte, seine zarten Töne auf dem Xylophon gemeinsam. Daraus entwickelte sich ein Tanz der Klänge.

Ein weiteres Element der Veränderung besteht darin, dass ich manche Kinder und Jugendliche darum bitte, auch das kreativ auszudrücken, was vor einer bestimmten Erregungskontur passierte. Das kann über ein Bild, eine Bewegung, auch Tanz oder musikalisch geschehen.

Irina trommelte. Sie drückte ihre Hocherregung, ihre Ausbrüche, ihre plötzlichen Explosionen auf der Trommel aus. Es wirkte so, als würde ihr das Spaß machen, und gleichzeitig wurden die Wiederholungen fast langweilig, wie sie sagte. Immer dasselbe. Immer die gleiche Ablehnung oder Bestrafung, die sie danach erfuhr. ... Ich bat sie, auf der Trommel oder einem anderen

Instrument zu spielen, was sie vor diesen Ausbrüchen erlebte, was dort passierte, wie es ihr davor ging. Sie nahm eine Leier und zupfte leise, ruhige Töne, die allmählich immer greller wurden und in schrägen kaum aushaltbaren Klängen mündeten. Sie verzog das Gesicht angewidert. Ich sagte ihr: „Das ist ja kaum auszuhalten. Was ist denn da los?" „Ja, das ist,", sagte sie, „wenn mein Vater und meine Mutter streiten. Das geht immer so einfach los. Dann wird es ganz doll."

Sie musste als sehr kleines Kind schon oft diese Streitigkeiten miterlebt haben und hat dann immer wieder mit eigenen Hocherregungsausbrüchen reagiert, bis sich diese verselbstständigt und verstetigt hatten.

„Was machst du denn heute, wenn so etwas zwischen deinen Eltern passiert?" Sie antwortete: „Ich gehe raus und halte mir die Ohren zu oder tue meinen MP3-Player drauf mit Kopfhörern und bekomme dann nichts mehr mit."
Wir probierten dann verschiedene andere Möglichkeiten aus, was sie alternativ tun könnte. Wir improvisierten mit der Musik, probierten diese und jene Klänge aus, sodass sich allmählich das Repertoire des Kindes, mit diesem Unerträglichen umzugehen, veränderte. Ich nahm mit ihrer Erlaubnis das Thema mit in ein Gespräch mit den Eltern, die sehr erstaunt waren, dass ihre Tochter überhaupt etwas von ihren Konflikten mitbekommen hatte. Dadurch änderte sich etwas. Die Ausbrüche von Irina wurden schwächer und seltener. Nach einigen weiteren Stunden endeten sie ganz.

Eine weitere wunderbare Möglichkeit, mit Erregungskonturen zu arbeiten, sind Geschichten. Ich erzähle „bewegende" Geschichten, in denen Kinder, Tiere oder andere Wesen verschiedene Erregungsverläufe durchleben, unter denen sie leiden oder über die sie sich freuen, und die sie variieren. Gelegentlich beginne ich eine Geschichte, die die Kinder dann fortsetzen

Ein Beispiel aus einer Gruppenarbeit mit sechs- und siebenjährigen Mädchen:

Ich frage die Kinder, welche Figuren sie gerne haben und über wen sie denn eine Geschichte erzählt bekommen und sie spielen würden. Die Vorschläge sind sehr vielfältig und reichen vom Räuber Hotzenplotz über Luke Skywalker bis zum Kleinen Maulwurf. Schließlich setzte sich durch, dass alle Angry Birds sein wollten. Anscheinend hatten mehrere Mädchen kurz vorher diesen Film gesehen. Ich sagte: „So. Ihr seid jetzt alle Angry Birds. Geht mal hier durch den Raum, als wärt ihr Angry Birds." Ich kannte die Angry Birds kaum. Ich hatte davon gehört, dass das ein Computerspiel war, aber ich kannte den Kinderfilm nicht. Also ließ ich mir von einigen Kindern etwas zu diesen Wesen erzählen. Es tut Kindern gut, etwas schlauer zu sein als die Erwachsenen und auch ihnen etwas beibringen zu können, da es doch meist umgekehrt ist. „Nun kommt alle in eine Ecke. Ihr müsst ganz, ganz still sein, denn da hinten kommen jetzt die bösen Schweine, die euch ärgern und verjagen wollen. Seid ganz ruhig und versteckt euch … Eine von euch macht die Anführerin und nimmt die anderen mit. Ihr schleicht euch an die Schweine da hinten an der anderen Seite des Raumes ran. Schleicht euch ganz vorsichtig an sie heran. … Dann kommt ihr immer näher und näher und seid wieder ganz still und ruhig. Eine von euch – wer ist die Anführerin? (ein Mädchen hebt den Finger) – gibt das Kommando und ruft irgendwann ‚Vorwärts'. Und alle stürzen sich auf die Schweine mit großem Geheul." Das Kind ruft „Vorwärts" und alle stürzen los. „Und ihr verjagt die Schweine und erschreckt sie so, dass sie eure Insel verlassen und nicht mehr wiederkommen. Ihr habt gewonnen. Nun dürft ihr feiern, feiern, feiern, Musik machen und tanzen. Ja, tanzt durch den Raum und feiert euren Sieg. …"

So führe ich Kinder oder ein einzelnes Kind mit einer Geschichte durch verschiedene Erregungsverläufe. Kindern machen Geschichten fast immer Spaß und sie haben dadurch die Gelegenheit, unterschiedliche Erregungsverläufe spielerisch auszuprobieren und ihr vielleicht eingeschränktes Repertoire zu erweitern.

C 4 Der Tanz der Blicke – mit Spürenden Begegnungen arbeiten

Viele Menschen machen die Erfahrung, dass der Klang der Stimme manchmal mehr über die Befindlichkeit eines Menschen aussagt als der Inhalt der Worte. Auch der Blickkontakt mit den Augen kann oft mehr bewirken (oder verhindern) als das gesprochene Wort. Unser Konzept der Spürenden Begegnungen greift solche Erfahrungen auf, vertieft sie theoretisch und praktisch und bietet ein Instrument der Begegnung, das in vielen Bereichen therapeutischer, sozialer und pädagogischer Arbeit eingesetzt werden kann.

Das Konzept der Spürenden Begegnungen arbeitet mit den fünf grundlegenden Interaktionen zwischen Menschen:

- schauen und gesehen werden
- tönen und gehört werden
- greifen und ergriffen werden
- drücken und gedrückt werden
- lehnen (statt abgelehnt werden)

Dies sind Interaktionen als motorisch-sinnliche Begegnungen UND es sind gleichzeitig Begegnungen und Interaktionen des Erlebens.

Quellen des Konzepts

Das Konzept der Spürenden Begegnungen beruht auf unserer Theorie der Primären Leibbewegungen[41]. Mit Leib wird in der Tradition der phänomenologischen Philosophie der erlebende Mensch bezeichnet (Husserl, Merleau-Ponty, Waldenfels, Schmitz, Fuchs u. a.). Es geht beim Schauen und Gesehen-Werden also hier nicht um die körperlich-sensorischen Fähigkeiten eines Menschen, sondern um sein Erleben. Wenn ein Kind von seiner Mutter übersehen wird oder eine Frau von ihrem Partner einen beschämenden Blick spürt, ist dies nicht durch eine veränderte Sehstärke der Brille zu verändern,

41 v.a. in: Baer, Udo (2017): Kreative Leibtherapie. Das Lehrbuch. Berlin

also nicht durch rein körperbezogene Interventionen, sondern durch eine andere Haltung, durch Begegnungen mit anderen Erlebensqualitäten.

Eine Quelle der Primären Leibbewegungen ist die phänomenologische Therapieforschung, in der nachhaltig wirksame therapeutische Interaktionen untersucht und dabei die Primären Leibbewegungen herausgearbeitet wurden (Baer, Frick-Baer). Wichtiger noch als die phänomenologische Therapieforschung ist die Einbeziehung der Säuglingsforschung (Stern, Dornes u. a.). Die genannten fünf Leibbewegungen sind die ersten Lebens- und Erlebensäußerungen von Säuglingen. Säuglinge lehnen sich in den Arm der Mutter oder anderer Betreuungspersonen. Sie schauen und beginnen die Begegnung mit der Mutter, dem Vater u. a. über die Augen. Sie drücken z. B. die Milchflasche an sich oder von sich weg. Sie drücken ihr Köpfchen beim Stillen an die Brust oder drücken sich mit dem ganzen Körper weg, etwa wenn sie die Arme der Erwachsenen als einengend erleben. Über die Kraft und Ausdrucksstärke ihrer Töne können Eltern so manches Lied singen. Säuglinge greifen schon in den ersten Tagen reflexartig nach einem hingestreckten Finger und nutzen als Kleinkinder das Greifen, um sich in die Welt hinauszubewegen. Diese Leibbewegungen sind also auch deshalb „primär“, weil in ihnen frühes Erleben zum Ausdruck kommt.

Schauen und gesehen werden

Schon bei der Geburt ist die Augenmuskulatur nahezu vollständig entwickelt; Neugeborene nehmen die Augen der Mutter wahr, ihr Blick wird oft als „offen und unverstellt“ beschrieben. Schon im Alter von acht Wochen beginnen Säuglinge von sich aus direkten Blickkontakt zur Mutter aufzunehmen, suchen deren Augen. Im Alter von drei bis sechs Monaten ist die Interaktion zwischen Mutter und Kind vor allem eine visuelle, ein Tanz der Blicke. Das Kind kann in dieser Lebensphase „Bewegungen seiner Gliedmaßen sowie die Augen-Hand- Koordination erst geringfügig kontrollieren. Dagegen ist das visuell-motorische System schon nahezu ausgereift und im Blickverhalten ist das Kind ein erstaunlich tüchtiger Interaktionspartner. Der Blickkontakt ist eine wichtige Form sozialer Kommunikation“ (Stern, 1992, S. 39).

Im späteren Leben zeigen sich im Dialog der Blicke alle Qualitäten des Erlebens. Blicke gehen ins Leere, Menschen werden übersehen, Blicke können verachten oder würdigen, beschämen oder ernst nehmen usw.

Tönen und gehört werden

Säuglinge können sich von Geburt an lautstark bemerkbar machen. Ihr stimmliches Ausdrucksvermögen ist trotz fehlender verbaler Sprache äußerst differenziert und vielfältig. Es reicht vom leisen, fast unhörbaren Wimmern bis zum herzhaften Schreien. Wenn sie nicht gehört werden oder nur auf bestimmte - angenehme - Töne Reaktion erfahren, können sie in depressiver Resignation verstummen oder versuchen, sich um jeden Preis aggressiv Gehör zu verschaffen.

Viele Kinder sind verstummt, sie sind entweder generell oder partiell sehr schweigsam, nämlich immer dann, wenn es um sie selbst geht. Manche erwachsenen Menschen können beruflich sehr lautstark sein und sich differenziert äußern, sind aber, wenn es um sie selbst, ihre Bedürfnisse, ihre Gefühle, ihr Privates oder ihr Intimes geht, unfähig, sich zu artikulieren.

Ein Mensch kann Worte sagen wie „Ich liebe dich", oder ein Liebeslied singen und diese Töne haben mit seinem Erleben nichts zu tun. Das Erleben bleibt stumm. Der Unterschied wird deutlich, wenn wir es damit vergleichen, wie ein Baby seinen Hunger herausschreit, mit ganzem Körper und ganzer Seele. Säuglingsforscher*innen haben gezeigt, dass Kleinkinder die Fähigkeit, etwas anderes zu äußern, als sie wollen, erst erlernen müssen.

Wenn das eigene Erleben keinen Ton findet, kann dies auch daran liegen, dass das persönliche Erklingen von anderen Geräuschen übertönt wird. Gehört zu werden, scheint besonders selbstverständlich zu sein, ist jedoch für viele Kinder und Jugendliche eine Frage von existenzieller Bedeutung. Wenn das eigene Tönen ins Leere ging oder geht, wenn die Klänge und Stimmen des Erlebens keine Resonanz fanden oder finden, ist dies eine schreckliche Erfahrung mit nachhaltigen Folgen.

Greifen

Greifen ist auch ein Be-greifen. Kinder be-greifen die Welt. Kinder greifen nach der Mutter oder dem Vater, sie greifen nach Spielzeug, der Flasche, nach der Brust, nach allem, was sie interessiert. Ist das, wonach sie greifen wollen, nicht da, greifen sie ins Leere, machen Erfahrungen mit dem Nichts. Geschieht dies häufig, hören sie auf zu greifen. Sie halten ihre Greifimpulse zurück, etwa indem sie ihre Schultern chronisch anspannen, und können dann manchmal auch als Erwachsene die Arme gar nicht mehr bewusst heben oder ausstrecken. Sie empfinden ihre Hände als unlebendig, gelähmt oder schlaff, um mit ihnen nach etwas zu greifen. Oder sie bemühen sich, ihre Greifmöglichkeiten aggressiv zu erzwingen.

Greifen ist folglich mehr als eine motorische Funktion. Greifen ist eine Leibbewegung. Der Säugling nimmt Kontakt mit dem Umfeld über den Blick, Geräusche, Rhythmus, über Hautberührung auf, doch ist er dabei noch von anderen Menschen, von ihrem Kommen und Gehen abhängig. Er selbst ist an den Ort gefesselt und auf Zuwendung angewiesen. In der Krabbelphase beginnt sich dies zu ändern. Der Säugling kann sich in die Welt hinausbewegen. Mag seine Welt anfangs noch so klein sein, beginnt doch eine neue Qualität des Kontakts: die Qualität des Greifens und Begreifens. Etwas sehen, Interesse haben, greifen wollen, dorthin krabbeln, zugreifen – das ist ein durchgehend fließender Prozess, in dem die Kinder etwas über ihre Umwelt lernen – Objekt für Objekt, Griff für Griff. Über das Greifen begreifen sie die Welt im doppelten Sinne: Der Säugling begreift die Qualitäten der Gegenstände, und er begreift gleichzeitig seine eigenen Fähigkeiten des Kontakts. Er lernt Wirksamkeit.

Greifen Kinder und Erwachsene ins Leere oder werden sie gewaltsam ergriffen, hat das nachhaltige Folgen. Sie hören auf, zu be-greifen, werden wehr- und machtlos gegen Aggressivität oder werden selbst aggressiv, greifen an (oft schon vorsorglich).

Drücken und gedrückt werden – halten und gehalten werden

Drücken beinhaltet wie jede Primäre Leibbewegung eine motorische Ebene und eine Ebene des Erlebens. Motorisch kann man etwas mit unterschiedlicher

Intensität drücken, zart, weich wie eine sanfte Berührung, aber auch fest und kraftvoll. Die Richtung des Drückens kann nach innen, gegen den eigenen Körper, und kann nach außen gehen. Man kann etwas an sich herandrücken und etwas wegdrücken. Das schnelle Wegdrücken wird zum Stoßen. Die Gegenrichtung des Wegdrückens ist das Ziehen.

Wie bedeutend Drücken als grundlegende Bewegung des Erlebens ist, wird oft in der Begegnung mit Jugendlichen deutlich. Wenn wir fragen „Wie geht es dir?“, antworten viele, dass sie sich unter Druck fühlen oder dass sie darunter leiden, dass andere Menschen Druck auf sie ausüben. Manche haben Angst, Forderungen an andere Menschen zu stellen, weil sie „keinen Druck ausüben wollen“. Wieder andere stehen unter „Hochdruck“, ohne dass der Druck von innen nach außen dringt und gegen andere gerichtet werden kann. Drücken wird von vielen als Wegdrücken, als Weggedrückt-Werden erlebt. Druck wird oft mit Gewalt gleichgesetzt.

Wenn ein Säugling gehalten wird, drückt die Mutter oder eine andere Bezugsperson den Säugling an sich. Drücken und Gehaltenwerden gehören folglich zusammen. Viele Menschen suchen Halt und Gehaltenwerden im Sinne von Geborgenheit und Sicherheit, andere erleben Gehaltenwerden als Beengung und Gewalt. Wie bei allen Leibbewegungen ist das Erleben auch des aktiven und passiven Drückens und Haltens individuell, unterliegt unterschiedlichen Wahrnehmungen, Erlebnisweisen und Bewertungen.

Lehnen

In der Intensität, mit der Säuglinge sich normalerweise anlehnen können, wie sie alle Muskelgruppen entspannen und lösen und sich z.B. in den Arm der Mutter schmiegen, können dies Jugendliche und Erwachsene später kaum noch. Das Lehnen ist die früheste Form des Körperkontakts, intim und innig. Vielen Älteren ist diese Primäre Leibbewegung verloren gegangen, vielen ist sie fremd und gleichzeitig sehnen sie sich danach.

Was viele Menschen eher als das Lehnen, das Anlehnen und das Hinein-Lehnen kennen, ist das Abgelehnt-Werden. Wer früh und andauernd abgelehnt wurde, kommt vielleicht zu der Überzeugung, nicht nur etwas falsch zu machen, sondern falsch zu sein. Wer sich an einem vertrauten Menschen anlehnen wollte und dabei ins Leere fiel, wird misstrauisch werden und sich vielleicht nie mehr trauen, sich an andere Menschen anzulehnen.

Ein Raum der Einsichten UND Veränderung

Aus dem Modell der Primären Leibbewegungen, das wie erwähnt aus Therapieforschung und Säuglingsforschung grundlegende Bedeutung für die Kreative Leibtherapie erhielt, leiteten wir das Konzept der Spürenden Bewegungen ab. Das Konzept ermöglicht diagnostische Einsichten in die Muster, unter denen Kinder und -Jugendliche leiden UND eröffnet vielseitige praktische Möglichkeiten der therapeutischen Begegnung.

Spürende Begegnungen ermöglichen ein tieferes Verständnis für verstörende und störende Symptome des Verhaltens von Kindern und Jugendlichen. Insbesondere werden manche Verhaltensweisen nicht nur als pathologische „Störungen" klassifiziert, sondern auch als Versuche, die frühen Mangelerfahrungen oder Einseitigkeiten Spürender Begegnungen zu kompensieren.

> *Ein Pflegekind zum Beispiel hatte die Angewohnheit, bei Tisch alle Gegenstände, eigene wie fremde, anzufassen, bevor es beginnen konnte, etwas zu essen. Bestrafungen und Ermahnungen halfen nichts. Das Verständnis, dass das Kind wahrscheinlich oft und lange ins Leere gegriffen hatte, führte zu einem Bewertungswechsel: Das Kind versucht durch das Greifen sich seiner Umwelt zu vergewissern. Durch das Angebot anderer Greif-Erfahrungen aus dem Repertoire der Spürenden Begegnungen wurde sein Gefühl der Wirksamkeit und Ver-Bindung gestärkt, so dass das Greifverhalten bei den Mahlzeiten allmählich seine Bedeutung verlor und schließlich verschwand.*

Spürende Begegnungen bieten auch ein breites Repertoire neuer Erfahrungen. In der therapeutischen Beziehung erfahren die Kinder vielfältige Begegnungsmöglichkeiten. Diese erstrecken sich auf die Erfahrungen in der therapeutischen Begegnung sowie auf besondere Interaktionen.

Dabei ist es wichtig, dass oft alte Erfahrungen nicht einfach durch neue ersetzt werden können. Viele Menschen mit Essstörungen zum Beispiel sehnen sich nach anerkennenden Blicken anderer und versuchen dies durch den Kampf gegen den eigenen Körper zu erreichen. Übungen des Blickkontakts sind für sie unmöglich, so sehr fürchten sie meist den beschämenden oder abwertenden Blick. Dann gilt es, Zwischenformen einzusetzen, zum Beispiel den Bau von Fächern, mit denen man seine Augen verstecken und über die hinweg man auch gelegentlich einen Blick „riskieren“ kann.

Spürende Begegnungen sind eine Interaktionsmöglichkeit, die Umwege und Auswege offen läßt. Menschen die beispielsweise schlimme Erfahrungen mit dem Tönen und Hören gemacht haben, können oft nicht als erstes in diesem Feld der Spürenden Begegnungen neue Erfahrungen machen, da es zu angstbesetzt ist. Dann helfen Angebote zum Spiel über das Schauen oder Greifen. Die fünf Spürenden Begegnungen sind ein Gesamtrepertoire, das Begegnungen des Erlebens ermöglicht. Umwege sind oft Auswege, um Barrieren und Ängste zu vermeiden und Blockaden so zu umgehen, dass die Erfahrungen und Sehnsüchte der Menschen, mit denen wir arbeiten, gewürdigt werden.

Indikation: Bindungsstörungen

„Für die seelische Gesundheit des sich entwickelnden Kindes ist kontinuierliche und feinfühlige Fürsorge von herausragender Bedeutung. Es besteht eine biologische Notwendigkeit, mindestens eine Bindung aufzubauen, deren Funktion es ist, Sicherheit zu geben und gegen Stress zu schützen. Eine Bindung wird zu einer erwachsenen Person aufgebaut, die als stärker und weiser empfunden wird, so dass sie Schutz und Versorgung gewährleisten kann.“ (Grossmann, Grossmann 2006, S. 67). Diese Person ist für den Säugling in der Regel die Mutter, ihre Funktion kann ersatzweise auch von anderen Menschen eingenommen werden (Großmutter, Vater, ältere Schwester, Kinderfrau etc.). Ein Kind braucht auch Bindungen mit gleicher Funktion zu anderen Personen außer zur Mutter, mit hierarchisch abnehmender Bedeutung.

Es ist bekannt, dass Bindungsstörungen zumeist im frühen Alter entstehen und langfristige Folgen haben (Bowlby, Grossmann, Süess u. a.). Die Folgen der Bindungsstörungen reichen von verstörtem und verstörendem Verhalten bis zu Rückzug oder Gewalttätigkeit.

Doch wie misslingt Bindung konkret? Oder anders: Was brauchen Kinder, damit sie sichere Bindungserfahrungen machen? Die Antworten der

Säuglingsforschung sind eindeutig: Kinder brauchen ab dem frühen Alter Begegnungen des Schauens, Tönens, Greifens, Drückens und Lehnens, die sie würdigen und einen spürenden Dialog ermöglichen. Unser Konzept der Spürenden Begegnungen greift dies auf und ermöglicht älteren Kindern, Jugendlichen und Erwachsenen mit Bindungsstörungen neue Bindungserfahrungen zu machen. Dadurch können Bindungsstörungen gelindert und oft neue Fähigkeiten des Bindungsverhaltens entwickelt werden.

Wir bieten Kindern und Jugendlichen diese Spürenden Begegnungen in der therapeutischen Beziehung und durch besondere spielerische Angebote an, wie ich sie später genauer beschreiben und anregen werde.

Indikation: Wirkungslosigkeit

Quellen eines unsicheren bzw. desorganisierten Bindungsverhaltens sind soziale Erfahrungen, die Säuglinge und Kleinkinder mit nahestehenden Bezugspersonen machen. Doch manche Kinder gehen wiederholt ins Leere. Dann entwickelt sich bei vielen ein Gefühl der Wirkungslosigkeit: „Es ist egal, was ich tue, ich gehe sowieso ins Leere." Manche ziehen sich zurück und verlieren Motivation und Engagement. Andere versuchen unbewusst, Wirksamkeit zu erzwingen, indem sie in unterschiedlichen Formen aggressiv werden. Wieder andere versuchen, ihr Leere-Erleben mit Alkohol oder Drogen zu bekämpfen.

In Therapeut*innen entsteht im Kontakt mit Menschen mit Leere-Erfahrungen oft eine Resonanz, die zu Bemühungen führt, deren Leere zu füllen. Das ist zumeist wirkungslos und diese Wirkungslosigkeit überträgt sich auf die Helfer*innen. Die Antwort ist nicht das Füllen dieser Leere, sondern Wirksamkeit. Da Leere-Erfahrungen immer soziale Erfahrungen auch und oft vor allem des Schauens, Tönens, Greifens, Drückens und Lehnens sind, brauchen diese Menschen neue Erfahrungen der Spürenden Begegnungen. Dies kann die früheren Verletzungen nicht ungeschehen machen, ermöglicht aber neue Erfahrungen der Wirksamkeit.

> *Tiam war auf der Flucht seiner Familie aus dem Irak einige Stunden verloren gegangen. Die Eltern hatten nicht bemerkt, dass er stehen geblieben war, um zu urinieren, und waren weiter geeilt. Ob das der wesentliche*

Auslöser war oder Tiam auch sonst in der Familie „verloren" gegangen war und übersehen wurde, war nicht feststellen. Ich vermutete letzteres. In der Therapie wich Tiam jedem Blickkontakt aus. Ich bot ihm unter anderem Spiele an. Wie bauten Masken und Fächer, hinter denen wir einerseits unser Gesicht verstecken, aber auch gelegentlich durch kleine Öffnungen durchlugen konnten. Tiam wurde ein begeisterter Maskenbauer. Allmählich konnte er einzelne Blickkontakte wagen. Dabei wurde seine Angst spürbar. Wir beschäftigten uns mit der Angst und dem, was ihm Sicherheit geben konnte. Die größte Sicherheit war anscheinend ich, der nie aufgab, mit ihm zu spielen, auch wenn er abbrach und sich zurückzog. Schritt für Schritt wurde er mutiger, konnte meinen Blick aushalten und mich anschauen …

Indikation: unerreichbar scheinende Kinder und Jugendliche

Neben Menschen mit Bindungsstörungen und Menschen mit Wirkungslosigkeit-Erfahrungen können v. a. Kinder und Jugendliche, die unerreichbar erscheinen, von den Spürenden Begegnungen profitieren.

*Priscilla ist mit ihren 13 Jahren vereinsamt. Sie hat keine Freunde mehr, geht nur auf Druck zur Schule, verlässt die Wohnung kaum noch und spricht nur das nötigste. Für die Eltern und die Lehrer*innen wirkt sie unnahbar und unerreichbar. Als sie zu mir in die Therapie „gebracht" wurde, hatte sie ihrer Mutter gesagt, sie finde das „doof", aber sie könne es ja mal probieren. Ich stelle mich vor und versuche, ein Gespräch zu beginnen. Vergeblich. Sie schaut aus dem Fenster. Ich stelle mich neben sie und schaue auch aus dem Fenster. Sie wirft ab und zu einen sekundenschnellen Blick zu mir. Ich mache das auch. Einmal erwischen sich unsere Blicke und wir müssen lachen (Schauen). Dann bricht Priscilla ab. Sie geht durch den Raum und berührt viele Gegenstände mit ihren Fingern (Greifen). Ein Stofftier hat es ihr angetan, ein Nilpferd. Sie nimmt es nach einem fragenden Blick zu mir in ihre Hände und drückt es fest an sich (Drücken). So geht es weiter. Ich bitte sie, zum nächsten Treffen Musik mitzubringen, die sie gerne hört. Wir hören einige Songs auf Spotify mit ihrem Handy. Bei ihrem Lieblingssong von Adele, den ich auch mag, singe ich mehr schlecht als recht den Refrain mit. Priscilla stimmt ein. Wir singen beide, sie viel schöner als ich (Tönen). So hangeln wir uns über die Spürenden Begegnungen langsam in eine Begegnung hinein …*

Oft sind Spürende Begegnungen der einzige Weg, mit hochbelasteten Kindern und Jugendlichen Kontakt aufzunehmen und zu Begegnungen zu entwickeln.

In der Therapie

In der therapeutischen Begleitung von Kindern und Jugendlichen ist es notwendig, den Spürenden Begegnungen besondere Aufmerksamkeit zu schenken. Wie schon mehrmals betont, gewinnen wir nicht nur Einsichten, sondern bieten gleichzeitig neue Erfahrungen an. Darüber hinaus können wir den Kindern und Jugendlichen besondere Spiele anbieten, die ihnen die Möglichkeit bieten, Spürende Begegnungen neu und anders zu üben, als sie es kennen.

Schauen: Wir können mit einem Kind „1000 Blicke" spielen. Wir nennen abwechselnd einen Blick, z. B. böse, lustvoll, heiter, neugierig schauen, und gucken uns dann in dieser Weise an. Oder das Kind schenkt mir einen Blick und ich muss raten, welche Empfindung es ausdrücken möchte. Und dann umgekehrt. Bei jüngeren Kindern können wir jede*r eine Puppe oder ein Stofftier in die Hand nehmen. Die Figuren spielen die Blickspiele - die Kinder und ich schauen automatisch so, wie die Figuren es tun.

Tönen: Wir unterhalten uns in Brabbelsprache. Dazu können dann Aufforderungen kommen, sich in Brabbelsprache zu beschimpfen oder Komplimente zu machen. Das ist auch gegen die anfängliche Ablehnung gerade von sprachgewaltigen Jugendlichen hilfreich.

Greifen: Wir geben uns auf unterschiedliche Art die Hand, freundlich, gelangweilt, als Machtkampf, labberig ... Oder wir klatschen uns in unterschiedlichen Qualitäten ab.

Drücken: Wir spielen Armdrücken, mit lauter und leiser Stimme. Oder wir drücken uns gegenseitig durch den Raum. Oder wie ziehen beide an den gegenüberliegenden Seiten einer Decke und versuchen, uns wegzuziehen ...

Lehnen: Wir probieren 12 verschiedene Arten des Lehnens. Nicht nur Rücken an Rücken, sondern auch den Handrücken an oder in die Hand des anderen lehnen, die Stirn, den Ellbogen, die linke Körperseite ...

Der Fantasie sind keine Grenzen gesetzt. Kinder steuern oft eigene Vorschläge bei.

Spürende Begegnungen sind nicht nur ein Angebot für die Menschen, mit den beschriebenen Leiden. Jeder Mensch, auch jede Fachkraft, hat Erfahrungen mit den Primären Leibbewegungen gemacht. Manche mögen einem bewusst sein, viele wahrscheinlich unbewusst. Mit den Spürenden Begegnungen machen die Fachkräfte auch neue Erfahrungen, die nicht nur mehr Wirksamkeit und Erfolg in der Arbeit bringen, sondern oft auch helfen, die persönliche Balance zu verbessern, so dass Arbeitskraft und Arbeitsfreude gestärkt werden.

C 5 Rückendeckung und Vertrauen – mit Richtungs-Leibbewegungen arbeiten

Die Richtungs-Leibbewegungen beschreiben einen Raum des Erlebens, der für das Verständnis vieler Kinder und Jugendlicher und deren therapeutische Begleitung wichtig ist.

> *Mira war ein unruhiges Mädchen und kam mit der Diagnose ADHS in die Therapie. Sie wirkte wie aufgedreht. „Meine Mutter sagt immer, ich wäre wie ständig an der Steckdose.“ Die Achtjährige wandte sich im Therapieraum diesem und jenem zu, nahm alles in die Hand, begutachtete es, war neugierig, blieb aber nie länger als einige Sekunden bei einem Gegenstand und wandte sich dann dem nächsten zu. In mir entstand der Eindruck, dass es immer nach vorne, immer zu etwas Neuem gehen müsste. Wir spielten miteinander und lernten uns kennen. Der Eindruck blieb dabei bestehen, auch in ihrer Körperhaltung und in ihren Bewegungsabläufen strahlte sie aus: immer weiter, immer voran, immer vorwärts!*

Wie so oft, wenn Kinder und Jugendliche sich so auffällig und stetig nach vorne bewegen und dabei getrieben wirken, stellt sich für mich die Frage, was denn mit der gegenteiligen Richtung ist. Es ist mir wichtig, die Richtungspolaritäten zu betrachten. Wenn die Richtung nach vorn Besonderheiten aufweist oder Irritationen, dann ist es sinnvoll, ebenfalls in die Richtung zurück, in die Richtung nach hinten zu schauen.

Als ich Mira fragte, ob sie sich denn auch mal einfach zurücklehnen könne oder sich irgendwo anlehnen könne, schaute sie mich erstaunt an, überlegte eine Weile und sagte: „Ja, aber nur wenn ich schlafe". Wir unterhielten uns darüber, dass sie immer so aktiv sei und oft ganz plötzlich müde würde und wenn sie im Bett wäre, auch sehr schnell einschlafe: „Ich falle dann irgendwie um, als wäre plötzlich der Stecker gezogen; Mama hat schon Recht mit der Steckdose."

Sie spielte in der Therapie gerne mit einem großen Elefanten. „Dafür bin ich ja eigentlich schon zu groß, aber irgendwie ist der so süß. Ich mag den." Der Elefant war sechs Jahre alt und wurde geboren, als Mira knapp drei war, erzählte sie. Er war wie Mira sehr neugierig und immer aktiv, musste „ganz viel erledigen", jeden Tag aufs Neue und fand kaum Ruhe. Ich durfte mit dem Nilpferd spielen und war der Freund des Elefanten. Einmal bot ich im Spiel als Nilpferd dem Elefanten an, sich doch mal an mich anzulehnen und bei mir auszuruhen. Mira probierte dies, aber es war ihr sehr fremd. Sie konnte sich kaum darauf einlassen. Als Nilpferd sagte ich dem Elefanten: „Elefant, du kannst nicht immer alles allein machen. Du brauchst auch mal Unterstützung, du brauchst auch mal Rückendeckung." Ich nahm dann meine große Nilpferdschnauze und bot sie Mira als Unterstützung für den Rücken des Elefanten an. Sie lehnte sich seitlich ein wenig an meine Nilpferdschnauze, aber sehr vorsichtig, sehr behutsam.

In der weiteren Arbeit stellte sich heraus, dass Mira, als sie drei Jahre alt war, also der Elefant geboren wurde, ihre Heimat in der Schweiz verlassen musste, weil die Eltern sich beruflich veränderten. Die Eltern erzählten, dass sie in dieser Zeit eine Weile verstört wirkte und sich sehr zurückzog. Doch dann begann der Schub der Aktivität, der ständigen Bewegung nach vorn. Vielleicht war das Miras Antwort auf den Verlust der Heimat und ihre eigene Lösung für die fehlende Geborgenheit und Rückendeckung. Denn auch für die Eltern war die Situation schwierig – neues Land, neuer Ort, neuer Beruf, viele Umstellungen, viel Arbeit, viel Beschäftigung mit dem, was war und mit dem, was kommen sollte und musste. Im weiteren Verlauf wurde das Erproben von Rückendeckung zum großen Thema. Irgendwann war es so weit, dass ich Mira eine Hand auf ihren Rücken legen durfte und sie sich dort anlehnte. Dabei zitterte sie. Sie war auf dem Weg, den Raum hinter ihr als Raum des Vertrauens und der Rückendeckung wiederzuentdecken und zu erkunden.

In diesem Beispiel wird die Richtungs-Leibbewegung vor und zurück deutlich. Jeder Mensch ist der Ausgangspunkt von verschiedenen Richtungen, in die er sich bewegt mit seinen Blicken, mit seinen Bewegungen, mit Handlungen. Das sind nicht nur Richtungen der Sinnesbewegungen oder der körperlichen Motorik, sondern auch Richtungen des Erlebens. Deswegen nennen wir sie Leibbewegungen und hier: Richtungs-Leibbewegungen.[42]

„Der Leib ist somit das Zentrum eines Netzes von Richtungen oder Vektoren, die von ihm ausgehen oder zu ihm hinführen. In Wahrnehmung und Bewegung wird der leibliche Raum zum gerichteten oder zum Richtungsraum."[43] Mit dem Modell der Richtungs-Leibbewegungen machen wir dieses Richtungsnetz konkret handhabbar und nutzen es in Diagnostik und Therapie mit Erwachsenen wie mit Kindern und Jugendlichen.

Die wichtigsten Richtungs-Leibbewegungen sind:
- hinein (innen) – hinaus (außen)
- hinunter (unten) – hinauf (oben)
- vor (vorn) – zurück (hinten)
- rechts – links

Im obigen Beispiel stehen die Richtungs-Leibbewegungen vor und zurück im Vordergrund. Diagnostisch ist es immer sinnvoll, die Polaritäten der Richtungs-Leibbewegungen im Blick zu haben.

Bei einem 14jährigen Jungen wurde eine depressive Verstimmung vermutet. Er kam, wie er selbst sagte, „nicht aus den Strümpfen" und nahm sich das eine oder andere vor, bremste sich aber selbst immer wieder aus. Wenn er etwas unternehmen wollte, bewegte er sich wie gegen eine unsichtbare Mauer, erzählte er. Dann blieb er stehen oder liegen und tat nichts.

42 Baer, U. (2012): Kreative Leibtherapie. Das Lehrbuch. Berlin. Seite 171 ff.

43 Fuchs, T. (2008): Das Gehirn – ein Beziehungsorgan. Eine phänomenologisch-ökologische Konzeption. Stuttgart. Seite 89

Ich bat ihn, diese unsichtbare Mauer mit einem Seil in den Raum zu legen. Er tat dies und bewegte sich von seinem Standort aus auf diese Mauer zu, bremste ab und erstarrte. Ich fragte ihn, was denn hinter der Mauer liegen könnte. Seine Antwort: „Dass etwas klappt. Der Erfolg.“ Wir spielten mit den Räumen und der Mauer. Er näherte sich langsam an, aber immer wieder erstarrte er, wir kamen nicht weiter. Dann versuchte ich die Perspektive zu wechseln und fragte ihn, was denn hinter ihm sei, was sich denn in dem Raum befinde, von dem aus er auf die Mauer losgehen würde. Er sagte sehr spontan: „Das Chaos.“ Ich bat ihn, sich vorsichtig umzudrehen oder über die Schulter zu blicken, um zu riskieren, dem Chaos einen Blick zuzuwerfen. Als er das Chaos betrachtete, flog ein Schatten von Traurigkeit über seine Augen.

In der Folge beschäftigten wir uns intensiv mit dem Chaos. Das Chaos wurzelte in einem unbetrauerten Verlust. Seine Mutter war an Krebs gestorben, als er fünf Jahre alt war. Der Vater hatte mittlerweile neu geheiratet, aber die ersten ein, zwei Jahre nach dem Tod der Mutter waren für die ganze Restfamilie ein emotionales Chaos. Trauer, Verzweiflung, Leere, ein Durcheinander von Gefühlen, die aber keinen Ausdruck fanden, weil es jeder mit sich selbst abzumachen versuchte. Wir beschäftigten uns intensiv mit dieser Zeit. Der Junge beschrieb das Chaos schließlich als etwas sehr Klebriges, was ihn wie mit einem Gummiband festhielte, wenn er nach vorne gehen wollte. Er ängstigte sich, wenn er sich nach vorne bewegen und Erfolg haben würde, dass er dann seine Mutter verrate und ihr Andenken nicht mehr respektieren würde. Auch die ungeteilten Gefühle aus dieser Zeit fanden Ausdruck und mussten mit mir und später auch mit seinem Bruder und seinem Vater geteilt werden, damit sie nicht weiter als Bremse wirkten. Sich mit dem Raum „hinten“ zu beschäftigen, war die Voraussetzung, um sich weiter nach vorne hin bewegen zu können.

Wir kennen alle die Redewendung, dass wir fürchten, „den Boden unter den Füßen zu verlieren“. Manche Kinder und Jugendliche bewegen sich zwar motorisch auf dem Fußboden, aber seelisch haben sie ihren Boden verloren oder empfinden ihn als brüchig und unsicher.

Janine malte ein Bild: „Mein Reichtum.“ Ich hatte sie gebeten, doch einmal alles aufzumalen oder, wenn sie nicht malen wollte, aufzuschreiben, was ihr gehörte. Dazu zählte selbstverständlich Materielles (sie malte ihren MP3-Player, über den sie häufig Musik hörte, einige Bücher, Lieblingskleidung

...), aber auch anderes: ihre Kompetenzen und Fähigkeiten, das, worin sie besonders gut war, Menschen und Umgebungen, die ihr besonders viel Sicherheit verschafften, alles, was ihr einfiel. Es entstand ein großes Bild ihres Bodens, ihres Reiches, auf dem sie sich bewegte. Boden war hier der Raum, auf dem sie stand, aber nicht im buchstäblichen, sondern im übertragenen Sinn. Hatte sie anfangs gedacht, dass ihr gar nichts dazu einfiel, wurde beim Malen und Schreiben und im Gespräch immer mehr daraus. Sie klebte irgendwann noch ein zweites großes Blatt an das erste an, um genug Platz für die weitere Gestaltung zu haben. Dieser Prozess erstreckte sich über zwei Stunden, immer wieder auch unterbrochen und begleitet von Gesprächen. Er verhalf ihr dazu, sicherer zu werden, denn ohne einen sicheren Boden kann sich ein Mensche schwer aufrichten.

Die Beschäftigung mit den Richtungs-Leibbewegungen eröffnet Möglichkeiten, sich gewahr zu werden, welche Kompetenzen man hat, und gleichzeitig begegnen die Kinder und Jugendlichen dabei auch all dem, was sie belastet und entwürdigt. Sich mit den Richtungs-Leibbewegungen hinunter (unten) – hinauf (oben) zu beschäftigen, kann Kinder und Jugendliche stärken. Wir begegnen dem, was brüchig ist und beim Aufrichten hindert, und dem, was ihnen Sicherheit und Halt gibt oder geben kann.

Ein 13-jähriger Junge, der an großen Selbstverunsicherungen litt, hatte sein Reich, seinen Boden seiner Kompetenzen und Fähigkeiten und Errungenschaften ebenfalls malerisch gestaltet. Ich bat ihn danach, sich doch einmal auf das Bild zu stellen und den Boden unter sich zu spüren. Er tat dies und meinte, das wäre wunderbar, das täte gut, sich all dessen sicher zu werden und zu sein. Doch er fuhr fort: „Aber ich kann mich nicht so groß machen, wie ich eigentlich will. Ich könnte jetzt hier stolz herumstehen, aber das geht nicht.“ Ich fragte nach und es stellte sich heraus, dass er das Gefühl hatte, sich wegducken zu müssen und nicht groß werden zu dürfen. Auf meine Nachfrage hin, wer ihn denn deckele und dagegen stehe, dass er groß werde, sagte er: „meine Mutter“. Und er erzählte, dass immer, wenn er Erfolg habe und etwas für seine Sicherheit und Kompetenzen getan habe, höre er, dass das nicht reiche und dass er ja an anderen Stellen versage oder versagt habe. Er wurde traurig und ärgerlich zugleich. Wir beschäftigten uns mit seiner Beziehung zu seiner Mutter, aber ich frage ihn auch nach seinem Vater, ob der ihn unterstütze usw.

Auch hier zeigt sich, wie vielfältig die Erlebensqualitäten der Kinder und Jugendlichen sein können, die sich in den Richtungs-Leibbewegungen ausdrücken. Die Beschäftigung mit dem Boden kann dabei zu der Richtung nach oben und von dort zur Rückendeckung oder zum Hinein und Hinaus führen. Die Richtungs-Leibbewegung hinein und hinaus erscheint fast in jeder Therapie mit Kindern und Jugendlichen. Manche Kinder sind in verschiedener Hinsicht unterernährt. In sie kommt körperlich, vor allem aber seelisch und sozial, nichts oder das Falsche „hinein". Andere sind gehemmt, etwas aus sich herauszulassen, ihre Gefühle zu zeigen oder in Worten zu äußern, also sie nach außen zu bringen. Auch hier ist es notwendig, nach den Polaritäten der Richtungs-Leibbewegungen zu fragen. Wenn ein Kind Schwierigkeiten hat, etwas herauszubringen und herauszulassen, dann kann der Weg der Veränderung darüber führen, dass wir nach dem fragen, was das Kind denn an Nahrung erhält.[44] Der Weg, die jeweilige Polarität zu beachten, ist oft nur scheinbar ein Umweg. Meist ist er der kürzeste Weg zur Einsicht und Veränderung.

Die Richtungs-Leibbewegungen rechts und links werden selten von Kindern in ihrer Sprache thematisiert. Sie fallen eher über Bewegungen auf oder über sehr spontane Bemerkungen. Ich folge dabei sehr häufig meinen eigenen Resonanzen und teste dann, ob die Räume und die Richtungen rechts und links bei dem jeweiligen Kind vielleicht eine Rolle spielen könnten.

Ein Beispiel:

> *Hannah orientierte sich in ihren Bewegungen immer nach links. Sie war Rechtshänderin, aber hielt den rechten Arm und die rechte Hand meist still. Sie blickte oft nach links und bewegte sich viel mit dem linken Arm und der linken Hand. Auch der Kopf war häufig nach links geneigt. Ich fragte sie nach der Sitzordnung beim Essen in ihrer Familie. Sie sagte: „Links sitzt meine Schwester und daneben meine Mutter", und erzählte über die beiden. Ich fragte nach: „Und rechts?" „Da sitzt der Vater." Und sie verstummte. Damit waren wir beim Thema. Der Vater wirkte auf Hannah unnahbar und bedrohlich.*

44 siehe Kapitel Tridentität

Die Richtungs-Leibbewegungen zu beachten und im therapeutischen Prozess zu achten, verhilft diagnostisch zu Einsichten, woran die Kinder und Jugendlichen jeweils leiden. Vor allem, wenn wir mit den Polaritäten arbeiten und prozessorientiert dem Erlebensausdruck der Kinder und Jugendlichen folgen, zeigen die Richtungs-Leibbewegungen eine Fülle von Veränderungsmöglichkeiten auf.

C 6 Schutzgrenzen und mein Innerer Kern – mit Bedeutungsräumen arbeiten

Gestützt auf die Tradition der ökologischen Psychologie[45] haben wir in der Kreativen Leibtherapie vor allem fünf Bedeutungsräume herausgearbeitet. Ich werde sie im Folgenden nach und nach vorstellen und Hinweise geben, wie Kinder und Jugendliche diese spüren und an Verletzungen vor allem der Grenzen dieser Räume leiden können. Anschließend werde ich an Beispielen zeigen, wie wir mit Kindern und Jugendlichen zu diesen Bedeutungsräumen therapeutisch arbeiten können.

Der Öffentliche Raum

In der Öffentlichkeit zeigen sich Menschen und begegnen sich. Sie erleben sich anders als zum Beispiel im Kreis der engeren Familie. Für Kinder ist der Öffentliche Raum zunächst nur sporadisch spürbar, zum Beispiel bei Familienfesten oder wenn Besuch kommt. Dann wird nach und nach über Spielplatzerfahrungen, Kitas und schließlich Schule der Öffentliche Raum immer mehr erweitert und erhält immer größere Bedeutung im Alltag eines Kindes. Im jugendlichen Alter wächst diese Bedeutung noch, denn der Öffentliche Raum wird zu einem Feld, in dem die Kinder einerseits Zugehörigkeit (zum Beispiel in Cliquen als Fans eines gleichen Vereins oder einer Band) und sozialen Status erleben und empfinden. Beides, neue

45 Baer, U. (2012): Kreative Leibtherapie. Das Lehrbuch. Berlin. Seite 147 ff

Zugehörigkeiten und sozialer Status, sind wesentlich für die Ablösung vom Elternhaus und die Entwicklungsschritte hin zu mehr Eigenverantwortlichkeit und Erwachsenwerden.

Wenn Jugendliche nicht in der Lage sind, diese Entwicklungsaufgabe zu bewältigen, liegt dies oft daran, dass sie verletzt wurden, als sie übten und versuchten, sich in den anderen, weiter unten vorgestellten Bedeutungsräumen zu bewegen und die Grenzen dieser Bedeutungsräume zu schützen. Eine sehr häufig in der therapeutischen Arbeit anzutreffende Verletzung des Öffentlichen Raumes wurzelt in massiven Beschämungserfahrungen. Wenn Kinder sich vorgeführt fühlen oder vor anderen Menschen ausgelacht werden, dann werden sie ihrer Umgebung häufig nur noch mit großer Zurückhaltung begegnen und in der Öffentlichkeit Angst vor einer Wiederholung der Beschämung haben.

Ein anderes Beispiel:

> *Ein 15jähriges Mädchen mied den Öffentlichen Raum. Sie ging ungern zur Schule, nahm Einladungen zu Partys nicht an und vermied alles, wo sie sich mit anderen Menschen, die sie nicht kannte und die ihr nicht vertraut waren, auseinandersetzen musste. Ihre Eltern waren Inhaber eines kleinen Geschäfts. Das Mädchen musste von klein auf, wenn sie sich in dem Laden aufhielt, „brav" sein und sich immer so bewegen, dass mögliche Kunden keinen Anstoß nehmen konnten. Dieser dauerhafte Druck, „öffentlichkeitsgerecht" zu sein, führte bei ihr zu Beschämungsangst und engte ihre Spielräume und Bewegungsmöglichkeiten in der Öffentlichkeit ein.*

In der therapeutischen Arbeit mit Kindern, die unter ihrem Leben und Verhalten im Öffentlichen Raum leiden, ist es wichtig, den individuellen Quellen dieses Leidens nachzuspüren, um dann konkret weiter daran arbeiten zu können.

Der Raum der Begegnung

Wenn zwei Menschen sich begegnen, entsteht ein erlebter Raum, den Außenstehende manchmal ähnlich einer Aura um zwei Menschen herum wahrnehmen. Diesen Raum bezeichnen wir auch als Raum der Zwischenleiblichkeit. In ihm entstehen Resonanzen zwischen den beteiligten

Menschen. Er ist von so großer Bedeutung, dass ich ihm in den Kapiteln C 11 und F 6 besonderes Augenmerk schenke.

Der Persönliche Raum

Wenn sich zwei Menschen in einem Fahrstuhl nah begegnen, empfinden die meisten das wahrscheinlich als unbehaglich und irritierend. In der ökologischen Psychologie wurde beobachtet, dass zwischen Menschen und oft auch Tieren untereinander ein Sicherheitsabstand gewahrt bleibt. Die Grenzen dieses Sicherheitsabstandes sind individuell unterschiedlich. Werden sie, wie im Fahrstuhl, unterschritten, werden andere Menschen als „zu nah“ empfunden.

Kinder entwickeln ein Gespür für diesen Raum, den wir als Persönlichen Raum bezeichnen. Es ist oft der Raum der Reichweite und des Reichtums, all dessen, was man erreichen kann und erreicht hat. „Kinder erschließen sich ihren Persönlichen Raum durch das Greifen und entwickeln so ein Gespür, was zu ihnen gehört und was nicht, was sie sich aneignen können und aneignen dürfen und was nicht.“[46]

Verletzungen des Persönlichen Raumes entstehen vor allem, wenn dessen Grenzen gewalttätig oder durch kontinuierliche Unachtsamkeit und Fahrlässigkeit durchbrochen werden. Dagegen brauchen Kinder Schutz. Im kindlichen Spiel können wir Kinder darin begleiten, ihren Schutz zu gestalten und so ihren Persönlichen Raum zu verteidigen.

> *Ein Kind baute lange Zeit immer wieder Burgen, malte sie, gestaltete sie aus Papier, aus Holz, aus Legosteinen und anderem mehr. Diese Schutzburgen umfassten sein eigenes Reich und seinen Reichtum, all das, was es vorher nicht für sich haben durfte.*

Ein anderes Kind war Fan der Jedis. Sie waren sein Schutz, seine Verteidiger: „Der Jedi passt auf mich auf“, oder: „Die Jedis kämpfen gegen die Bösen.“

Kinder und Jugendliche wissen meist, was schützenswert ist. Wir müssen es ihnen erlauben und sie darin unterstützen, dafür einzutreten. Oft ist Hilfe

46 a. a. O. Seite 150

nötig, z. B. in Elterngesprächen, damit sie diesen Schutz in ihrem Alltag leben können.

Der Intime Raum

Intim ist all das, was ein Mensch als besonders vertraulich und schützenswert erlebt, was er den Augen anderer nicht preisgibt bzw. nur mit ausgewählten Menschen teilt. Dazu gehören viele Aspekte des Körpers und des Körpererlebens, manche Erfahrungen und Neigungen, auch Gedanken und Empfindungen. Die Grenzen dieses Erlebensraumes werden unterschiedlich gesetzt und erfahren. Bei Kindern entwickeln sie sich in jeder Lebensphase weiter. Die Entwicklung der Eigenständigkeit und des Bewusstseins der eigenen Person und Persönlichkeit geht damit einher, dass Kinder auch ein wachsendes und sich differenzierendes Gespür für die Grenzen ihrer Intimität erwerben (ebenso wie für ihren Persönlichen Raum) und in unterschiedlichen Situationen und auf verschiedene Art und Weise diese Grenzen zu schützen bestrebt sind.

Wie Menschen ihre Intimität schützen und was sie diesem Intimen Raum zuordnen, ist kulturell und individuell unterschiedlich – dass sie über einen Intimen Raum verfügen, der für sie schützenswert ist, nicht.

Bei Jugendlichen ändert sich in der Pubertät und in der Zeit danach das Gespür für den Intimen Raum, während gleichzeitig mit dem Erwachen der Sexualität die Wünsche größer werden, Intimitäten zu teilen – allerdings anders als zuvor in der jüngeren Kindheit. Dieser Prozess ist widersprüchlich und komplex, für alle Beteiligten verwirrend und oft irritierend. Wenn Kindern oder auch Jugendlichen das Gefühl für die Grenzen ihrer Intimität verloren geht, dann spricht das dafür, dass diese verletzt worden sind. Das Gleiche gilt, wenn sie ihre Grenzen als Barrikaden aufbauen und allergisch, aggressiv oder mit Rückzug auf Annäherungen an diese Grenzen reagieren. Solche Verletzungen können aus Erfahrungen sexueller oder anderer Gewalttaten bestehen, beginnen aber schon dort, wo die jungen Menschen beschämt, entblößt, vorgeführt werden. Sie haben oft tiefgreifende Wirkung, insbesondere dann, wenn sie sich wiederholen. Manche Kinder oder auch Jugendliche verlegen die Schutzgrenzen des verletzten Intimen Raumes nach vorne, also schon an die Grenzen des Persönlichen Raumes und umgeben sich mit einer Hülle der Aggressivität oder der Unnahbarkeit.

Jedes Kind, jede/r Jugendliche, hat ein Recht auf Intimität. Diese Haltung gilt es, ihnen deutlich zu zeigen.

Im therapeutischen Zusammenhang können wir z. B. Kinder dazu anregen, einen Schuhkarton oder einen ähnlichen Behälter zu nehmen und ihn zu einer Schatzkiste oder Geheimniskiste auszugestalten, indem sie ihn bekleben und bemalen. In diese Kiste kommen Symbole für die Geheimnisse der Kinder. Sie wird mit Schnüren oder anderem verschlossen und an einem sicheren Ort aufbewahrt. Auch die/der Therapeut*in verlangt nicht, dass das Kind diese Geheimnisse teilt!

Ein besonders wirksamer gestalterischer Weg den Intimen Raum und seine Schutzbedürftigkeit zu gestalten, ist die Methode „An hua". Die Technik entspringt der Tradition chinesischer Porzellanmalerei und wird kunsttherapeutisch genutzt.[47]

> *Ein Kind nimmt ein Brett und grundiert es mit weißer Farbe (das kann auch schon durch die Therapeutin oder den Therapeuten vorbereitet worden sein). Dann malt das Kind mit weißer Farbe (Wandfarbe oder Gouache) weiß auf weiß einige seiner Geheimnisse darauf, das, was besonders intim ist, was dem Kind besonders schützenswert erscheint. Solche Geheimnisse sind zum Beispiel, dass das Kind einmal nachts eingenässt hat oder sich in eine Schülerin oder einen Schüler verliebt hat, dass es mal 50 Cent aus dem Portemonnaie der Mama entwendet hat, um sich Kaugummi zu kaufen … Diese weiße Gestaltung trocknet. Beim nächsten Treffen wird weiße Farbe verdünnt und in dieser verdünnten Form als Glasur, als dünne Schicht auf das Weiß-in-Weiß-Bild der Intimitäten und Geheimnisse aufgetragen. So entsteht eine weiße An hua-Gestaltung, in der die Geheimnisse als Relief auf dem weißen Holzbrett zu erahnen, aber nicht mehr zu erkennen sind. Man sieht, da ist etwas, kann aber nicht erkennen, was es ist. So hat das Kind seine Geheimnisse gestaltet, für sich sichtbar und, wenn es nach dem Trocknen mit dem Finger darüber fährt, spürbar gemacht. Gleichzeitig sind seine Geheimnisse geschützt und geborgen.*

---

47 Baer, U. (2018): Gefühlssterne, Angstfresser, Verwandlungsbilder. Kunst- und gestaltungstherapeutische Methoden und Modelle. Berlin

Traumatische Erfahrungen sexueller und anderer gewalttätiger Übergriffe verletzen immer den Intimen Raum und brauchen in der therapeutischen Arbeit besondere Beachtung.

Der Innere Kern

Ein besonderer Bedeutungsraum ist der Innere Kern. Er erscheint auf keinem Röntgenbild oder in keinem Anatomie-Atlas, aber jeder Mensch kann ihn spüren. Es ist der innere Ort, von dem aus wir Entscheidungen treffen, ja oder nein sagen, etwas wünschen oder ablehnen bzw. abwehren. Der Psychologe Carl Rogers bezeichnete ihn, wie schon erwähnt, als „inneren Ort der Bewertung". Wenn wir mit Klient*innen der Frage nachgehen, wo sich ihr Innerer Kern befindet, dann wissen die meisten, zumindest mit Hilfe von Atem-Achtsamkeit, ihn zu lokalisieren. Oft wird er dem Bauchraum oder Herzraum zugeordnet, aber ich kenne auch Menschen, die ihren Inneren Kern an der Fußsohle, an der Schulter, im Ellenbogen oder anderswo verortet haben. Wichtig ist in einem solchen Prozess, dass es kein Richtig und kein Falsch gibt, dass nur das zählt, wo das Kind oder die jugendliche Person ihren Inneren Kern spürt. Ist die Lokalisierung zu schwierig oder unmöglich, dann könnten wir fragen: „Wo hättest du denn gern deinen Inneren Kern?". Die meisten finden auf diese Frage eine Antwort. Wie wir Kindern gegenüber den Inneren Kern bezeichnen, müssen wir mit dem jeweiligen Kind erkunden. Jugendlichen und älteren Kindern können wir erklären, was wir damit meinen. Bei anderen müssen wir – möglichst gemeinsam – nach Worten suchen: „Mitte", „Ja-Nein-Ort", „innere Sonne" sind zum Beispiel Worte, die Kinder gewählt haben.

Sehr hilfreich ist es, den eigenen Inneren Kern zu gestalten. Kinder können ihn malen oder ein Holzstück so bearbeiten und bemalen, dass es ein Abbild des eigenen Inneren Kerns wird. Besonders beeindruckend sind Gestaltungen des Inneren Kerns aus Stoffresten.

> *„Hier ist eine große Kiste mit ganz vielen Stoffresten. Nimm daraus Stoff, den du möchtest und gestalte daraus deinen Inneren Kern, so wie deine Finger und deine Fantasie das machen wollen. Du kannst den Stoff hier mit der Nähnadel zusammennähen, du kannst ihn tackern oder auch kleben oder mit Wolle verbinden, ganz wie du willst …"*

Viele Wunden aus Grenzverletzungen der Bedeutungsräume sind so tief, dass sie den Inneren Kern beeinträchtigen. Die Kinder und Jugendlichen werden dann oft haltlos oder im Gegenteil so starr und manchmal so aggressiv, als müssten sie um ihr Leben kämpfen, wenn sie eine Entscheidung treffen. Bei den meisten Kindern und Jugendlichen, denen unsoziales und aggressives Verhalten vorgeworfen wird, verbergen sich massive Verletzungen des Inneren Kerns hinter ihrem Verhalten. Die Arbeit mit dem Bedeutungsraum Innerer Kern ist deshalb eine besonders wichtige Hilfe für diese Kinder und Jugendlichen. Alle brauchen das Erleben – und dies ist ein roter Faden durch jede therapeutische Arbeit –, dass der Innere Kern gestärkt wird und sich entwickeln kann. Dazu braucht er Unterstützung, aber auch Schutz vor Verletzungen, vor Entwürdigungen.

C 7 „Ich bin zu hässlich!" – mit dem Körperbild arbeiten

Körperbild – Körper und Leib

Die Begriffe Körper, Körperbild, Körperschema u. Ä. werden in unterschiedlicher Bedeutung verwendet. Es ist deshalb sinnvoll, sich zunächst einmal darauf zu verständigen, was wir unter den wichtigsten dieser Begrifflichkeiten verstehen.

Dass wir Menschen einen Körper haben und Körper sind, steht außer Frage. In den meisten Sprachen gibt es für den Körper nur ein Wort, der alle Aspekte des Körperlichen abdeckt. Im Deutschen gibt es die Unterscheidungsmöglichkeit zwischen Körper und Leib, die vor allem in der Leibphänomenologie herausgearbeitet wurde. Wenn Sie zum Beispiel Ihre Hand ausstrecken und betrachten, dann können Sie Ihre Hand in ihren äußerlichen Merkmalen beschreiben, Sie können messen, operieren oder trainieren. Sie können sie als Objekt betrachten und benutzen. Dieser Aspekt der Körperlichkeit wird in der Phänomenologie im eigentlichen Sinn als Körper bezeichnet. Wenn Sie Ihre

Augen schließen und Ihre Hand spüren, werden Sie etwas anderes feststellen als zuvor. Sind zum Beispiel in der Außenbetrachtung die Grenzen zwischen innen und außen noch stark und konturiert zu sehen, so verschwimmen diese beim Spüren der Hand. Sie werden wahrscheinlich die Falten, Adern und Härchen auf der Hand beim Spüren nicht wahrnehmen, dafür aber Schwere oder Wärme, also andere Qualitäten des Erlebens. Dieser Aspekt wird in der Phänomenologie als Leiblichkeit bezeichnet und meint das Körpererleben.

Diese Unterscheidung zwischen Körper im engeren Sinn und Leib wird später wichtig sein, um das Körperbild und seine Störungen zu verstehen. Zunächst einmal ist wichtig festzuhalten, dass, wenn wir im Alltag von Körper reden, immer beides gemeint sein kann, das Körpererleben und der Körper als Objekt. Für die meisten Kinder ist diese Unterscheidung irrelevant. Auch viele Erwachsene erleben ihren Körper, ohne darüber nachzudenken oder sich besonders darum bemühen zu müssen.

Wir Menschen wissen alle, dass uns Aspekte des Körpererlebens abhandenkommen können oder einzelne Bereiche des Körpers in den Vordergrund treten, zum Beispiel durch einen Schmerz. Wenn ein Kind zum Beispiel „Bauchschmerzen“ spürt, dann geht es hier nicht um einzelne Organe, die wir auch im Anatomieatlas finden, im Ultraschall oder auf dem Röntgenbild erkennen können. Sie spüren einen Bereich des Körpers, der als „Bauch“ beschrieben wird. In der Phänomenologie wird dafür der Begriff „Leibinsel“ genutzt. Hier geht es um gespürte Bereiche des Körpers wie den Rücken, die Füße, den Bauch, den Kopf usw., nicht um die Analyse einzelner Organe und Funktionen. Wenn Kinder oder Jugendliche über ihren Körper sprechen, sind meist solche Leibinseln gemeint. Der Kopf kann „schwer“ sein, der Rücken „steif“, die Beine „müde“.

Von Belang ist auch der Begriff des Körperschemas. Dieser Begriff wurde von dem Psychiater A. Pick schon 1909 eingeführt. Mit dem Körperschema wird die Anordnung der Körperteile aufgezeigt: Der Kopf ist oben, der rechte und der linke Arm werden den jeweiligen Richtungen zugeordnet, der Mensch hat zwei Beine, und die Füße befinden sich unten usw. Störungen des Körperschemas beruhen meist auf neurologischen Störungen und werden in der psychiatrischen Literatur als Wahrnehmungsfunktionen beschrieben.

Das Körperbild geht weit über das Körperschema hinaus. Wenn Sie wie vorhin bei dem Experiment die Augen schließen und sich Ihre Hand vorstellen, können Sie dabei ein Bild entstehen lassen, Farben, Formen, Landschaften, Gegenstände, abstrakt oder konkret, ganz wie sie sich in Ihrer Vorstellung entwickeln. Sie können dieses Bild dann malen oder in anderer Weise gestalten, zum Beispiel als Collage oder Objekt. Aus dem Körpererleben entsteht ein Körperbild und dieses kann gestaltet werden. Auch ein Körperklang kann daraus erwachsen. Sie können das, was Sie an Ihrer Hand spüren und erleben, auf einem Instrument oder mit Ihrer Stimme ausdrücken. Das Körperbild ist ein Leibbild.

Körperbild als verdichtetes Körpererleben

Wir definieren das Körperbild als verdichtetes Körpererleben. Es ist immer eine Momentaufnahme im Hier und Jetzt des Spürens und es enthält Vergangenes und zielt auf Zukünftiges. Im Körperbild ist Sehnsucht genauso enthalten wie die biografische Erfahrung.

> *Als der zwölfjährige Jens mit geschlossenen Augen in seine linke Hand spürt, ballt er schnell die Faust. Er hat in der Therapie erwähnt, dass er immer wieder mit seiner linken Hand Gegenstände fallen lässt, ihn das nervt und er von anderen ausgeschimpft wird, weil manchmal Objekte kaputt gingen. Ich schlage ihm das Experiment vor, eine Minute die Augen zu schließen und in seine linke Hand zu spüren. Doch eine Minute ist für ihn zu lang. Er ballt die Faust, reißt die Augen erschrocken auf und atmet schnell. Als ich ihn frage, was denn los sei, meint er, dass ihm die Hand weh tue. Mehr aber wisse er nicht darüber. Es täte einfach nur weh. Ich bitte ihn noch einmal, mit geschlossenen oder offenen Augen seiner linken Faust Aufmerksamkeit zu schenken und sie zu fragen, was sie denn möchte. Er schließt noch einen kleinen Moment die Augen, hält sie dann aber offen und konzentriert sich auf die linke Faust.*
> *Nach einer Weile sagt er: „Die will abhauen. Und die will zuschlagen."*
> *Ich frage: „Abhauen – wovor?"*
> *„Davor, dass sie geschlagen wird."*
> *„Von wem?"*
> *„Von meinem Vater ... und von meiner Mutter ... "*
> *Er erzählt stockend, dass er jahrelang als Strafe eine seiner Hände, meist*

seine linke Hand ausstrecken musste und mit einem Lineal darauf geschlagen wurde, wenn er etwas falsch gemacht hatte oder „ungezogen" gewesen sei. Er beginnt zu weinen und lässt sich von mir trösten. Ich vermute, dass seine linke Hand gewählt wurde, damit seine recht schreib- und leistungsfähig bleiben sollte.
Im Spüren des Erlebens seiner linken Hand werden im Körpererleben und im Körperbild wichtige Erfahrungen der biografischen Geschichte repräsentiert. Ich fragt den Jungen dann auch, ob seine Faust denn schlagen wollte. Er antwortete: „Das geht ja noch nicht. Dazu bin ich noch zu klein. Aber wenn ich groß bin, will ich so stark sein, dass mir nie mehr jemand auf die Finger haut." Hier ist also der Impuls in die Zukunft enthalten, die Sehnsucht nach Stärke und nach Kraft, sich wehren zu können und Entwürdigungen nicht mehr zuzulassen.

Im Körperbild verdichten sich Schmerz und Hoffnung, Leid und Freude. Das Körperbild bezieht sich nicht nur auf die einzelne Person, sondern wird geprägt durch die sozialen Erfahrungen und Beziehungsbegegnungen.

Fokussierende Körperbildarbeit mit Kindern und Jugendlichen

Unter fokussierender Körperbildarbeit verstehen wir die Arbeit mit dem Körperbild, die sich auf eine Leibinsel oder einen anderen Aspekt des Körpererlebens fokussiert. Nehmen wir ein Beispiel:

Die achtjährige Janine hat zum wiederholten Mal Kopfschmerzen. Wir unterhalten uns darüber, wie stark die Kopfschmerzen sind und wann sie auftreten. Sie beschreibt die Kopfschmerzen als „hämmernd, als würde jemand auf den Kopf draufschlagen oder von innen gegen den Kopf schlagen". Das Auftreten der Kopfschmerzen beschreibt sie als zufällig. Ihr sind keine Anlässe oder besonderen Rahmenbedingungen aufgefallen. Ich bitte sie, sich Stifte zu nehmen und ein Blatt Papier. Dann sage ich: „Ich schlage dir vor, deinen Kopf zu malen. Nicht wie er von außen aussieht, sondern so, wie du ihn von innen spürst. Du kannst beim Spüren die Augen aufhalten oder auch schließen. Wichtig ist, dass du gut atmest und versuchst, deinen Kopf von innen wahrzunehmen. Vielleicht fallen dir dabei Farben auf oder sonst irgendetwas. Male dann irgendwas, was dir zu deinem Kopf in den Sinn kommt, wie du ihn dir vorstellst."

Sie setzt sich mit Stiften und dem Blatt Papier hin und konzentriert sich eine lange Weile auf ihren Kopf. Dann greift sie zu einem schwarzen Stift und malt einen Kreis. Mehrmals umrandet sie mit dem Stift den Kreis, sodass er zu einer dick-schwarz umrandeten Kugel wird. Innen drin malt sie nun mit gelben und roten Stiften ein wirres Durcheinander.
Danach frage ich sie: „Was siehst du?"
„Oh, da sind Blitze, wie ein Gewitter … Ganz viele … Aber die können nicht raus!"
„Das muss ja wehtun! … Was hindert sie, da rauszukommen?
„Der schwarze Ring, der sperrt sie ein."
Ich frage nach, woraus der schwarze Ring besteht, aber dazu fäll ihr nichts ein. „Der ist einfach da. Der ist so." Dann unterhalten wir uns über Blitze. Ich bitte sie, einen der Blitze auf ein besonderes Blatt zu malen. Nur einen. Egal welchen. Sie solle einen auswählen. Sie nimmt ein Blatt, ergreift gleichzeitig einen roten und gelben Stift und zeichnet einen kurvigen Pfeil.
„Was will der Pfeil? Wo will er hin?"
„Der will raus. Der will toben, draußen zu den anderen … Der will laut sein. Der will schreien."

Nach und nach wurde deutlich, dass das Mädchen immer ein braves Mädchen sein musste und mittlerweile sich so sehr daran gewöhnt hatte, dass für sie brav sein selbstverständlich war. Doch der Blitz und wahrscheinlich auch die anderen Blitze als Teil ihres Körperbildes des Kopfes zeigten ihr, dass es auch eine andere Janine gab, die herauswollte, die laut und nicht brav sein wollte. In diesem Zusammenhang wurde der schwarze Ring, der die Blitze einsperrte, konkreter. Er zeigte ihre Mutter und ihre ältere Schwester, die beide auf Ordnung achteten und darauf, brav zu sein. Der Vater tobte sich, soweit ich wusste, auf der Arbeit aus, sie empfand ihn aber im Privatleben, in der Familie als sehr unterwürfig.

Wir spielten dann weiter und sie folgte meiner Einladung, doch selbst einmal der Blitz zu sein. Erst zögernd, dann begeistert, tobte sie wie ein Blitz durch den Therapieraum. Sie nahm ein Instrument und schlug darauf, wurde laut und wild. Ihre wilde Seite war eingesperrt gewesen und die Einsperrung hatte sich in Kopfschmerzen geäußert. Durch die Körperbildarbeit wurde der Zusammenhang sichtbar. In einem Gespräch mit den Eltern, die sich für Veränderungen offen zeigten, setzten wir die Arbeit fort und suchten nach Wegen, wie sie ihre wilde Seite besser leben konnte.

In diesem Beispiel der fokussierenden Körperbildarbeit war der Weg klassisch einfach: Male das, was dich gerade interessiert, hier die Kopfschmerzen. Es gibt andere Wege, zum Beispiel des Verraumens, die ebenfalls Teil fokussierender Körperbildarbeit sein können. Hier schlage ich z. B. dem Kind vor, mit einem Seil einen Raum zu legen, in diesem Fall für die Kopfschmerzen. Das Kind und ich können diesen Raum von außen betrachten, sich ihm annähern. Das Kind kann auch hineingehen oder Gegenstände und anderes hineinlegen, allein oder gemeinsam mit mir. Es kann ein Bild innerhalb oder auch außerhalb des Raumes gestalten. Es kann innen und außen Musik machen oder wir musizieren gemeinsam. Es kann sich auf die Grenze, die Umrandung des Raumes stellen und diese erklingen lassen oder darauf tanzen. Die Möglichkeiten sind vielfältig.

Auch Wege der Identifikation sind erfolgversprechend und hilfreich. Ich hätte fragen können: „Wenn der Kopf eine Landschaft wäre, welche wäre sie? Oder wenn er eine Pflanze ist, welche Pflanze? Welches Tier? Welches Fantasiewesen?" Auch hier ein Beispiel:

> *Der neunjährige Maik liebt Mickey Mouse. Er verschlingt die Taschenbücher von Donald Duck und all den anderen. Er hat vor allem „Montags-Bauchschmerzen". Die Bauchschmerzen treten häufig nach dem Wochenende auf. Eine organische Ursache ist ärztlicherseits nicht gefunden worden. Wir unterhalten uns darüber, spielen ein wenig. Dann frage ich ihn: „Maik, wenn dein Bauch eine Mickey Mouse-Figur wäre, welche wäre es denn?" Er antwortet, wie aus der Pistole geschossen: „Die Panzerknacker!" Wir sprechen über die Panzerknacker, und er erzählt, dass die Panzerknacker immer wieder ins Gefängnis kommen. Sie müssen und können aber auch immer wieder ausbrechen. Die Panzerknacker sind eigentlich böse und wollen Geld aus Onkel Dagoberts Geldspeicher stehlen. Er findet die Panzerknacker „toll" und sagt: „Der Dagobert ist doch eigentlich doof. Der hat so viel Geld, da kann er doch mal etwas von abgeben. Da könnten sich die Panzerknacker auch mal ein Eis kaufen oder ein Spielzeug oder sonst etwas." Ich frage: „Was würdest du dir denn von dem Geld kaufen?" „Das große neue Raumschiff von Lego. Aber das ist so teuer, das geht nicht. Da muss ich viele Jahre sparen. Ich habe mir das zu Weihnachten gewünscht, aber niemand hat so viel Geld, das zu kaufen."*
>
> *Er bewundert die Panzerknacker: „Die geben nie auf. Die versuchen es immer wieder!" Wir spielen dann Panzerknacker. Er ist einer von ihnen,*

einer der Drillinge.
„Das sind ja auch Looser.“, sagt er. „Die verlieren immer. Das macht keinen Spaß. Das wird ja langweilig.“
„Willst du denn auch mal gewinnen?“
„Ja klar will ich das.“
Ich dachte, Dagobert wäre der Gewinner und schlage ihm vor, die Rollen zu tauschen.
Doch er erwidert: „Nein, das ist doof. Dagobert will ich nicht sein.“
„Wer ist denn ein Gewinner in den Comics?“
Die Antwort kommt schnell: „Gustav Gans!“
Ich bin erstaunt, denn ich erinnerte mich, dass Gustav Gans jemand war, der ein bisschen schlicht durchs Leben ging. Ich frage nach: „Was ist denn so toll an Gustav Gans?“
„Ja, der hat die Ruhe weg.“
„Willst du das auch?“
„Ja. Klar. Ich will mich nicht immer so aufregen, ich will die Ruhe weg haben wie Gustav. Aber das klappt nicht.“
„Wie ist es denn in der Schule?“, frage ich. „Bist du da auch manchmal ein bisschen blöd?“
„Nein. Leider nicht. Ich bin da viel zu schnell und kapier das immer sofort. Und dann wird es langweilig.“
Im Gespräch kommen wir darauf, dass er sich in der Schule oft langweilt. Er ist hochintelligent und hat eine sehr schnelle Auffassungsgabe. Sich immer gleich zu melden und bei Fragen die richtigen Antworten zu wissen, will er nicht. Denn er fürchtet, dann als Streber zu gelten. Er hat da erste Ansätze von Beschämungen erfahren. Also bremst er sich aus und langweilt sich, träumt von den Panzerknackern und anderen aus dem Donald Duck-Kosmos und hat oft keine Lust, in die Schule zu gehen. Das äußert sich in seinen Bauchschmerzen. Ob er sie sich nun einbildet oder real körperlich spürt, ist zweitrangig. Er nimmt sie wahr und klagt darüber.
Wir spielen dann Gustav Gans und andere Figuren, die ihm wichtig sind. Aus jeder Figur nimmt er etwas für sich mit, was das Spektrum seiner Handlungsmöglichkeiten erweitert und den Druck vermindert.

Über Identifikation gibt es in der fokussierenden Körperbildarbeit zahlreiche Möglichkeiten, dem Erleben, das sich in der stillen Leibinsel – wie hier dem Bauch – verdichtete, auf die Spur zu kommen und Änderungsmöglichkeiten zu suchen. Kinder identifizieren sich gerne mit anderen Figuren, ob das nun Comics sind oder Puppen, Tiere oder Figuren wie Einhörner oder Drachen. Diese Fähigkeit und Neigung von Kindern unterschiedlichen Alters können wir nutzen. Bei älteren Kindern und Jugendlichen werden die Identifikationsfiguren andere. Zum Beispiel Figuren aus der Manga-Welt oder Popmusik, Rapper oder Serienhelden. Da erscheinen eher Hulk oder die Avengers als Donald Duck oder die Panzerknacker.

Systematische Körperbildarbeit mit Kindern und Jugendlichen

Unter systematischer Körperbildarbeit verstehen wir, dass das gesamte Körpererleben, das sich im Körperbild verdichtet hat, systematisch gestaltet wird und darüber Zugänge zum Erleben und zur Veränderung ermöglicht werden. Diese Arbeit ist eher mit Jugendlichen möglich als mit Kindern.

In einem ersten Schritt zeichnet der oder die Jugendliche den Körperumriss auf ein sehr großes Blatt Papier. Es geht dabei nicht um den realen Umriss des Körpers, sondern um den Körperumriss, den die jugendliche Person sich vorstellt. Meist ist er kleiner oder größer als die Person selbst. Im nächsten Schritt wird systematisch jeder Bereich des Körperbildes durchgegangen. Diese Arbeit dauert längere Zeit, über mehrere therapeutische Einheiten hinweg, doch der Aufwand lohnt sich. Am Anfang steht zum Beispiel immer eine Beschäftigung mit dem jeweiligen Körperteil, z. B. mit den Füßen, welcher dem Wahrnehmen, dem Spüren dient. Atemeinheiten der Würde-Achtsamkeit sind wie auch andere Methoden dafür dienlich. Dann wird jeweils im nächsten Schritt dazu aufgefordert, ein Körperbild in der Vorstellung entstehen zu lassen oder es sofort in dem Bereich der Füße – um bei dem Beispiel zu bleiben – zu gestalten. Hier geht es darum, mit Muße zu arbeiten, sich Zeit zu lassen zum Spüren und ernst zu nehmen, welche Bilder auftauchen. Bei den Füßen fordern wir zum Beispiel auf: „Konzentriere dich jetzt auf den rechten Fuß. Stelle dir vor, dein Fuß wäre eine Landschaft. Male diese Landschaft auf dem Papier im Bereich des rechtes Fußes. Konzentriere dich dann auf den linken Fuß und male die Landschaft, die dort entsteht …"

Für jede Leibinsel werden andere Anregungen gegeben: Pflanzen, Fantasiefiguren oder andere Identifikationswesen, Gegenstände, Tiere usw..

Man kann der rechten Hand zum Beispiel einen Spitznamen geben und der linken Hand einen anderen. Der Fantasie sind keine Grenzen gesetzt.[48]

Nach der Beschäftigung mit jeder Leibinsel sprechen wir darüber. Dabei geht es immer darum, was das Kind bzw. der/die Jugendliche* wahrnimmt, was er/sie spürt, was er/sie sieht. Oft treten dabei Verbindungen in den Vordergrund, werden bewusst. Sind mehrere Regionen, Leibinseln gestaltet und besprochen, bitten wir darum, Ergänzungen zu malen und vor allem Verbindungen zwischen den Leibinseln im Körperbild zu kennzeichnen. Auch dabei werden oft überraschende Aspekte bewusst und können Veränderungen ausprobiert und erlebt werden.

So sehr wir auch Wert darauf legen, das eigene Körpererleben wahrzunehmen und zu würdigen, so fließen doch auch immer Bewertungen anderer Menschen und der Blick anderer auf die Person mit ein. Beides lässt sich nicht trennen. Viele Kinder/Jugendliche haben nicht nur den Blick von außen auf sich gespürt, sondern auch erfahren, dass sich Eltern mit ihrem eigenen Körper kritisch beschäftigen, dass sie oft eine Diät machen und versuchen, den Körper zu formen über Sport, Gymnastik, ja sogar über operative Eingriffe. Dieser Blick von außen auf den eigenen Körper, diese Haltung wird von den Kindern und vor allem den Jugendlichen irgendwann übernommen. Den eigenen Körper zu spüren, so wie er ist, und sich in ihm zu Hause fühlen, geht verloren oder tritt durch das fehlende Vorbild in den Hintergrund. Die systematische Körperbildarbeit fördert die Körperwahrnehmung und die Konzentration auf das Körpererleben. Sie macht aber auch die Betrachtung von außen deutlich. Häufig werden auch Beschämungserfahrungen sichtbar: Du bist zu dick, zu groß, zu dünn, zu männlich, zu weiblich, zu …, zu …, zu …

Systematische Körperbildarbeit dient dazu, die Trennungen von innen und außen aufzuheben, ihnen zumindest entgegenzuwirken. Die Jugendlichen haben die Möglichkeit zu entscheiden, welche Vorbilder sie annehmen wollen und welche nicht. Sie haben die Chance, eigene Vorstellungen vom Körper zu entwickeln, die auf ihren Körperempfindungen beruhen und nicht auf den Anweisungen oder Bewertungen anderer.

48 zur systematischen Köperbildarbeit siehe v. a.: Frick-Baer (2008): Leibbewegungen, Herzkreise und der Tanz der Würde. Methoden und Modelle der Tanz- und Bewegungstherapie. Berlin

Diese Körperbildarbeit ist ein Wechselspiel von Achtsamkeitsübungen, Bewegungseinheiten, Austausch und kreativer Gestaltung. Im Zusammenspiel entfaltet sie ihre Wirkung.

Häufiger Indikator für eine systematische Körperbildarbeit der Jugendlichen sind Essstörungen und traumatische Erfahrungen (siehe die entsprechenden Kapitel). Letztere können zu Essstörungen führen, welcher Art auch immer. Vor allem gewalttätige sexuelle Übergriffe haben immer Auswirkungen auf das Körpererleben und damit für das Körperbild. Diese Folgen werden in der Körperbildarbeit sichtbar als Wunden, Narben, Schmerz und die Körperbildarbeit eröffnet Möglichkeiten, sie zu heilen. Sie können in Worten und Bildern ausgedrückt werden, Trost finden, und die Jugendlichen haben die Chance, ihre Sehnsüchte zu gestalten und im Körperbild Wege der Heilung zu entdecken.

Für Kinder, die noch nicht im Jugendalter sind, gibt es vereinfachte Formen der Körperbildarbeit. Zum Beispiel gestalten sie den Umriss eines Weckmanns (oder einer Schokoladenweihnachtsmann-Figur) auf einem großen Blatt Papier und malen dieses Bild dann aus.

> *Ein sechsjähriges Mädchen malte ein Weckmannbild. Die Umrisse bekam sie nicht so hin, wie sie wollte. Mit etwas Unterstützung meinerseits gelang es ihr schließlich, diesen Körperumriss auszumalen. Sie brauchte viel Zeit, denn sie ging diese Aufgabe sehr akribisch und genau an. Es war ihr wichtig, diesen Weckmann zu gestalten. Sie war unter anderem in die Therapie gekommen, weil sie, wie die Mutter sagte, „mit ihrem Körper nichts anzufangen weiß". In der Kita spielte sie, wenn es um Bewegung ging, nicht mit. Sie saß meistens apathisch herum und konnte sich allenfalls auf Brettspiele konzentrieren. Hier nun hatte ich ihr vorgeschlagen, sich selbst zu malen, was sie aber ablehnte. Also begaben wir uns auf den Umweg über den Weckmann. Es schwang im Raum, dass sie selbst der Weckmann war, ohne dass dies explizit ausgesprochen war. Nun gestaltete sie sehr genau den Inhalt des Weckmannumrisses. Sie benutzte Kreiden und verwischte mit den Fingern unterschiedliche Farben, bis ein buntes, fröhliches Bild entstand. Einmal wischte sie mit ihren Händen über den Rand des Weckmann hinaus. Sie hielt sofort inne, schaute mich schuldbewusst an, als würde gleich der Himmel über ihr zusammenstürzen. Doch ich sagte nur: „Macht doch nichts. Mach*

einfach weiter." Sie schaute mich ein wenig ungläubig an, griff dann wieder nach den Stiften und konzentrierte sich auf das Malen. Als sie fertig war und ich sie fragte, was sie denn nun sehe, sagte sie: „Oh. Dieser Weckmann ist sehr schön. Und er kann ganz viel." Und ich fragte nach, was er denn könne. „Ja, der kann tanzen, alles Mögliche. Der kann sich toll bewegen ... Das ist kein Tollpatsch." Ich fragte nach: „Was ist denn ein Tollpatsch?" Sie wurde rot und machte einen Gesichtsausdruck, als würde sie sich schämen. Das Körperbild war ein Bild ihrer Sehnsucht und gleichzeitig ihrer Vergangenheit. Es stellte sich heraus, dass sie oft als Tollpatsch beschämt wurde, vor allem von den Großeltern. Der Großvater begrüßte sie: „Ach, da ist ja unser kleiner Tollpatsch." Diese Fremdbewertung wurde zur Selbstbewertung des Kindes.

Auch hier zeigt sich im Körperbild verdichtetes Körpererleben: die vergangenen Erfahrungen der Beschämung und die sehnsuchtsvollen Erwartungen, kein Tollpatsch zu sein, bunt, frei und beweglich. Wir arbeiteten weiter und entwickelten einen Weckmanntanz, der immer wieder lustvoll und tollpatschig sein durfte.

C 8 Sich eingesperrt fühlen, Unruhe, verloren gehen – mit Konstitutiven Leibbewegungen arbeiten

Mit unserem leibtherapeutischen Modell der Konstitutiven Leibbewegungen beschreiben wir Bewegungen des Erlebens, die die Konstitution, die Verfasstheit eines Menschen betreffen. Wir haben die Konstitutiven Leibbewegungen in Polaritäten zusammengefasst. Sie sind gleichzeitig Instrument der Diagnostik, also beschreiben sowohl die Verfassung von Kindern und Jugendlichen als auch Ebenen der Interaktion und Veränderung. Ich werde im Folgenden einige dieser Konstitutiven Leibbewegungen im Hinblick auf Kinder und Jugendliche vorstellen und anschließend drei zentrale Hinweise für die Arbeit damit in der Therapie geben.

ruhig - unruhig

Die Worte „ruhig" und „unruhig" können Bewegungen der Augen, der Arme, der Beine, des gesamten Körpers bezeichnen. Sie beschreiben aber auch das Befinden von Kindern und Jugendlichen. Manche Kinder sind in ihre Grundstimmung eher ruhig und strahlen Ruhe aus, andere sind eher unruhig und strahlen Unruhe aus.

> *Tom kann kaum allein spielen und sich selten auf ein Spiel oder eine andere Aktivität konzentrieren. Er ist der klassische „Zappelphilipp". Er springt mit seiner Aufmerksamkeit mal hierhin mal dorthin, nirgendwo kann er lange verweilen. Es gibt eine Ausnahme: sein Schmusetier, das er in die Kita mitbringt. Es ist eine Giraffe, die er immer in Reichweite hat. Manchmal drückt er sie so fest an sich, dass er innehalten kann und ruhig wird. Doch lange hält dies nicht an.*

In der Begleitung von Kindern und Jugendlichen müssen wir uns davor hüten, dass in den Polaritäten eine der Konstitutiven Leibbewegungen als positiv und die andere als negativ bewertet wird. Ruhe kann Ausdruck davon sein, dass ein Kind in sich ruht und sich mit sich „im Reinen" befindet. Es kann aber auch ruhig gestellt sein durch Medikamente, Unterdrückung, eine belastende Atmosphäre oder Angst. Unter Unruhe können Kinder wie Tom leiden (und ihre Umgebung ebenfalls), sie kann aber auch Ausdruck von Entdeckungslust, Vitalität und Lebensfreude sein.

eng - weit

Enge und Weite können einen räumlichen Zustand beschreiben und es sind ebenfalls Worte, die ein Erleben ausdrücken. Beide Begriffe können positive wie negative Bedeutung haben.

> *Sarah hält ihre Arme immer nah am Oberkörper. Wenn sie sie ausbreitet, dann allenfalls bis zur Höhe oder Breite der Ellenbogen, nie ganz. Auch im Raum nimmt sie sich wenig Platz, sie fühlt sich eingeengt und sie bewegt sich so. Als sie drei Jahre alt war, starb ihr Vater und seitdem lastet eine schwere Atmosphäre über der vaterlosen Familie, die sie einengt.*

Enge kann als Gefängnis erlebt werden. Kinder können z. B. in einer Atmosphäre leben, in der sie keine Spiel- und Lebensräume erhalten und fühlen sich daher in ihrer Lebenslust beschnitten. Eng kann aber auch positiv erlebt werden. Begegnungen in wohliger Nähe und Kuscheln werden ebenfalls als „eng" bezeichnet.

Bei der Weite ist es ähnlich. Manche Kinder und vor allem Jugendliche wollen in die „weite Welt hinaus". Sie erforschen ihre Umgebung, sie entdecken neue Menschen oder, wenn sie kleiner sind, Gegenstände. Entdeckungsfreude ist mit der Konstitutiven Leibbewegung Weite verbunden. Doch Kinder und Jugendliche können auch in der Weite verloren gehen, wenn sie keinen Schutz und keine Grenzen kennen. Sie können Angst haben sich aufzulösen und in ihrer Grenzenlosigkeit auch die Grenzen anderer nicht wahrnehmen oder respektieren.

> *Esther kam immer allen anderen zu nah. Sie rempelte sie oft an, manchmal nahm sie ihnen Spielzeug weg, redete dazwischen, wenn andere sich unterhielten, fasste ihnen ins Gesicht und setzte sich wildfremden Menschen auf den Schoß. Sie spürte keine Grenzen, das war ihr verloren gegangen, ja ausgetrieben worden.*

Oft sind Leererfahrungen die Quelle eines solchen grenzenlosen Weiteempfindens und Verhaltens.

gespannt – gelöst

Jedes Kind, jede*r Jugendliche ist in gewisser Weise angespannt und dann auch wieder gelöst. Zwischen Spannen und Lösen pulsiert es, die Verfasstheit wechselt hin und her. Das gilt für alle Konstitutiven Leibbewegungen, doch bei manchen Kindern und Jugendlichen bemerken wir eine erhöhte Grundanspannung, die sie einschränken, ja oft leiden lassen. Sie sind dann nicht nur zum Beispiel auf eine neue Aufgabe oder eine neue Begegnung gespannt, sondern die Spannung wird zu einem Teil der Persönlichkeit und beeinflusst das gesamte Verhalten und Fühlen.

> *Mehmet hat oft Kopfschmerzen. Sein Nacken ist verspannt, sein ganzer Körper. Er bewegt sich, als würde ihm gleich der Himmel auf den Kopf*

fallen, sehr vorsichtig, sehr schleichend. Der Blick ist immer forschend und wachsam. Bevor er etwas unternimmt, zögert er, als müsse er zunächst die Umgebung prüfen. In der Therapie wird deutlich, dass er große Angst hat und diese Form seiner Hochspannung ein Versuch ist, Gefahren zu erkennen und abzuwehren.

Gelöst zu sein kann Ausdruck von Freude und Entspannung sein, kann sich aber auch in Verwirrung zeigen oder in der Schwierigkeit bzw. Unfähigkeit, sich mit seinem Interesse auf etwas zu fokussieren.

laut - leise

Kinder sind mal laut und mal leise, auch da gibt es keine Grundnorm, sondern ein ständiges Schwanken und Pulsieren. Doch laut und leise beschreiben nicht nur die Lautstärke, sondern auch das Befinden. Manche Kinder kommen laut daher. Sie sind hörbar, sichtbar, strahlen ihre Persönlichkeit aus, manchmal so sehr, dass sie andere Menschen beiseite drängen.

Wenn Mia in der Klasse etwas sagen will, redet sie einfach drauflos. Sie hält es nicht aus, in irgendeiner Weise zurückgesetzt zu werden. Ihr gesamtes Benehmen ist laut. Wird sie zurückgewiesen oder darauf hingewiesen, dass sie „stört", beginnt sie manchmal zu weinen, meist aber wird sie noch lauter und energischer. In der therapeutischen Begleitung stellt sich aber im Spielen und Malen heraus, dass sie als Kleinkind mindestens einmal in einer Toilette eingeschlossen wurde und sich sicher war, sie müsste dort bleiben und verhungern, weil sie vergessen worden wäre. Dieses traumatische Erlebnis bewirkt ihr Verhalten.

Andere Kinder wirken eher leise, sie bleiben im Hintergrund, fallen nicht auf, werden manchmal übersehen und überhört.

Weitere Konstitutive Leitbewegungen

Wir begegnen oft Kindern und Jugendlichen, die so zufrieden und bei sich wirken, als ob sie glücklich in sich selbst zuhause seien. Ich habe dann oft den Eindruck, das ist ein Kind, das geliebt wird, Geborgenheit kennt und trotzdem seine Freiheit, seine Spielräume leben darf. Eine Konstitutive Leibbewegung ist hier das „In-sich-Wohnen“ und das „Sich-Fremdsein“ als entsprechendes Gegenteil. Schwere und Leichtigkeit sind ebenfalls nicht nur Worte, die das Gewicht eines Menschen beschreiben, sondern auch die Atmosphäre, die er verbreitet, und sein Befinden. Andere Kinder und Jugendliche wirken hart, beziehungsweise weich. „Ich war immer der Sonnenschein meines Vaters.“ Auch Helligkeit kann eine Konstitutive Leibbewegung beschreiben und als Gegenteil die Dunkelheit, die vielleicht Ausdruck depressiver Stimmungen ist. Manche Kinder wirken sehr lebendig, andere eher unlebendig, starr, gelähmt.

> *Ein 15jähriger Klient wirkte auf mich wie ein Zombie. Ich fand kaum Augenkontakt, er bewegte sich hölzern, seine Ausdrucksmöglichkeiten waren extrem eingeschränkt. Ich war erschrocken. Er war traumatisiert und der Schrecken der Traumaerfahrung hatte sich in ihm eingenistet und seine gesamte Verfasstheit geprägt.*

Die hier beschriebenen Konstitutiven Leibbewegungen sind mir und meinen Kolleg*innen bei Kindern und Jugendlichen häufig begegnet. Es kann andere geben, es gibt sicherlich weitere, die in der Praxis in den Vordergrund treten. Auch in dieser Hinsicht gibt es keine starren Regeln. Es gilt, offen und interessiert zu sein, was die Kinder zeigen und wie wir ihnen begegnen können.

Einige Hinweise für die Therapie

Das Hauptproblem von Kindern und Jugendlichen in Bezug auf Konstitutive Leibbewegungen besteht darin, wenn sie in einer Polarität festgefahren sind. Ihr Pulsieren ist eingeschränkt und damit der Spielraum ihrer Lebendigkeit. Manche Kinder und Jugendliche schwanken extrem zwischen den Polaritäten, hier ist die Möglichkeit des Pulsierens verzerrt, weil es nur schwarz oder weiß gibt, keine Zwischentöne. In der therapeutischen Begegnung geht es darum, über die Einsicht, über die Diagnostik hinaus, Möglichkeiten der Veränderung aufzuzeigen und Veränderungsimpulse zu setzen. Dabei sind mir vor allem drei Aspekte besonders wichtig.

Erstens versuche ich nahezu immer, einen kreativen Ausdruck für die jeweilige Konstitutive Leitbewegung zu finden: „Male mal deine Unruhe.“ Oder mit dem Angebot, ein Musikinstrument zu wählen: „Spiel mal, wie es ist, wenn du dich so eingesperrt fühlst.“ Oder wir greifen zu Tierpuppen und spielen gemeinsam. Ich übernehme dann oft die Rolle eines Tieres, das die Konstitutive Leibbewegung, unter der das Kind leidet, verkörpert und ausdrückt, während das Kind darauf reagiert und so Alternativen zu diesem Zustand oder zumindest kleine Veränderungen und Varianten ausprobieren kann.

Zweitens ist es unbedingt notwendig, nach den Quellen des Erstarrens der jeweiligen Konstitutiven Leibbewegung zu suchen. Ältere Kinder kann ich manchmal unmittelbar fragen, sie wissen häufig Antworten, die sie selbst überraschen (und mich auch). Bei kleineren Kindern und auch bei einigen älteren ist es notwendig, in anderer Art und Weise nach den Quellen dieses festgefahrenen Zustands zu suchen, was z. B. einengt, verwirrt, beunruhigt, was das Leben so schwer macht. Dabei bin ich oft auf meine Wahrnehmungen und Vermutungen angewiesen. Es existiert nicht unbedingt eine einzige Quelle für das Feststecken in einem Pol einer Konstitutiven Leibbewegung, sondern es kann unterschiedliche Quellen geben, die individuell zu erkunden sind. Oft ist es notwendig, mit einer traumatischen Erfahrung, in der Kinder feststecken, therapeutisch zu arbeiten, um dem Kind Wege der Flexibilisierung zu eröffnen.

Und drittens steht es immer wieder an, mit den Polaritäten zu spielen. Wenn ein Kind zum Beispiel sehr eingeengt wirkt, ist es unsinnig unmittelbar und direkt darauf hinzuwirken, dass es sich weitet. Meist kann das Kind gerade das nicht und wir würden es überfordern. Wenn ein Kind unruhig ist, sollten wir uns nicht oder nicht vorrangig darum bemühen, dass es sich beruhigt. Oft ist es zunächst einmal wichtig, die Unruhe zu akzeptieren (um dann vielleicht zu fragen: „Was beunruhigt dich?“) und in einem ersten Schritt Übergänge von der einen Polarität zur anderen zu schaffen.

> *Ich teile den Therapieraum mit Seilen in drei Räume. Der eine Raum ist der Raum der Unruhe, der andere der Raum der Ruhe und dazwischen liegt der Raum des Übergangs. Ich bitte das Kind mit mir in den Raum zu gehen, wo es sich gerade am meisten sieht, von dem es meint, dass dieser Ort dem entspricht, wie es sich gerade fühlt. Das Kind geht in den Raum der Unruhe, ganz an die Wand, ich gehe mit. Und dann lege ich die Lieblingsmusik des Kindes auf und wir albern herum, tanzen und sind unruhig. Es erlebt die Unruhe so als lustvoll und Freude bereitend, nicht nur als Belastung oder*

*störend, wie es oft von seinen Eltern oder Lehrer*innen hört. Dann tanzen und zappeln wir in den Raum des Übergangs, in den Zwischenraum und verändern uns ... Den Raum der Ruhe erreichen wir diesmal nicht, aber wir sind immerhin im Zwischenraum gelandet und können zwischen dem Zwischenraum und dem Raum der Unruhe hin und her switchen.*

Wie schon erwähnt, können Tiere und Puppen helfen, mit den Polaritäten zu spielen und Erstarrtes in Bewegung zu bringen.

Auch Leo ist ein sehr unruhiges Kind. Er sucht sich eine Tierpuppe aus, einen Löwen. Er benennt ihn: „Das ist der nervöse Löwe. Mein Name heißt auch Löwe." Ich sage: „Wenn der Leo einen Freund hätte, der ruhig und nicht nervös wäre, welches Tier wäre das?" Er gibt mir einen Elefanten und ich bin der Elefant. Und nun brechen wir beide zu einer Dschungelreise auf. In der Dschungelreise erleben wir viele Abenteuer. Ich bin als Elefant sehr ruhig, gelassen und gehe meines Weges, Schritt für Schritt, während Leo als nervöser Löwe hin und her streift, auf Bäume klettert, herunterspringt, im Wasser, auf Baumstämmen, sich zwischen den Pflanzen bewegt und versucht, Frösche zu fangen. Dabei bewegen wir irgendwann nicht mehr nur die Tierpuppen, sondern werden selber Löwe und Elefant, identifizieren uns mit den Tierfiguren, spielen in ihren Rollen. Nach einiger Zeit werde ich etwas schneller, während er etwas ruhiger wird, und trotzdem bleibt der Unterschied bestehen. Als Leo schließlich müde wird, frage ich den Löwen: „Löwe, was möchtest du jetzt?" Er antwortet: „Ich möchte mich auf deinen Rücken legen." Er legt sich auf meinen Rücken und ich gehe weiter als Elefant durch den Dschungel mit dem nervösen Löwen auf dem Rücken und ich gleichzeitig als Therapeut mit dem kleinen Leo auf meinem Rücken. Leo fängt an zu schnurren, wird ganz ruhig. Das ist das, wonach er sich sehnt: Nähe, Geborgenheit, Schutz.

Wenn wir mit den Polaritäten spielen, zeigt sich oft das, was der Sinn der Unruhe, der Enge, der Stille oder des Lautseins ist, was sich verbirgt im Schatten der Konstitutiven Leibbewegung, in denen das Kind sich vorrangig bewegt und aus der es keinen Weg herausfindet. Hier wird häufig deutlich, wonach sich die Kinder sehnen.

C 9 Bindung entsteht aus Begegnung – mit Dialogen und Trialogen arbeiten

John Bowlby war Arzt und Psychoanalytiker, der in den 30er Jahren des 20. Jahrhunderts als Kinderpsychiater kriminell gewordene Jugendliche behandelte. Es fiel im auf, dass viele dieser Jugendlichen distanzlos und sozial isoliert waren und überwiegend verwaist oder lange von der Mutter getrennt aufgewachsen waren.

Während des zweiten Weltkrieges machte er zusammen mit dem Ehepaar Robertson in Krankenhäusern detaillierte Beobachtungen über die seelischen Auswirkungen auf Kleinkinder, die von ihren Eltern getrennt werden. Zahlreiche weitere Untersuchungen in den 50er Jahren folgten.

Er entwickelte aus seinen Beobachtungen Thesen, die er und seine Nachfolger*innen weiter überprüften. So entstand die Bindungstheorie.

„Für die seelische Gesundheit des sich entwickelnden Kindes ist kontinuierliche und feinfühlige Fürsorge von herausragender Bedeutung. Es besteht eine biologische Notwendigkeit, mindestens eine Bindung aufzubauen, deren Funktion es ist, Sicherheit zu geben und gegen Stress zu schützen. Eine Bindung wird zu einer erwachsenen Person aufgebaut, die als stärker und weiser empfunden wird, so dass sie Schutz und Versorgung gewährleisten kann.“[49] Diese Person ist für den Säugling in der Regel die Mutter, ihre Funktion kann ersatzweise auch von anderen Menschen eingenommen werden (Großmutter, Vater, ältere Schwester, Kinderfrau ...). Ein Kind braucht auch Bindungen mit gleicher Funktion zu anderen Personen außer zur Mutter, mit hierarchisch abnehmender Bedeutung.

Nun gelingt die Entwicklung solcher Bindungen offensichtlich nicht immer. Um bei einjährigen Kleinkindern unterschiedliche Qualitäten der Bindung zu überprüfen, entwickelte Bowlbys Schülerin und Mitarbeiterin Mary D. Ainsworth ihr berühmtes Trennungsexperiment „Die fremde Situation“. In

49 Grossmann, Karin und Klaus E. Grossmann (2006): Bindungen: Das Gefüge psychischer Sicherheit. Stuttgart. Seite 67

der Versuchsanordnung werden Mutter und Kind zunächst aufgefordert, im Spiellabor in Gegenwart einer freundlichen fremden Person so zu spielen, wie sie es gewöhnt sind. Dann verlässt die Mutter den Raum, kehrt nach drei Minuten zurück, spielt wieder mit dem Kind, verlässt nochmals für drei Minuten den Raum und kehrt wieder zurück. All das wird beobachtet, v.a. das Verhalten des Kindes beim Spiel mit der Mutter in der ungewohnten Umgebung, beim Weggehen der Mutter und bei ihrer Wiederkehr. Aus diesem Experiment, das später in zahlreichen Ländern 100fach wiederholt wurde, ließen sich vier hauptsächliche Bindungsmuster ableiten:

Die sichere Bindung (Kategorie B):

Die Kinder sind durch den Weggang der Mutter gestört, was sie in unterschiedlichem Maße zeigen. Bei der Wiederkehr der Mutter freuen sie sich, suchen Nähe und Berührung und wollen auf den Arm genommen werden, bevor sie sich wieder ihrem Spiel zuwenden.

Die unsichere Bindung:

Bei der unsicheren Bindung unterscheidet man zwei Kategorien:

Unsicher-vermeidend gebundene Kinder (Kategorie A):
Diese Kinder meiden die Nähe der Mutter. Wenn diese den Raum verlässt, spielen sie unbeteiligt weiter. Wenn sie zurückkommt, wird darauf nicht reagiert, ihre Nähe aktiv abgelehnt. Die fremde Person wird eher weniger gemieden als die Mutter. Als Erklärung wird angenommen, dass diese Kinder emotionalen Ausdruck meiden oder in ihm resigniert haben. Die Traurigkeit beim Weggehen der Mutter wird nicht gezeigt, um so verbissener wird gespielt.

Unsicher-ambivalent gebundene Kinder (Kategorie C):
Diese Kinder sind ängstlich und abhängig von der Mutter. Schon vor der ersten Trennung fürchten sie sich vor der fremden Situation. Während der Abwesenheit sind sie extrem belastet und schwanken zwischen Rückzug und Aggression. Bei der Wiederkehr ist ein deutliches Schwanken zwischen Kontaktwunsch und Widerstand gegen eine Annäherung zu beobachten. Diese Art der Bindung wird auch als „Angstbindung“ bezeichnet.

Desorganisiert/desorientiert erscheinende Kinder (Kategorie D):
Diese Kategorie wurde Jahre später eingeführt, um eine Kategorie für diejenigen zu finden, die aufgrund ihres extremen Verhaltens aus den anderen Kategorien herausfielen. Die Kinder zeigen in der Versuchssituation (und im Alltag) im gleichen Augenblick widersprüchliche Verhaltensweisen (z. B. mit sehnsuchtsvollen Augen auf die Mutter zugehen und sie schlagen). Stereotype und unerwartete Verhaltensweisen werden beobachtet, Verlangsamung und „Einfrieren“ der Bewegungen, Konfusion, Anzeichen von Furcht. Bei Nachuntersuchungen im Alter von sechs Jahren waren die meisten Kinder dieser Kategorie den Eltern gegenüber entweder kontrollierend bestrafend oder kontrollierend fürsorglich. Es war, als hätten sie auf subtile Weise die Rolle der Eltern übernommen. Als Hintergründe wurden oft Traumata sowie psychische Störungen oder Alkohol-/Drogenabhängigkeit der Mutter oder unverarbeitete Verluste eines Elternteils festgestellt. Manche Untersuchungen geben für 43% der Kleinkinder desorganisierende und desorientierende Bindungseffekte infolge von Scheidungen an. Der durchschnittliche Anteil der Kategorie D beträgt 10 bis 25%, in Städten wie Hamburg und Köln liegt er weit höher.

Zu den Zahlen der Verteilung der Kinder mit diesen Kategorien: Die ursprüngliche Stichprobe von Ainsworth in Baltimores Mittelschicht ergab: B (sicher): 66%, A (vermeidend): 20%, C (ambivalent): 12%. Kategorie D war damals noch nicht identifiziert. Weitere Untersuchungen auch bei Angehörigen verschiedener sozialer Schichten zeigen, dass die Verteilung zwischen B-A-C immer ähnlich bleibt: 65-20-10. Der Anteil der Kinder mit unsicheren Bindungen steigt bei Müttern mit schweren depressiven Störungen und bei Familien, in denen sexuelle und andere körperliche Misshandlungen nachgewiesen wurden, stark an. Bei depressiven Müttern waren 40% der Kinder unsicher-vermeidend. In Familien, in denen Missbrauch vorkommt, zeigen 50% vermeidendes Bindungsverhalten, 30% desorganisiertes und 10% sind Kindern, die mit einer sicheren Bindung eingestuft werden.

Die Folgen für das Jugend- und Erwachsenenalter

Diese unterschiedlichen Bindungsmuster wurden bei Kindern im Alter von einem Jahr festgestellt. Es zeigte sich, dass diese Muster auch in späteren Lebensaltern anzutreffen waren, festgestellt durch Befragungen und andere Tests. Hervorstechendes Ergebnis der Untersuchungen war, dass bei einem äußerst hohen Prozentsatz der jungen Menschen die gleiche Kategorie in verschiedenen Altersstufen diagnostiziert wurde. Mit hoher Wahrscheinlichkeit konnte und kann das Bindungsverhalten von 17jährigen Jugendlichen vorhergesagt werden, deren Bindungsmuster als Einjährige bekannt waren bzw. sind.

Seit den 90er Jahren gibt es nun Ergebnisse von Langzeituntersuchungen, die weit über das Jugendalter hinaus reichen. Die Minnesota-Studie und mehrere Langzeituntersuchungen aus Regensburg zeigen, dass das frühkindliche Bindungsmuster Folgen für das Bindungsverhalten und die Bindungsfähigkeit der Erwachsenen hat. Auch mit Rückwirkungen für deren Kinder. Wenn das Bindungsmuster der erwachsenen Mütter bekannt war, konnte man mit 80prozentiger Wahrscheinlichkeit vorhersagen, dass deren Kinder im ersten Lebensjahr das gleiche Bindungsmuster befolgten.

Einschränkungen und Fragen

Die frühen Bindungsmuster haben solch lange Wirkungen und beeinflussen das Bindungsverhalten im Jugend- und Erwachsenenalter oder bestimmen es gar. Man könnte nun sagen: „Wenn die ersten 12 Monate sowieso alles bestimmten – was soll's!" Die ersten 12 Monate oder, genauer gesagt, die ersten drei Jahre beeinflussen viel, sehr viel, jedoch nicht alles. Mich hat immer die Frage interessiert, ob es eine Untersuchung darüber gibt, welche Faktoren bei Kindern z. B. mit einer Angstbindung dazu geführt haben, dass sie als Jugendliche oder junge Erwachsene nun ein sicheres Bindungsmuster leben.

Man weiß, wodurch Bindungsverhalten negativ verändert wird: Fast immer ist es der ganze oder teilweise Verlust des sicheren Gefüges im engen Umfeld. Trennung der Eltern, psychische Erkrankungen v.a. der Mutter (und damit deren Unerreichbarkeit und die Notwendigkeit, ihr Sicherheit zu geben, statt sie von ihr zu bekommen), der unverarbeitete Tod eines Elternteils oder der Großeltern, traumatische Erfahrungen und lebensgefährliche Erkrankungen sind die häufigsten Ergebnisse. Ich würde nach meinen Beobachtungen noch häufige Wohnortswechsel hinzufügen. Wohlgemerkt: Solche Erfahrungen können zum Verlust sicheren Bindungsverhaltens führen, müssen dies aber nicht.

Was fördert sicheres Bindungsverhalten?

Wenn man wüsste, was Bindungsverhalten positiv verändert, während Menschen erwachsen werden, könnte man daran anknüpfen, um Menschen, die an ihrem Bindungsverhalten leiden, zu helfen. Gerade die Langzeitstudien haben Faktoren herausgearbeitet, die sichere Bindungen fördern:

- Ainsworth nennt bei Säuglingen v.a. „mütterliche Feinfühligkeit“: Der Säugling ist „im Blick“, sie versteht dessen Signale und antwortet angemessen auf sie.
- Unvermittelte Trennungen werden vermieden, es gibt Übergänge, wenn Trennungen notwendig sind (Grossmann). Und: Trauern ist erlaubt.
- Mütter beziehen sich auf Gefühle der Kinder und versuchen bei negativ erlebten Gefühlen nicht, die Gefühle zu ändern, sondern die Bedingungen, die diese Gefühle hervorgerufen haben (Bowlby).
- Das Kind kann Nähe und Distanz selbst bestimmen (Ainsworth) und darf eigene Erfahrungen machen – natürlich im vorgegebenen Rahmen.
- Von Seiten der Väter scheint v.a. die Fähigkeit wichtig, mit den Kindern zu spielen, zu spielen, zu spielen, und ihre Hilfestellung für Heranwachsende bei der Bewältigung von Herausforderungen (Grossmann).
- Prof. Suess fasste das wichtigste Ergebnis der Längsschnittuntersuchungen auf einem Vortrag zusammen: „Der wichtigste positive Faktor für eine Eltern-Kind-Beziehung und damit Entwicklung der Bindungsfähigkeit besteht darin, gemeinsam Freude und Spaß zu haben beim gemeinsamen Tun.“
- Berührungen, Hören und Schauen werden immer wieder erwähnt. „Bindung wird vermittelt durch Sehen, Hören und Halten.“[50] (Holmes)
- Die Erfahrung von Wirksamkeit und damit von Wichtigkeit (Suess).

Was tun in der Therapie?

Zunächst einmal ist es wichtig, die Klassifizierungen in der Bindungstheorie zu relativieren. Die Unterscheidungen im Bindungsverhalten sind nützlich, weil sie Anhaltspunkte geben. Doch die Kinder und Jugendlichen richten sich nicht nach diesen Kategorien, jedes Kind, jede*r Jugendliche ist ein Unikat und ebenso sein Bindungsverhalten. Krass auffällig und leidvoll sind die

50 Holmes, J. (2002): John Bowlby und die Bindungstheorie. München. Seite 87

Kinder und Jugendlichen, die an der sogenannten desorganisierten Bindung leiden. Diese Bindung ist eigentlich keine Bindung sondern beschreibt den Verlust von Bindungsfähigkeit. Bei allen anderen gibt es Mischformen, Teilformen und anderes mehr. Manche Kinder können durchaus Bindungen zu anderen Kindern eingehen, auch zu Erwachsenen, verlieren aber jede Verbindung, wenn es um Konflikte geht. Bei anderen unterscheidet sich die Bindungsfähigkeit zu männlichen oder weiblichen Erwachsenen in der Schule oder Familie, zu Gleichaltrigen oder Älteren ... Auch Mischformen verschiedener Bindungsstörungen sind zu beobachten. Jedes Kind braucht eigentlich eine einzelne individuelle Bindungsdiagnose. Die ist mühsamer, als wenn man sich nur nach Kategorien orientieren könnte. Doch es lohnt sich, weil es die Besonderheiten eines jeden Kindes würdigt.

In der Forschungsliteratur ist auffällig, dass nirgendwo und wenn, dann nur andeutungsweise definiert wird, was unter Bindung und Bindungsfähigkeit verstanden wird. Ich verstehe unter Bindungsfähigkeit die Fähigkeit, vertrauensvolle, nachhaltige Beziehungen einzugehen und zu leben. Vertrauensvoll meint, dass ein Kind einem anderen Menschen so weit vertrauen kann, dass es den Tanz von Nähe und Distanz wagt, dass der Vertrauensvorschuss größer ist als das Misstrauen. Nachhaltig meint, dass es nicht nur um kurze Kontakte oder Begegnungen geht, sondern sich Beziehungen über einen längeren Zeitraum entwickeln und halten können, mit all den Aufs und Abs, Windungen und Wendungen, die zum Leben von Beziehungen gehören. In der therapeutischen Arbeit mit Kindern und Jugendlichen sind mir vor allem die folgenden sechs Punkte wichtig. Es gibt keine besondere „Bindungstherapie", sondern Aspekte und Gewichtungen im Rahmen all dessen, was hier als Therapie mit Kindern und Jugendlichen beschrieben wird.

- Kinder mit Bindungsproblemen brauchen neue und gute Vorbilder. Sie beobachten sehr genau, wie sich Erwachsene auch untereinander und zu ihnen verhalten, sie prüfen und testen immer wieder, ob sie ihnen vertrauen können oder nicht. Deswegen sind die Haltung und das Verhalten der Therapeut*innen jenseits aller Methoden und Konzepte von wesentlicher Bedeutung: Zu würdigen was ist, wahrhaftig sein, sich immer wieder um Beziehung und Begegnung bemühen, Vertrauen anbieten und Misstrauen zulassen, schützen und parteilich sein gegen Entwürdigungen ...

- Konkret stellt sich bei jedem Kind die Frage, was behindert die Entwicklung von Beziehungsfähigkeit, welche Hindernisse standen dieser Entwicklung entgegen? In der Therapie ist es notwendig zu versuchen, diese Hindernisse wegzuräumen oder zumindest ihre Bedeutung zu vermindern. Wenn ein Kind sexuelle Gewalt erfahren hat durch eine Person, der es vorher Vertrauen geschenkt hat, dann muss die traumatische Erfahrung in die therapeutische Arbeit einbezogen werden. Das Misstrauen, das aus diesem Erleben heraus entstanden ist, kann die Beziehungsfähigkeit massiv behindern. Das Misstrauen wird nicht verschwinden, da es von Nutzen ist, wird aber in dem Maße, wie die Traumaheilung fortschreitet, an Kraft verlieren und den Weg zu vertrauensvollen, nachhaltigen Beziehungen öffnen.

- Kinder mit eingeschränkten und verlorenen Bindungsfähigkeiten brauchen Schutz und Geborgenheit und sie brauchen neue Erfahrungen. Dabei ist wichtig zu wissen, dass nicht einfach Bindung „gelernt" werden kann, Bindungsfähigkeit entwickelt sich in einem Prozess und Bindung entsteht am Ende einer langen Kette von verschiedenen Schritten, in denen Menschen kommunizieren und aufeinander wirken. Die allgemeinste Form ist der Kontakt, mit dem wir alle Möglichkeiten beschreiben, in denen zwei Menschen aufeinander treffen. Entwickelt sich in dem Kontakt eine Resonanz, ein Wechselspiel von Gefühlen und Empfindungen, reden wir von einer Begegnung. Wiederholen sich Begegnungen entsteht dabei Vertrauen, kann aus der Begegnung eine Beziehung werden. Festigt sich diese und wird nachhaltig von gegenseitigem Vertrauen geprägt, können wir diese Beziehung als Bindung bezeichnen. So wie die Lebenspartnerschaft oder Ehe mit einer Einladung zu einer Tasse Espresso oder einem Kinobesuch beginnt, entsteht oft die Bindung aus einem Augenkontakt oder einem Lächeln. All das braucht Wiederholung, damit sich die Fähigkeit und das Vertrauen zu Bindungen festigen. Die therapeutischen Begegnungen, die therapeutische Beziehung ist dabei ein Übungsfeld. Oft ist es hilfreich und notwendig auch Eltern oder andere Bezugspersonen anzuregen, die Bindungsfähigkeit in dieser Weise zu unterstützen und zu fördern.

- Als Therapeut*innen können wir davon ausgehen, müssen wir davon ausgehen, dass Kinder mit Schwierigkeiten, Bindungen einzugehen und zu leben, Schuldgefühle haben. Viele fühlen sich selbst schuldig, dass ihnen Bindungen nicht gelingen, meinen, sie machen „immer alles falsch" oder sie seien einfach „kaputt." Für manche werden diese Schuldgefühle so unerträglich, dass sie sie aus der Not heraus in massive aggressive Gefühle wie hilflose Wut oder Handlungen mit zerstörerischer Akte umwandeln. Schuldgefühle müssen erkannt oder zumindest vermutet werden und zum Thema werden.

- Therapie mit Kindern und Jugendlichen ist immer Dialog, ist kreativer Dialog. Diese Dialoge wurden an anderen Stellen beschrieben, sie sind ein Herzstück, Kindern mit Bindungsproblemen oder gestörten Bindungsfähigkeiten zu helfen.

- Wenn ein/ Therapeut*in mit einem Kind oder eine*r Jugendlichen in Dialog gehen, entsteht oft ein unsichtbares Dreieck. Th (Therapeut*in) – Kind (K) – X. Wer das große X ist, ist bei jedem Kind verschieden, das kann der Vater oder die Mutter sein, ein/e Lehrer*in, die Oma, der Papa, der nicht mehr da ist oder manchmal auch der Alkohol. Oft hat das Kind mit dem X Erfahrungen der Verletzung gemacht, oft sind die Personen, die X repräsentiert, nicht oder zu wenig präsent oder zu viel und zu belastend, oft lässt X das Kind nicht los oder entwürdigt es. Manchmal wird auch die/der Therapeut*in zu der Person X (Übertragung) oder erhält einzelne Eigenschaften von X. Auch wenn dies nicht der Fall ist oder zumindest nicht festzustellen ist, ist es wichtig achtsam, zu sein auf die Dreiecksbeziehung, auf die Bedeutung von X. X ist oft wie ein Schatten, der als ein unsichtbareres drittes Element, das an den Dialogen zwischen Therapeut*innen und Kindern beziehungsweise Jugendlichen teilnimmt. Ob X angesprochen wird oder nur aus der Sicht der Therapeut*innen Beachtung findet, hängt von der Situation, vom Kind oder vom Stand des therapeutischen Prozesses ab. Hier können sich die Therapeut*innen nur auf ihr Gespür verlassen.

C 10 Spiel und Muster – mit der „Sprache der Kinder" arbeiten

Spielen ist die Sprache der Kinder. In der Therapie und Pädagogik und jeder Begleitung von Kindern ist das Spielen von herausragender Bedeutung. Deswegen lohnt es sich, sich mit dem, was für Kinder so bedeutsam ist, zu beschäftigen und sich die Frage zu stellen, wie wir es nutzen können.

Was ist eigentlich Spielen?

Es gibt von den alten griechischen Philosophen bis heute zahlreiche Versuche zu definieren, was ein Spiel ist. Doch Spielen entzieht sich der Definition, weil es so vielfältig, so voller Überraschungen und unberechenbar ist. Man kann sich annähern, aber es gibt keine allgemeingültige Definition. Es gab Versuche, Kategorien zu finden wie offene Spiele, Wettkampfspiele usw., in die alle Spiele eingeordnet werden sollten. Das ist jedoch nicht gelungen. Auch die „Spieltheorie" beschäftigt sich nicht mit dem Spielen, sondern ist ein Bündel mathematischer Methoden, um rationale Entscheidungen zu berechnen und vorherzusagen. Es ist eine Entscheidungstheorie und keine Spieltheorie.

Hilfreiche Hinweise gibt meines Erachtens die Herkunft des Wortes Spiel. Es kommt aus dem Mittelhochdeutschen und heißt ursprünglich „spel" und das bedeutet „Tanz". Auch beim Tanzen gibt es den offenen Tanz, die Improvisation, aber auch den regelhaften Tanz mit vorgegebenen Formen. Es gibt junge Menschen z. B. mit großen Leere-Erfahrungen, die einen offenen Tanz nicht aushalten können. Er ist zu frei für sie. Sie brauchen als Halt und Sicherheit Regeln, auch beim Spielen. Für andere sind vorgegebene Regeln eine Einengung. Das Entscheidende ist nicht, ob das Spiel oder der Tanz frei oder reguliert sind, sondern die innere Haltung bzw. Empfindung im Tanzen, im Spielen. Formen können Halt und Sicherheit geben, können aber auch ein Gefängnis sein und Lebendigkeit unterdrücken. Die Offenheit, die Improvisation können zur Freiheit, zur Entdeckung einladen, können aber auch überfordern, wenn Menschen nicht genug inneren Halt spüren.

Einige Zitate mögen eine weitere Annäherung an das Verständnis des Spielens ermöglichen:

Friedrich Schiller sagte: „Der Mensch spielt nur, wo er in voller Bedeutung des Wortes Mensch ist. Er ist nur da ganz Mensch, wo er spielt.“[51]

Mathias Neutert hat ein Buch über das Spielen herausgegeben[52] und einen Artikel mit dem Thema „Spielen ist ein ernster Fall“ geschrieben. Ein Zitat von 1971 lautet: „Spielen erzeugt eine eigene Wirklichkeit, die der Möglichkeiten.“[53] Es ist eine Qualität des Spiels, dass es immer viele Möglichkeiten eröffnet, auch bei Spielen mit sehr klaren Regeln wie bei Basketball, Fußball oder Schach.

Schon seit den Dreißiger Jahren wird betont, dass Spielen die Freude am reinen Tun umfasst. Spielen kann Wettbewerb enthalten, auch das Streben danach, gewinnen zu wollen, doch Spielen braucht im Grunde keine Belohnung von außen, sondern es belohnt sich selbst im Erleben der Erfahrung. Meine These lautet: Der Sinn des Spiels ist das Spielen. Das ist das reizvolle und großartige am Spielen.

Spielen enthält Freude und gleichzeitig Ernst. Wenn Kinder Räuber und Gendarm spielen oder Mutter und Kind, dann sind sie ernsthaft Räuber oder Mutter, ernsthaft Kind oder Polizist. Dieser Ernst gehört zum Spielen. Ernst und Freude im Spiel sind miteinander verwoben wie die verschiedenen Fäden in einem Teppich.

Die Bedeutung des Spielens für Kinder

Kinder lernen und üben im Spiel das Leben selbst. Sie lernen im Spiel nicht für das Leben – Spiel ist leben und sie lernen im Spiel das Leben. Die Kinder lernen und üben Nähe und Distanz, sie experimentieren damit. Sie üben, sich in Rollen hineinzuversetzen. Die große Frage: „Kann ich mitspielen?“ schafft Verbindung und Bindung. Aus dem Ich wird ein Wir, egal was und wie gespielt wird und wer gewinnt.

51 Schiller bezog das auf das Theaterspielen. Auch das gehört zum kindlichen Spiel: in Rollen schlüpfen. Schiller nahm das als Beispiel dafür, welche Bedeutung Spielen für Menschen hat.

52 Neutert, N. (Hrsg.) (1971): Spielen. Kunsthaus, Hamburg 1971

53 Neutert, N. (1971) Spielen ist ein ernster Fall. In: Hamburger Morgenpost. Nr. 77, 1. April 1971, Magazin, S. 4

Spielen ist auch eine Erfahrung von Wirksamkeit. Im „Mensch ärgere dich nicht" kann ich jemanden herauswerfen – ich bin wirksam. Im Sport kann ich gewinnen und verlieren, da gehören Wettbewerb, Wettkampf dazu. Und Kinder brauchen es, sich spielerisch zu messen. Die jüngeren Geschwister möchten so wie die Großen werden. Die Großen wiederum wollen immer besser und stärker bleiben als die Kleinen. Gegen einen Wettkampf, sich messen und vergleichen spricht nichts, wenn das ohne körperliche und seelische Verletzungen und Entwürdigungen erfolgt. Auch da geht es um die Frage: Wie? Muss es ein Oben und Unten geben? Geht es um Entwürdigung? Kann man sich auch achtungsvoll messen? Kann man über sich lachen oder wird man verbissen und beißt? Lacht man, findet man Freude dabei? Auch das ist eine Frage der Haltung – Kinder lernen das im Spiel.

Ein Vorteil des Spiels ist, dass man es immer beenden kann. Wenn ein Kind keine Lust mehr hat oder immer verliert, dann sagt es: „Ich spiele nicht mehr." Es ist viel leichter, ein Spiel zu beenden als eine Ehe oder eine Arbeitsstelle. Im Spiel haben Kinder Möglichkeiten, mit denen sie üben können, sich aus einer Situation herauszuziehen, etwas zu beenden, was über ihre Möglichkeiten, ihre Kraft, ihre Wünsche geht, was sie überfordert oder verletzt.

Noch einmal: Kinder erproben so das Leben. Im Spiel wird das Leben erprobt und ohne Spielen gibt es keine Entwicklung der Kinder. Das erscheint vielleicht übertrieben, denn auch ohne Spielen können Kinder sich entwickeln, aber nur schlecht und um einen hohen Preis. Wenn wir für die Kinder etwas Gutes tun wollen, dann sollten wir sie spielen lassen und mit ihnen spielen.

Spielen und Lernen

Kinder lernen im Spiel Nähe und Distanz, Beziehungen, Zahlen, entdecken die Welt, identifizieren sich mit Altem, Neuem, Unbekanntem und erleben Überraschungen.

Dies kann mit dem Nachahmen von Vorgegebenem beginnen. Kinder bekommen zum Beispiel einen Legobaukasten geschenkt, weil sie ihn sich gewünscht haben, weil das Raumschiff oder die Tankstelle so toll aussieht. Sie bauen ihn zusammen, meist mit Unterstützung von Oma, Opa, Eltern oder älteren Geschwistern, weil sie dabei Hilfe brauchen. Das Gebaute steht dann da, schöne Objekte. Es steht herum, man kann nicht mehr viel damit anfangen und irgendwann fällt es auseinander. Dann liegen die Steine einzeln herum und die Kinder gestalten etwas Eigenes daraus. Sie entdecken neue Möglichkeiten und entwickeln neue Ideen. Am Anfang brauchen sie die Form, das Vorgegebene, und schließlich entsteht der eigene kreative Ausdruck. Mittlerweile gibt es im Internet Webseiten von Jugendlichen und Erwachsenen, die eigene Kreationen, ganze Städte und Kulturen aus Legosteinen gebaut haben und sie dort vorstellen. Sie tauschen sich darüber aus und pflegen mit großer Begeisterung ihre kindlichen Impulse. Zunächst muss man die Buchstaben lernen, dann kann man schreiben und die Buchstaben dem eigenen Ausdrucksimpuls gemäß neu zusammensetzen wie die Legosteine.

Wenn Kinder ohne normiertes Material und ohne vorgegebene Formen einfach spielen, dann lernen sie etwas vom Leben und über sich selbst. Sie folgen ihrer Neugier und Entdeckerfreude und sie lernen, mit Fehlern und Schwierigkeiten umzugehen. Auch beim Spielen gilt: Wer nicht hinfallen darf, lernt nie, aufzustehen. Dafür werden offene Spielräume gebraucht.

Wir brauchen die Kinder nicht zu lehren, wie man spielt. Wir müssen und sollten den Kindern Spielräume geben – Spielräume statt Spielanleitungen. Ich bin grundsätzlich skeptisch gegenüber pädagogisch wertvollen Spielen, in denen man sich Mühe gibt, damit Kinder etwas Wertvolles im Spiel lernen. In der Therapie sollten wir darauf verzichten und vor allem offene Spielräume anbieten. Wir benötigen nicht Regale voll von wertvollen Materialien und Spielen. Richten Sie Ihre Räumlichkeiten so ein, dass Kinder und Jugendliche sich eingeladen fühlen zu spielen – und Sie als Therapeut*in auch. Dazu können auch Musikinstrumente gehören, doch Kinder können auch mit Töpfen und Tellern ein Konzert veranstalten. Sie können alles verwandeln – das gehört zum Spiel.

Spielen in der Therapie

Ich bin nicht der Auffassung, dass es einer besonderen Spieltherapie bedarf, sondern ich glaube, dass Therapie mit Kindern und Jugendlichen generell spielerisch ist und sein sollte. Jede Therapie mit Kindern und Jugendlichen ist Spieltherapie. Bei Dreijährigen sind die Spiele anders als bei Neunjährigen oder Vierzehnjährigen. Die Kinder verfügen über unterschiedliche Spielfertigkeiten, sie haben andere Helden, andere Identifikationsfiguren. Mit allen Kindern, mit denen ich pädagogisch oder therapeutisch gearbeitet habe, habe ich gespielt und mich als Mitspieler angeboten. Dann werde ich Gegenüber und oft auch Übertragungsfigur. Im Spielen können sie mit mir ausprobieren. Es wird sichtbar, was sie stört, worunter sie leiden, und sie haben gleichzeitig die Möglichkeit, Neues auszuprobieren.

Mit einem Kind spielte ich in einem großen Raum nur Fußball mit einem weichen Plastikball. Er stand auf der einen Seite des Raumes, ich auf der anderen. Wir schossen uns den Ball zu, hin und her. Dabei wechselten wir ab und zu ein paar Worte. Hätte ich mich mit ihm hingesetzt und gefragt: „Erzähle mal, was dich bedrückt.", wären bei ihm keine Worte gekommen. Er hatte seinen Vater verloren, der „abgehauen" war, wie er beim Spielen erwähnte. Beim Fußball, im Hin- und Herschießen des Balles, spürte ich den Zorn, den er auf seinen Vater hatte, und seine Trauer. Er zielte mit dem Ball auf meinen Bauch, um mir wehzutun. Er zeigte im Spiel auch sein verringertes Selbstbewusstsein und spielte manchmal, als könne er das gar nicht, als habe er noch nie einen Ball gesehen. Aber er zeigte auch seine Sehnsucht und ich bemerkte seinen Humor. Er probierte Neues aus und zeigte seine Kraft und seine Leidenschaft. All das nur, während wir den Ball hin- und her spielten und gelegentlich ein paar Worte wechselten. Man braucht nicht alles zu wissen von den Kindern. Man muss ihnen Möglichkeiten geben, das, was sie bewegt, in der Beziehung zu zeigen. Der Unterschied zu seinem Alltag bestand darin, dass ich da war und mitspielte. Dass ich mich nicht wie sein Vater verdrückt hatte, stattdessen mich als Gegenüber anbot und auch Nein sagte, wenn er mir wehtun wollte, ihn ermutigte, wenn er etwas ausprobieren wollte. All das vollzog sich in der Beziehung, in der Zwischenleiblichkeit – in einer spielerischen Beziehungstherapie.

Therapie ist Beziehungstherapie, immer und mit Kindern und Jugendlichen ganz besonders: spielerische Beziehungstherapie.

Auch mit Jugendlichen (und Erwachsenen) kommt dem Spielen in der Therapie eine wichtige Rolle zu. Viele Heranwachsende haben es verlernt zu spielen, vielen wurde es ausgetrieben. Sie vermeiden Überraschungen, denn sie können ein Risiko sein, das sie wieder mit Erfahrungen der Abwertung und anderen Entwürdigungen konfrontiert. Unsere Art der Therapie verfolgt zumindest auch die Absicht, dass Kinder und Heranwachsene wieder spielen lernen. Wir bieten uns dabei auch als Spielpartner*in, als Mitspieler*in an. Dieses Spielen hat etwas Experimentelles. Alle Beteiligten können wieder staunen, sich freuen, sich überraschen lassen. Therapie ist immer Überraschung für die Klient*innen wie Therapeut*innen.

Ein Gegenteil von Spiel ist Leistung. Wer als Therapeut*in mit Leistungsdruck in die Therapie mit Kindern und Jugendlichen geht, wird scheitern. Sicher wollen wir Kindern und Jugendlichen bestmöglich helfen, doch Therapie ist ein offener Prozess, so wie das Spielen. Wenn ich zum Beispiel einer Vierzehnjährigen den Vorschlag mache: „Magst du das Gefühl, das du gerade hast, mit einem Ton auf dem Klavier wiedergeben?“ Dann füge ich an: „Wenn du es versuchen magst. Falls nicht, schlage ich etwas anderes vor. Das muss keine Sonate von Beethoven sein. Es geht nur um einen Ton, einen Versuch, ein Experiment. Probiere es aus!“ Das sind Worte, die zum Spielen einladen sollen. Wichtig ist, dass wir als Therapeut*innen diesen spielerisch-experimentellen Charakter erkennen und ernst nehmen. Das verringert den Leistungsdruck – bei uns, aber auch bei den Klient*innen.

Spielen, Identifikation und Identität

Identität ist das, was uns Menschen unverwechselbar sein lässt, sie macht unsere Persönlichkeit aus und entsteht nicht durch Nachdenken oder Vornahmen. Bei unserer Geburt werden uns Teile unserer Identität mitgegeben, aber Gene sind veränderbar durch Erfahrungen. Die Identitätsentwicklung ist ein offener Prozess in der sozialen Lebenswelt. Kinder und Jugendliche entwickeln ihre Identität, die Besonderheiten ihrer Persönlichkeit in vielerlei Hinsicht auch im Spiel: Sie nehmen verschiedene andere Identitäten an, sie identifizieren sich mit Persönlichkeiten, die verschiedene Seiten ihrer selbst präsentieren, eine zärtliche, aber auch die robuste, die männliche und die weibliche und die fluide, die harte und die weiche, die sehnsuchtsvolle und die sich oder andere abwehrende Seite. Jugendliche identifizieren sich auch mit Sportler*innen, You Tube- oder Instagram-Stars und mit Musikidolen von Tayler Swift bis Harry Styles. Schon kleine Kinder spielen untereinander Rollenspiele. Sie identifizieren sich mit Rollen, die ihre Sehnsüchte oder ihre Ängste verkörpern. Sie machen sich dadurch zu eigen, was ihnen fremd ist und sie neugierig macht.

Identifikationen sind multipel. Mal ist man Superman, manchmal König, mal Bettler oder Chefärztin, aber auch mal Patient oder Prinzessin Lillifee. Mal das Kätzchen, aber auch der Tiger. Kinder und Jugendliche identifizieren sich mit verschiedenen Aspekten ihres Selbst, lernen sie kennen und erweitern es um neue Faktoren und Elemente. Es ist viel gewonnen, wenn wir dies unterstützen.

Wie wird Kindern das Spielen ausgetrieben?

Man treibt Kindern das Spielen aus, indem man es ganz oder teilweise verbietet, wenn man den Kindern zeigt, dass es einem egal ist, ob sie spielen oder Reaktionen äußert wie: „Dann musst du aber aufräumen!" oder: „Mach ja nichts kaputt!", „Brich dir nicht dein Bein! Fall nicht hin!" Viele Eltern haben Sorge um ihre Kinder, dass sie sich im Spielen verletzen. Das dürfen sie auch, das gehört zum Elternsein dazu UND sie sollten ihnen dennoch Spielräume erlauben, denn Druck killt Spielfreude, gerade der Leistungsdruck.

Auch gibt es Kinder, die sehr schlecht oder gar nicht verlieren können. Von diesen Kindern konnte ich in der pädagogischen und therapeutischen Begleitung lernen: Kinder, die nicht verlieren können, haben oft schon etwas verloren.[54] Das muss nicht für jedes Kind und jeden Jugendlichen gelten, aber es ist ein Hinweis, eine Spur.

Wenn Kinder allein gelassen werden, wenn die Eltern nicht mitspielen, das können Kinder recht gut kompensieren. Doch es ist wichtig, ab und zu mitzuspielen, um ihnen das Spielen nicht auszutreiben. Kinder spielen gerne mit anderen Kindern oder auch allein, aber sie brauchen auch Erwachsene, die mitspielen wollen. Wenn Kinder und Jugendliche das nicht von ihren Eltern oder Großeltern erfahren haben, erleben sie es mit uns Therapeut*innen.

Es ist schlecht, wenn es Spielverderber gibt. Das kann einem das Spielen verleiden. Spielverderber*innen sind oft Menschen, die viel Leistung oder Monster der Entwürdigung mit ins Spiel bringen. Die Monster der Entwürdigung können dann die Spielverderber*innen sein. Es entsteht eine Atmosphäre des Kampfes, der Gewalt, der Beschämung und die Spielfreude geht verloren.

---

54 Baer, U. (2019): Die Weisheit der Kinder. Stuttgart

Für Therapeut*innen wie Pädagog*innen ist es sinnvoll, sich mit der eigenen Geschichte des Spielens und der Spielerfahrungen zu beschäftigen. Dabei werden sie eventuell ihre eigenen Verletzungen und eigenen Mangel entdecken, aber auch kostbare Schätze heben, die sie persönlich und in ihrer Praxis nutzen können.

Ernsthaft und gleichzeitig spielerisch sein

Dass Kinder ernsthaft spielen, habe ich schon mehrmals betont. Improvisation, Freude, Ausgelassenheit – all das gehört genauso zum Spielen wie die Ernsthaftigkeit. Das gilt auch für uns Erwachsene und insbesondere für uns Therapeut*innen, die mit Kindern und Jugendlichen arbeiten. Bei allem, was wir ernsthaft tun, beruflich, aber auch privat, steht uns etwas Spielerisches gut an. Wir können noch so viele Pläne machen, im Alltag wie in der Therapie, es kann immer etwas Unvorhergesehenes geschehen. Viele Therapeut*innen haben spontan Impulse, etwas Schräges zu tun, aus der Rolle zu fallen, zu improvisieren. Doch dann bremsen sie sich, weil das nicht den Normen dessen entspricht, was „man" unter Therapie versteht. Kinder lieben jedoch Schräges, Ungewöhnliches, Unvorhergesehenes, sie leiden oft unter dem Genormten. Das spielerische Element in der therapeutischen Praxis ist wichtig. Wir brauchen einen offenen Sinn, um spontan zu reagieren.

Die eigenen Spielerfahrungen – eine Anregung

Besonders wichtig für die therapeutische (und auch pädagogische) Praxis ist die Beschäftigung mit dem eigenen Spielerleben und den persönlichen Spielerfahrungen. Beantworten Sie sich folgende Fragen, am besten schriftlich:

Spielen Sie jetzt als Erwachsene*r in Ihrer gegenwärtigen Lebensphase?
Was spielen Sie?
Wie spielen Sie?
Mit wem?
Was empfinden Sie in Ihrem Alltag als spielerisch?
Wo gibt es Überraschungen?
Wo wird ausprobiert?
Wie zeigt sich der Tanz in Ihrem Alltag?
Brauchen Sie eher feste Regeln als Halt? Brauchen Sie eher die offene

Improvisation oder von beidem etwas?
Dabei werden sich weitere Fragen stellen. Gehen Sie ihnen nach.

Hilfreich ist es, sich die eigene Spielbiografie aufzumalen oder aufzuschreiben oder zu musizieren, die persönliche Spielgeschichte zu erkunden. Woran erinnere ich mich? Wo habe ich gespielt? Wie? Mit wem? Was habe ich vermisst? Was war cool, geil, klasse? Mit wem habe ich am liebsten gespielt? Wer war Spielverderber? ...

Sie können einen Stapel Din A4-Blätter oder weiße Postkarten nehmen und auf jedes Blatt kurz notieren, malen, welche Spielszenen aus dem eigenen Leben Ihnen einfallen, ebenso das was fehlt, was zu kurz kam. Und dann gehen Sie zum nächsten Blatt ... wieder eine Spielszene, ein Gedanke, eine Erinnerung ... und das nächste Blatt. Dann breiten Sie die Blätter vor sich aus oder ordnen sie, nach welchem Kriterium auch immer, schauen Sie sich das an. Registrieren Sie, wo ihr Blick hängenbleibt. Sie müssen nicht alles durchgehen, Sie können sich auch nur mit ein oder zwei Szenen beschäftigen, mit dem, was Ihnen gerade wichtig ist.

Die eigene Spielgeschichte zu betrachten ist für Therapeut*innen, die mit Kindern und Jugendlichen arbeiten, unabdingbar.

C 11 „Wer bin ich für dich?" – mit Zwischenleiblichkeit, Resonanzen und Übertragungen arbeiten

Jede therapeutische Begleitung von Kindern und Jugendlichen beinhaltet Übertragungen. Manchmal stehen sie im Schatten und laufen nur am Rande mit, oft aber stehen sie im Zentrum des gemeinsamen Erlebens und bedürfen der besonderen Achtsamkeit und Bemühungen der Therapeut*innen.

Übertragungen sind ein Teil der Resonanz. Und um sich mit Resonanzen zu beschäftigen, ist es notwendig, die Zwischenleiblichkeit zu verstehen, deren Ausdruck Resonanzen sind. Unter Zwischenleiblichkeit verstehe ich den gemeinsamen Erlebensraum zweier oder mehrerer Menschen. Das Erleben eines Menschen strahlt aus, es gibt keine Grenzen zwischen „innen" und „außen". Wenn ich mit einem Kind zusammen bin, entsteht ein gemeinsamer Raum um mich und das Kind herum, in dem wir uns beide befinden. Ein Raum der Zwischenleiblichkeit. Er ist nicht sichtbar, aber spürbar. „Diese ‚Zwischenleiblichkeit' bildet ein übergreifendes, intersubjektives System, in dem sich von Kindheit an leibliche Interaktionsformen bilden und immer neu aktualisieren."[55]

Eine dieser zwischenleiblichen Interaktionsformen, von denen Thomas Fuchs spricht, ist die Resonanz. Das Wort stammt aus dem Lateinischen „resonare". Sonare bedeutet Schwingen, re bezeichnet hin und her, zurück. Resonanz bedeutet also ein gegenseitiges Hin- und Herschwingen. „Resonanz ist eine Form der Wechselwirkung, ja, es ist die Form der Wechselwirkung schlechthin, über die alle raumzeitlichen Strukturen miteinander in Beziehung treten können", schrieb der Naturwissenschaftler und Resonanzforscher Cramer[56].

Therapeutische Begleitung ist Resonanz und diese beruht auf Zwischenleiblichkeit. Nur über und in der Zwischenleiblichkeit können wir Therapeut*innen Änderungen anstoßen und heilend wirken, indem wir den Kindern und Jugendlichen, die wir begleiten, neue Möglichkeiten des Erlebens eröffnen. Resonanz entsteht immer, über Blicke, über Gefühle, in freundschaftlichen Äußerungen und in Anerkennung ebenso wie im Streit oder in der Entwürdigung. Resonanz ist eine Grundform leiblicher Kommunikation, selbst wenn diese Kommunikation verweigert wird, bleibt sie Kommunikation, wie schon 1945 Maurice Merleau-Ponty aus der Existenz der Zwischenleiblichkeit ableitete. „Noch die verweigerte Kommunikation ist eine Weise der Kommunikation."[57]

---

55 Fuchs, T. (2008): Das Gehirn – ein Beziehungsorgan. Eine phänomenologisch-ökologische Konzeption. Stuttgart. Seite 89

56 Cramer, F. (1998): Symphonie des Lebendigen. Versuch einer allgemeinen Resonanztheorie. Frankfurt a. M.. Seite 14

57 Merleau-Ponty, M. (1966): Phänomenologie der Wahrnehmung. Berlin. Seite 413

Für die therapeutische Arbeit hat die Existenz von Resonanzen besondere Vorteile. Man kann sie aussprechen, ist aber nicht auf den verbalen Austausch angewiesen. Denn die Resonanzen sind auch spürbar, liegen manchmal „in der Luft". Und wir sind nicht nur auf Beobachtungen der Kinder und Jugendlichen angewiesen, sondern können auch unsere eigenen Wahrnehmungen, unser eigenes Spüren dazu nutzen, um das Vorhandensein von Resonanzen und damit von Problemlagen der Kinder zu erkennen, zumindest es zu vermuten.

Als Ole zu mir kommt, ist oberflächlich gesehen, alles wie vorher. Doch ich spüre ein Unbehagen. Ich merke, dass irgendetwas nicht stimmt. Aber ich weiß nicht was. Ich frage Ole direkt: „Was ist denn los? Hattest du heute keine Lust, zu mir zu kommen?" Er antwortet: „Doch, hatte ich." Als ich weiter nachhake und ihm dabei auch sage, dass er gerade nichts erzählen muss und dass ich ihm nur mein Unbehagen mitteilen wollte, bekommt er Tränen in die Augen und erzählt mir, dass sein bester Freund mit ihm einen fürchterlichen Streit hatte und er nicht mehr weiß, ob die Freundschaft weitergeht ...

Mit diesem 14-jährigen Jungen habe ich die Erfahrung gemacht, dass er Schwierigkeiten hat, belastende Erfahrungen zu benennen. Das gehört zu dem Alter, ist aber auch Ausdruck dessen, dass er in einer Familie aufgewachsen ist, in der ein Austausch von Gefühlen und insbesondere von traurigen Gefühlen keine Tradition hat. Hier hatte die Resonanz, die ich gespürt habe, eine doppelte Bedeutung. Auf der einen Seite war sie ein Ausdruck von Diagnostik, also von Einsicht in etwas, was zwischen mir und Ole geschah, beziehungsweise was Ole bedrückte. Und gleichzeitig war sie eine Veränderung, eine therapeutische Intervention, weil ich Ole darauf angesprochen habe und mein eigenes Empfinden offengelegt habe. Bei den Resonanzen existieren verschiedene Besonderheiten, die einer genaueren Betrachtung wert sind. Die erste besteht darin, dass wir oft auf unterschiedlichen Ebenen in Resonanz gehen. Die erste Resonanzebene nennen wir Response-Resonanz. In dieser Resonanzebene reagieren wir in unserem eigenen Erleben auf das Erleben der anderen. Response bedeutet Antwort. Response-Resonanz ist bildlich vorstellbar, wie ein Tischtennisspiel. Der Ball schwingt im Ping Pong hin und her zwischen den beiden Spielenden.

Nurhan ist heute zickig. Ich kann machen, was ich will. Sie antwortet pampig, nimmt meine Spielangebote nicht an oder, wenn sie sich doch zum

Spielen herablässt, unterbricht sie das Spiel immer wieder oder zerstört es. Ich bin ärgerlich. Ich versuche, geduldig zu bleiben, weil ich vermute, dass bei Nurhan irgendetwas geschehen ist oder eine alte Erfahrung lebendig wird, die dieses Verhalten produziert. Doch mein Ärger ist vorhanden und ich kann ihn nicht ganz verstecken und will dies auch nicht. Ich bemühe mich, meinen Ärger zumindest teilweise zu zeigen und auch auszusprechen UND gleichzeitig freundlich und zugewandt zu bleiben. Nach einer Weile merke ich, dass ich dieses Hin und Her Spiel leid bin und traurig werde. Die Trauer ist nur ein leiser Anflug, doch sie ist wahrnehmbar. Ich breche das Spiel, in dem wir uns gerade befinden, in dem wir uns beide gegenseitig nerven, ab und sage: „Nurhan, ich merke, dass ich traurig bin." Nurhan guckt mich mit großen Augen an und beginnt zu weinen.

Nurhans Verhalten und meine Reaktion darauf sind Teil der Response-Resonanz. Darunter gibt es auch eine andere Ebene, die ich Synchron-Resonanz nenne. Hier schwingt etwas gemeinsam, vielleicht nicht Gleiches, aber Ähnliches, bei den Beteiligten. Oft wird die Synchron-Resonanz von der Response-Resonanz verdeckt und überlagert. Doch, wenn man achtsam ist, kann man sie zumindest nach einer Weile spüren. Hier beinhaltete die Synchron-Resonanz die Traurigkeit, von der Nurhan mir, nachdem ich sie angesprochen hatte, erzählte.

Eine weitere Besonderheit der Resonanzen besteht in der unterschiedlichen Fähigkeit, Resonanz zu spüren und auszuleben. Vor Kindern mit einer extrem hohen Resonanzfähigkeit, die sehr „dünnhäutig" wirken, kann man kaum etwas verstecken. Sie bekommen alles mit. Das ist für manche Kinder eine Last. Sie leiden darunter, weil sie damit nicht umgehen können und sich selbst auch oft nicht verstehen. Ihnen zu erklären, dass sie besondere Fähigkeiten haben, die oft auch Schwierigkeiten bereiten, kann helfen. Vor allen Dingen ist es wichtig, dass sie lernen, zu unterscheiden, was sie selbst fühlen und das, was sie von den Gefühlen anderer Menschen mitbekommen. Beides ist nie genau zu trennen und darum geht es auch nicht. Wichtig ist aber, die Meinhaftigkeit des Erlebens und vor allem der Gefühle zu stärken, damit die Kinder diese nicht verlieren. Oft brauchen diese Kinder auch Schutzräume, in denen sie sich vor den Resonanzen mit anderen Menschen zurückziehen können. Viele von ihnen werden mit ADHS diagnostiziert, worauf ich in dem entsprechenden Kapitel eingehen werde.

Andere Kinder haben eine gedämpfte Resonanzfähigkeit. Sie spüren oft wenig, zumindest weniger als andere, wirken robust, manchmal im guten Sinne eigensinnig, manchmal im übertriebenen Sinne egozentrisch. Sie machen „ihr Ding". Eine sehr hohe und eine sehr gedämpfte Resonanzfähigkeit mit all den Zwischenstufen, die es inmitten dieser Pole geben kann und gibt, kann durch genetische Faktoren zur Persönlichkeit des Kindes gehören. Sie kann aber auch Folge von biografischen Erfahrungen sein. Erfahrungen, ins Leere zu gehen, können beide Extreme hervorrufen. Manche Kinder dämpfen ihre Resonanzfähigkeit, um den Schmerz nicht zu spüren. Andere fahren ihre „Antennen" aus, um besonders viel mitzubekommen. Wie und welche Faktoren die Intensität der Resonanzfähigkeit beeinflussen, kann nicht allgemein festgestellt werden, sondern wir müssen sie bei jedem Kind und Jugendlichen individuell erfassen.

Ferner gibt es spezifische Resonanzverläufe[58], mit Kindern und Jugendlichen sind mir vor allem zwei häufig begegnet. Die erste besteht in der blockierten Resonanz. Ein Beispiel:

> *Melli ist durchaus in vielen Bereich sehr resonanzfähig. Doch in dem Augenblick, wo irgendeine Form von Traurigkeit anklingt, wird sie „cool" und tut so, als gäbe es dieses Gefühl gar nicht. Sie hat schon so viele Verluste erlebt in ihrem jungen Leben, dass sie Traurigkeit als Gefühl des Loslassens nicht mehr wahrnehmen will und kann. Dieses Gefühl ist blockiert.*

Bei anderen Kindern wurden bestimmte Gefühle verboten, zum Beispiel aggressive Gefühle oder Freude und Lachen. Ich merke das als Therapeut, indem ich spüre, dass zwischen dem Kind und mir eine Stimmung auftritt, das Kind aber diese nicht zeigen und darauf nicht reagieren kann. Diese Stimmung, dieser Erlebensaspekt ist blockiert. Das gilt nicht nur für Gefühle und ähnliche emotionale Regungen, sondern kann sich auch auf Erregungsverläufe beziehen. Manche Kinder können keine Aufregung leben, sie ist „gedeckelt". Andere können nicht zur Ruhe kommen, auch wenn zwischen dem Kind und mir Aufregendes oder Beunruhigendes passiert. Häufig begegne ich bei Kindern und Jugendlichen erzwungenen Resonanzen.

---

58 Baer, U. (2012): Kreative Leibtherapie. Das Lehrbuch. Berlin

Natascha musste immer nur lieb sein. Das war ihr selbstverständlich geworden. Sie musste sich nicht nur lieb verhalten, sondern auch, vor allem ihrer Mutter gegenüber, liebevoll zeigen, ja, sogar immer nur Liebe empfinden. Als sie 14 Jahre alt war, rebellierte sie. Sie zeigte nur noch aggressive Gefühle, schminkte sich provokativ und auffällig, trug ihre Haare vielfarbig, beschimpfte ihre Mutter und so weiter.

Wenn Resonanzen erzwungen werden, führt das dazu, dass sich die Kinder anpassen müssen. Manche behalten dies ihr ganzes Leben bei, andere rebellieren irgendwann. Denn hier erfolgt ein Verlust der Meinhaftigkeit, des Spürens dessen, was man selber möchte, spürt, fühlt, welche Impulse man hat und so weiter. Dagegen zu rebellieren ist gesund. Das Problem besteht oft darin, dass die Kinder dann sich selbst davon überschwemmt fühlen, sehr hilflos sind, weil sie durch die erzwungene Resonanz kein Maß entwickeln konnten.

Übertragung ist nun eine besondere Form der Resonanz. Hier betritt nicht nur eine unbekannte dritte Person den Raum, sondern ich als Therapeut werde selbst zu dieser Person. Das Kind überträgt die Rolle zum Beispiel des Vaters oder der Mutter oder einer anderen Person auf mich. Ich werde zum verhassten Lehrer oder zur betrauerten, geliebten Großmutter. Übertragungen können also angenehme wie unangenehme Gefühle und andere Erlebensqualitäten hervorrufen. Sie betreffen Personen, die leben oder gestorben oder woanders hingezogen sind, die aber immer für das Kind noch eine Bedeutung haben. Übertragungen erfolgen auch in Rollen, die Kinder ersehnen. Auch wenn sie nie einen liebevollen Vater hatten, sehnen sie sich danach. Und ich kann als Therapeut zum Objekt dieser Sehnsucht werden.

Übertragungen zu verstehen und anzunehmen, dass wir als Therapeut*innen uns immer auch in Übertragungen bewegen, ist Voraussetzung für eine heilende Begleitung von Kindern und Jugendlichen. Dabei ist es wichtig, den zweifachen Doppelcharakter der Übertragungen zu verstehen und ernst zu nehmen. Der erste Doppelcharakter besteht darin, dass ich annehme, dass ich der konkrete Therapeut im Hier und Jetzt bin und dass gleichzeitig mir eine zusätzliche Rolle oder der Aspekt einer anderen Person zugewiesen wird, sodass ich diese selbst spüre. Für das Kind bin ich beides, Therapeut und zum Beispiel Vater oder Großmutter. Und auch in mir spüre ich diesen Doppelcharakter. Der zweite Doppelcharakter besteht darin, dass das Kind und auch ich in der Übertragung etwas erleben können, was das Kind bewegt, meistens belastet, wonach es sich sehnt, was es fürchtet oder was in anderer Weise für das Kind wichtig ist. Und gleichzeitig können sowohl das Kind als auch ich Veränderungen vornehmen in unserer zwischenleiblichen Interaktion, in unserem Austausch in unserem Spiel.

Die Arbeit mit der Übertragung entwickelt sich vor allem im Spiel. Manchmal benenne ich sie, meistens nicht. Kinder spüren die Veränderungen auch ohne Worte. Oft nehme ich die Übertragung an, spreche etwas anders, als ich sonst spreche, verändere meine Stimme und meine Haltung. Doch immer spielerisch und immer so, dass ich auch Udo Baer (für die Kinder manchmal Udo Bär) bleibe und immer wieder in die Rolle des vertrauten Therapeuten wechsle. Das Kind erhält dadurch die Chance, ungelebte Gefühle und Impulse auszuleben. Es hat gleichzeitig die Sicherheit, dass es nicht verlassen wird oder entwürdigt, dass der Boden der vertrauensvollen Beziehung zwischen dem Kind und mir weiterhin existiert und bestehen bleibt. Wie ich dies im Einzelfall ausdrücke und variiere, dafür gibt es keine Regeln, sondern muss sich aus dem Spüren der konkreten Situation und den vorhandenen Resonanzen ergeben.

Therapie mit Kindern und Jugendlichen ist ein Beziehungsspiel auf dem Boden der Zwischenleiblichkeit mit vielfältigen Resonanzen und auch mit Übertragungen.

C 12 Vom Kämpfen und Trösten – mit der Tridentität arbeiten

Viele Kinder sind in ihrer Identität geschädigt. Sie haben sich verloren, sie zweifeln an sich, halten sich für „falsch“ und „böse“ oder fühlen sich fremd. Die Identität ist das Einzigartige eines Menschen, das Unverwechselbare. Der Begriff Identität kommt vom Wort „iden“, welches das Besondere und Eigene bezeichnet. So heißt ein Personalausweis oder Pass im Englischen identity card.

Dieses Einzigartige entsteht nicht allein aus sich heraus, sondern im fließenden Austausch mit der Umgebung, mit der Umwelt. Um die eigene Persönlichkeit zu entwickeln, brauchen Kinder Würdigung und Beziehung, sie brauchen den Austausch mit anderen Menschen. Doch welche Art von Austausch ist dafür notwendig? Welche Qualitäten der Interaktion fördern die Identitätsentwicklung, welche schaden ihr? Gestützt auf die Identitätskonzepte von Mead, Keupp und Henning[59] habe ich im Rahmen der Kreativen Leibtherapie gemeinsam mit meiner Frau Gabriele Frick-Baer für Therapie und Beziehungspädagogik das Tridentitätskonzept entwickelt. Das Wort Tridentität setzt sich aus den Bestandteilen tri (= 3) und Identität zusammen. Es beinhaltet, dass es drei wesentliche Interaktionen zwischen Menschen gibt, die identitätsfördernd oder identitätsschädigend sind.

Die drei Tridentitätsinteraktionen sind Felder der Erfahrungen, die Kinder und Jugendliche machen, und gleichzeitig Bereiche ihres Erlebens. Sie dienen der Diagnostik und sind ebenfalls Richtungen für therapeutische Interaktionen mit leidenden Kindern und Jugendlichen.

Das Nähren

Kinder brauchen Nahrung – nicht nur stoffliche Nahrung zum Essen und Trinken, sondern auch emotionale und soziale Nahrung. Sie brauchen Spiele zur Anregung, sie brauchen Gegenstände, die sie berühren und bearbeiten können, und Menschen, die sie wohlwollend anblicken, mit ihnen sprechen, sie lieben und halten. Kinder brauchen auch Wissen, Gedanken, Knowhow, Kompetenzen. Vom ersten Tag ihres Lebens an lernen sie, nehmen soziale, emotionale und geistige Nahrung auf. Viele Kinder, die wir therapeutisch begleiten, sind in mancher Hinsicht unterernährt. Ihnen fehlt es an Liebe oder allein schon an Interesse und Aufmerksamkeit. Sie sind seelisch und sozial eingeschränkt oder verwahrlost. Manche können intellektuelle Höchstleistungen erbringen, haben aber viel zu wenig zärtliche Berührungen gespürt oder sind emotionale Analphabeten.

---

59 Mead G. H. (1934 / 1977): Geist, Identität und Gesellschaft. Frankfurt a. M.
Keupp, H. et al. (2002): Identitätskonstruktionen. Das Patchwork der Identitäten in der Spätmoderne. Reinbek
Henning, T. (2003): Personale Identität und personale Identitäten – ein Problemfeld der Philosophie. In: Petzold, H. G. (2012): Identität. Ein Kernthema moderner Psychotherapie – Interdisziplinäre Perspektive. Wiesbaden

Manche dieser Kinder haben sich in der Unterernährung eingerichtet und haben resigniert. Für sie ist der Mangel zur Selbstverständlichkeit geworden und sie reagieren mit Anpassung und Unterwürfigkeit. Andere rebellieren aggressiv, ohne das, was sie wollen, benennen oder beschreiben zu können. Sie sehnen sich nach Nahrung. Da sie unterernährt sind, haben sie für den Ausdruck ihrer Sehnsucht kein Maß, denn die Leere des Mangels ist maßlos.

Andere Kinder werden zwangsernährt. Sie dürfen zum Beispiel nur intellektuelle Nahrung zu sich nehmen, erhalten keine andere. Diese Kinder erhalten Nährendes nur einseitig oder nur mit Zwang und Druck. Andere bekommen gefühlsmäßige Zuwendung nur, wenn sie brav sind. Auch das ist eine Form der Zwangsernährung. Wenn wir Menschen etwas in uns hineinstopfen, was uns nicht bekömmlich ist, versuchen wir es wieder auszuspeien. Das ist oft ein Reflex des Organismus. Andere Menschen gewöhnen sich daran, wahllos alles in sich hineinzustopfen.

Eine andere Form schädigenden Nährens besteht darin, dass Kinder und Jugendliche Nahrung nur als Tauschgeschäft erhalten: „Verhalte dich so, wie ich will - dann interessiere ich mich für dich. Sonst ignoriere ich dich." Das ist die Botschaft, mit der manche Kinder groß geworden sind und groß werden. Bemerkenswert ist, dass Unterernährung von Kindern und Jugendlichen im nicht-materiellen Sinn nicht nur bei Kindern aus armen Familien zu beobachten ist, sondern auch und manchmal sogar häufiger bei sehr begüterten Familien. Dort heißt es dann z. B.: „Hier hast du ein neues Spiel für die Playstation, aber lass mich in Ruhe!" Der Besitz von viel Spielzeug und anderem Gerät ist nicht gleichzusetzen mit ausreichender Nahrung. Wenn Kinder in einseitiger Weise genährt werden, sind sie auch gefährdet, maßlos in ihren Wünschen und in ihren Erwartungen zu werden. Auch das kann sich in der Therapie widerspiegeln.

Das Spiegeln

Der Spiegel ist der zweite Bereich der Tridentitäts-Interaktion. Kinder und Jugendliche brauchen einen Spiegel, andere Menschen, die ihnen sagen und zeigen, wer sie sind. Das geschieht in Worten, aber auch in Blicken und Gesten, im alltäglichen Verhalten und im konkreten Spiel. Mit Spielen sind hier nicht nur positive Rückmeldungen gemeint, sondern durchaus auch kritische und widersprechende. Entscheidend ist, dass die Kinder und Jugendlichen von anderen und in Kontakt mit anderen überhaupt Rückmeldungen erhalten und so hören und sehen, wie sie sind und wie sie wirken. Dass solche Feedbacks nie objektiv sind, sondern immer von eigenen Beziehungserfahrungen und der jeweiligen Persönlichkeit geprägt, ist selbstverständlich. Das eigene Bemühen um Objektivierung ist allerdings auch nicht erforderlich, denn Kinder spüren genau, wer in welcher Art zu ihnen spricht. Sie brauchen Spiegelungen nicht nur von einer Person, sondern von mehreren. Dann kann das Kind auswählen und mischen, was es als Spiegelung annimmt, und so daraus seine Identität entwickeln.

Auch hier sind wieder diagnostische Zugänge spannend. Manche Kinder und Jugendliche leiden unter einem allgemeinen Spiegelmangel. Sie wurden zu wenig gespiegelt und waren so nur auf sich selbst angewiesen, um herauszufinden, wer sie sind, und ein Bild von sich zu entwickeln. Das gelingt nur einseitig und unter großer Anstrengung. Unser Selbstbild entsteht nicht, indem wir einfach die Rückmeldungen der anderen übernehmen, aber es fußt darauf, dass wir in Dialog mit anderen Menschen treten, uns reiben, auswählen, Eindrücke und Meinungen anderer mit unseren vergleichen und abwägen. Kinder und Jugendliche können sich mit den Spiegelungen von Erwachsenen auseinandersetzen. Doch wenn sie gar keinen Spiegel bekommen, gibt es auch nichts, womit sie sich auseinandersetzen können. Dann schwindet ihr Selbstwert und ihr Selbstbild geht verloren oder verkümmert.

Sehr häufig treffen wir auf Kinder und Jugendliche mit verzerrten Spiegelungserfahrungen. Es werden zum Beispiel nur Fehler und Schwächen gespiegelt, aber nicht die Kompetenzen und Erfolge. Manchmal legen die Eltern Wert auf Sportlichkeit und spiegeln nur die sportliche Entwicklung. Andere Eltern betonen Werte wie Bescheidenheit oder Starksein in ihrem Verhältnis zu den Kindern und spiegeln nur das, was diesen Maßstäben entspricht.

Insbesondere bei aggressiven Kindern oder anderen, die verloren gegangen sind und sich verloren fühlen, versteckt sich häufig die große Sehnsucht nach Spiegelungen hinter ihrer Aggressivität oder anderem herausforderndem Verhalten.

Das Gegenübersein

Kinder und Jugendliche brauchen Gegenüber. Damit meine ich Menschen, die mit ihnen in Beziehung treten, gleichzeitig anders sind und an denen sie sich reiben können. Wenn ein Kind die Erfahrung macht, dass eine erwachsene Person eine andere Meinung hat als das Kind selbst und es trotzdem mit seinen Auffassungen respektiert wird, dann ist das eine positive Erfahrung, die das Kind stärkt. Wenn Jugendliche sich mit Erwachsenen streiten können, ohne dass man sich verletzt, schärft das die eigenen Werte und Auffassungen. Gegenüber sind auch Menschen, die Grenzen setzen und gleichzeitig die Grenzen der Kinder und Jugendlichen respektieren.

Viele Kinder, die therapeutische Hilfe benötigen, haben negative Erfahrungen mit einem Gegenüber gemacht, oft kennen sie Kontakt nur in überwiegend gewalttätiger oder erpresserischer Form. Für sie waren Gegenüber nicht respektierend und wohlwollend, sondern grenzverletzend, erniedrigend und entwürdigend. Andere Kinder und Jugendliche haben zu wenig Gegenüber erfahren. Alles war „gut", alles war „wunderbar" – sie konnten sich nicht streiten und reiben. Vielleicht waren die Eltern dazu nicht in der Lage, vielleicht waren sie oder sind psychisch krank oder leiden an Suchterkrankungen. Kinder, die kein Gegenüber erfahren, gehen ins Leere und kennen deswegen oft keine Grenzen. Sie spüren ihre eigene Kraft nicht und auch nicht das Maß ihrer Kraft.

Hinweise für die Therapie

Im therapeutischen Prozess spiegeln sich alle kindlichen und jugendlichen Erfahrungen mit den Tridentitätsaspekten wider. Ein unterernährtes Kind wird zum Beispiel entweder Nahrung suchen, manchmal sogar aggressiv einfordern oder misstrauisch auf alle ihm unbekannten nährenden Angebote eine/s Therapeut*in reagieren. Es ist seitens der Therapeut*innen sinnvoll und notwendig, den Kindern und Jugendlichen das anzubieten, wovon sie zu wenig erfahren haben, und all das wohlwollend, respektierend und umfassend erlebbar zu machen, wovon sie nur Einseitigkeiten und Verzerrungen kennen. Zu Beginn einer Therapie ist es kaum möglich, eine Tridentiäts-Diagnostik für ein Kind oder eine jugendliche Person zu erstellen. Man kennt das Kind noch nicht gut genug. Sinnvoll ist es meist eher, diese Diagnostik fortlaufend zu stellen und sie nach jeder Einheit fortzuschreiben:

„Legen Sie Papier und Stifte bereit und tragen Sie jeweils ein, was Ihnen zu den folgenden Fragen einfällt:

- Welche positiven Nahrungserfahrungen hat das Kind?
- Welche negativen Nahrungserfahrungen hat das Kind?
- Welches Nähren braucht es?
- Welche positiven Spiegelungserfahrungen hat das Kind?
- Welche negativen Spiegelungserfahrungen hat das Kind?
- Welche Spiegel braucht das Kind?
- Welche positiven Gegenübererfahrungen hat das Kind?
- Welche negativen Gegenübererfahrungen hat das Kind?
- Welches Gegenüber braucht das Kind?“[60]

Was wir als Therapeut*innen den Kindern und Jugendlichen, die wir begleiten, an Tridentitätsaspekten geben können, ist so vielfältig wie es die kreative Therapie mit Kindern und Jugendlichen ist. Ich kann und möchte hier deshalb keine Checklisten oder sonstigen Aufzählungen vorstellen. Nach meiner Erfahrung fällt Therapeut*innen genug ein, wenn es eine grundsätzliche Achtsamkeit für die Tridentitätsaspekte gibt. Drei kleinere Bereiche der Tridentitätsarbeit sind mir jedoch besonders wichtig, deswegen möchte ich sie kurz erwähnen:

Gerade Kinder, die aggressive, verletzende Gegenübererfahrungen machen mussten oder mit dem, was sie brauchen und wollen, ins Leere gegangen sind, lieben häufig Kampfspiele. Manchmal zögern sie erst, weil sie „dem Braten nicht trauen“ und zu Recht misstrauisch sind, doch dann können sie sich in wahre Begeisterung hineinsteigern. Ich habe mich mit Kindern wie „wilde Tiere“ angeschrien, wir haben Zeitungspapier zu Schwertern gerollt und gekämpft, wir haben uns mit zusammengeknülltem Papier wie mit Schneebällen beworfen, wir haben gerungen und Ringkämpfe durchgeführt. Ich habe schüchternen und zarten Kindern, die vor Wildheit Angst hatten, kleine, angemessene Gegenübererfahrungen angeboten: Da drückten und stritten sich zwei Puppen oder wir hakelten mit dem kleinen Finger ... Im Kampf entsteht Reibung; im Kampf, wenn er wohlwollend und respektvoll durchgeführt wird, wird spürbar, dass das Anderssein gewürdigt wird. Reibung schafft Wärme.

60 Baer, Udo (2021): Was hochbelastete Kinder brauchen. Klett-Cotta, Stuttgart. S. 86

Beim Nähren war mir besonders eindrücklich, dass viele Kinder ungetröstet waren und sind. Wenn ich versucht habe, sie zu trösten, dann war das für sie eine Offenbarung. Oft habe ich gefragt „Wie bist du denn getröstet worden?", um daraus Anhaltspunkte zu gewinnen, wie ich sie trösten kann. Erschrocken hat mich, wie wenige Kinder überhaupt darauf eine Antwort wussten. Sie kannten kein Trösten, allenfalls ein dahingesagtes „Wird schon wieder" oder „Stell dich nicht so an". Ich greife dann oft auf meine eigenen Erfahrungen als Kind zurück, wie ich getröstet worden bin und vor allem, wie ich gern getröstet worden wäre. Und ich nutze die Erfahrungen mit meinen Kindern und Enkeln. Manchmal frage ich auch die Kinder, die ich begleite: „Wie wärst du gern getröstet worden?" oder: „Was wünscht du dir jetzt?" Dann probieren wir aus, was den Kummer verringern kann.

Viele Kinder, das werden Sie als Therapeut*in wahrnehmen, sind immer wieder ins Leere gegangen. Gerade wenn wir Therapeut*innen dies mitbekommen, versuchen wir oft, die Leere zu füllen und die Kinder zu nähren. Doch was diese Kinder und Jugendlichen am meisten brauchen sind Spiegel, wahrhaftige, wohlwollende Menschen, die ihnen sagen, wie sie sie sehen. Das wird oft nicht gewusst und nicht bemerkt. Mir ging das früher auch so. Das Gegenteil von Leere ist nicht Nähren, sondern vor allem das Spiegeln. Das ist eine Erfahrung, die sich bewährt hat.

C 13 Von der unlebbaren Liebe bis zur unaussprechlichen Scham – mit Kindergefühlen arbeiten

Die Vielfalt des Gefühlslebens von Kindern und Jugendlichen gehört zu den Landschaften des Erlebens. Sie zu erkunden, ermöglicht Einblicke in die Diagnostik und gleichzeitig viele Ansätze der therapeutischen Begegnung.[61] Ausgangspunkt ist immer das Leiden der Kinder und Jugendlichen.

Das emotionale Leiden

Viele Kinder und Jugendliche, die wir Zherapeut*innen begleiten, sind mit ihren Gefühlen und ihren emotionalen Impulsen ins Leere gegangen. Sie wurden nicht wahrgenommen, niemand oder zu wenige interessierten sich dafür. Oft wurden die Gefühle der Kinder und Jugendlichen auch unterdrückt. Zum Beispiel durften sie ihren Zorn, und ihr Gefühl der Ungerechtigkeit nicht leben („Sei nicht so empfindlich!").

Viele Kinder in meiner Begleitung hatten keine Vorbilder, wie sie mit Gefühlen umgehen können, oder sie lebten mit Vorbildern, die nur teilweise Gefühle zeigen konnten. Zum Beispiel ist bei manchen Niedergeschlagenheit erlaubt, aber keine Freude und erst Recht kein Stolz auf Erreichtes. Oder es durfte umgekehrt nur Freude und sogenannte „positive" Gefühle geben, aber keine Traurigkeit, keinen Ärger, keinen Kummer.

Ich begegne auch häufig Kindern, die in ihrer Umgebung emotional getäuscht wurden. Ihnen wurden Gefühle vorgegaukelt, die nicht wahr waren. Zum Beispiel gehören dazu Liebesäußerungen, die ein Fake waren, oder Atmosphären von Offenheit und Transparenz, die mit Verlogenheit gespickt waren. Wenn diese Kinder uns Therapeut*innen begegnen und wir selbst emotionale Äußerungen tätigen, zeigen sie oft Misstrauen. Denn getäuscht zu werden, das kennen sie gut und das erwarten sie.

61 Baer, U.; Frick-Baer, G. (2021): Wie Kinder fühlen. Weinheim
Baer, U.; Frick-Baer, G. (2021): Das ABC der Gefühle. Weinheim

Manche Kinder leiden unter explodierenden Gefühlen, zum Beispiel unter Wutanfällen begleitet von zerstörerischen Handlungen. Häufig ist dies auch der Anlass dafür, dass sie in therapeutische Behandlung geschickt werden. Zu aggressiven Gefühlen und der Arbeit mit ihnen werde ich an anderer Stelle Erfahrungen teilen und Hinweise geben.

Bei anderen Kindern explodieren die Gefühle nicht, sondern sie sitzen eher still und leise fest.

> *Puni hat Angst – immer. Sie wird sie nicht los. Die Angst hat sich in ihr eingenistet und ist ihre ständige Begleiterin. Auch in der Therapie hat sie Angst, sogar vor der Therapeutin. Es braucht lange Zeit, bis sie ihr vertrauen kann.*

Manchmal gelingt es, die Quellen solcher Gefühle, die sich festgesetzt haben, zu bestimmen, doch oft wird ein Kind von einem solchen Gefühl schon in einem sehr frühen Alter überfordert. Hier braucht es Geduld, um neue Erfahrungen zu ermöglichen und um auf dem Boden einer vertrauensvollen Beziehung, die keine Angst macht, die individuellen Angstfresser oder Wutbremser zu identifizieren.

Grammatik der Gefühle

Die Besonderheiten von Kindergefühlen haben wir an anderer Stelle[62] beschrieben, ebenfalls die Grammatik der Gefühle[63]. Wir bezeichnen sie nicht als Logik, weil die Logik keine Ausnahmen kennt, während die Grammatik zwar Regeln umfasst, aber Ausnahmen zulässt. Dies entspricht eher dem Gefühlsleben von Kindern und auch Erwachsenen, deswegen diese Bezeichnung. Bei der therapeutischen Begleitung von Kindern und Jugendlichen besteht eine wichtige grammatikalische Regel darin, dass Gefühle umgetauscht werden können. Wenn die Trauer oder die Hilflosigkeit in einem Kind allein bleiben, können sie sich in aggressive Gefühle umwandeln, um nur ein häufig auftretendes Beispiel zu erwähnen. Wenn Gefühle keinen Anlass haben oder keine Quelle feststellbar ist, dann ist es wichtig, auch die Möglichkeit zu bedenken, dass sie entstanden sind, weil andere Gefühle, die nicht lebbar waren oder keine Unterstützung fanden, umgetauscht worden sind.

62 Baer, Udo; Frick-Baer (2009/2021): Wie Kinder fühlen. Weinheim

63 Baer, Udo; Frick-Baer (2014/2022): Das große Buch der Gefühle. Weinheim

Häufig begegnen wir auch geheimen Gefühlen. Das sind Gefühle, die nicht sichtbar sind, aber doch spürbar und lebendig.

Die siebenjährige Maria hatte große Schuldgefühle, weil sie die Erkrankung ihrer Mutter nicht verhindern oder heilen konnte. Die Mutter hatte Darmkrebs. Maria gab sich selbst die Schuld dafür, weil sie selbst so viele Süßigkeiten gegessen hatte. Wie ihr eigener Süßigkeiten-Konsum und die Erkrankung ihrer Mutter zusammenhängen sollten, wusste sie nicht. Aber sie hatte davon gehört, dass zu viele Süßigkeiten krank machen können. Irgendwie baute sie sich etwas zusammen und fühlte sich schuldig. Über diese Schuldgefühle sprach sie mit niemandem, erst in der Therapie wurden sie deutlich. Doch auch vorher zeigten sie sich: Sie kaute an ihren Nägeln, schlief nur mit halb- oder maximal einstündigen Unterbrechungen und begann einzunässen.

Solche Gefühle bleiben auch bei anderen Kindern häufig geheim. Sie sind manchmal in der Resonanz spürbar oder zeigen sich an seltsamen und scheinbar „schrägen“ Verhaltensweisen. Auch die Liebe ist häufig ein geheimes Gefühl. Kinder lieben ihre Eltern und lieben auch ihre Großeltern oder Geschwister, doch oft können sie das nicht zeigen. Sie lieben auch dann, wenn ihre Liebe wird nicht erwidert wird, zumindest nicht so, wie die Kinder dies brauchen. Wir Therapeut*innen müssen so weit wie möglich offen dafür sein, alle Phänomene wahrzunehmen. Die Gefühle, die sichtbar sind, und auch diejenigen, die im Geheimen leben.

Therapie

Kinder brauchen in ihrem Gefühlsleben ehrliche emotionale Dialoge. Es ist unbedingt notwendig, dass Therapeut*innen die Gefühle der Kinder würdigen und dabei auch ihre eigenen einbringen und zeigen.

Häufig werden die Gefühle von Kindern, insbesondere die geheimen, nur zugänglich über die Synchronresonanzen, welche die Therapeut*innen spüren. Therapie findet in der Zwischenleiblichkeit statt und in der Zwischenleiblichkeit werden die emotionalen Regungen von Kindern und Jugendlichen deutlich, selbst wenn sie keine Worte dafür haben. Bei ihnen gilt es in besonderer Weise, auf solche Synchronresonanzen zu achten. Sie sind auch der Boden dafür, was ich die „Weisheit der Kinder"[64] nenne. Kindern gelingt es, die Gefühle, für die sie keine Worte haben, in uns Erwachsenen hervorzurufen. Wenn wir fühlen, dass wir vor eine Wand laufen, können wir sicher sein, dass das Kind auch das Gefühl kennt, vor eine Wand zu laufen – vielleicht nicht bei uns, aber bei anderen Menschen. Eine hundertprozentige Sicherheit gibt es dabei nicht, aber eine große Wahrscheinlichkeit. Wenn ich als Therapeut beginne, mich zu schämen, liegt es nahe, dass vielleicht auch das Kind voller Scham ist, diese aber nicht zeigen und erst recht nicht in Worte fassen kann. Die Weisheit der Kinder, mit der sie die Gefühle, die sie selbst nicht ausdrücken oder benennen können, in uns hervorrufen, verdient gewürdigt zu werden. Sie ist ein wichtiger Zugang zum Gefühlsleben der Kinder im Alltag wie in der Therapie.

Als kreative Therapeut*innen haben wir ein breites Spektrum an Möglichkeiten, die Kinder zu einem eigenen kreativen Ausdruck ihrer Gefühle zu ermutigen. Wir bitten sie, diese zu malen oder zum Erklingen zu bringen, sie zu tanzen oder für ein Gefühl eine Bewegung zu finden. Das gilt auch für Gefühle, die zunächst nicht als solche erkennbar sind.

> *Ein elfjähriger Junge kam in die Therapie und sagte wie schon mehrmals auf meine Frage, wie es ihm denn gehe:*
> *„Keine Ahnung."*
> *Ich fragte noch ein- oder zweimal nach. Doch es gab die gleiche Antwort. Dann bat ich ihn: „Spiel doch mal ‚Keine Ahnung' auf dem Klavier."*
> *„Das kann ich nicht."*
> *„Doch, versuche es doch einmal. Mit einem Finger einen Ton, der das ‚Keine Ahnung' erklingen lässt."*
> *Mit etwas mürrischem Gesicht setzte er sich vor das Klavier und klimperte mit einem Finger jeweils verschiedene Töne. Nach einigen Versuchen sagte er zu einem Ton: „Das ist er."*
> *Ich fragte: „Wie klingt das?"*
> *„Doof."*
> *Ich fragte ihn: „Was ist denn in deinem Leben gerade doof'?"*
> *„Keine Ahnung."*
> *Ich bat ihn: „Spiel noch einmal den Ton und schau mal, ob es auch einen Ton gibt, der das Gegenteil von doof ist."*
> *Auch hier probierte er und fand einen hohen hellen Ton und ich fragte: „Und*

64 Baer, Udo (2018): Die Weisheit der Kinder. Stuttgart

wie klingt das?"
„Ja, das war, als wir letztes Mal mit unserer Fußballmannschaft gewonnen haben. Das war klasse. Da haben wir uns alle gefreut."
So kamen wir ins Gespräch. Von Ton zu Ton. Von Satz zu Satz. Und schließlich begegneten wir dem „doof". Sein Freund hatte ihn versetzt. Darüber war er ärgerlich und traurig zugleich, fand aber keine Worte.

C 14 „Auf mich hört nie jemand" – mit Wirksamkeitserfahrungen arbeiten

Wirksamkeit und Unwirksamkeit sind einerseits Gefühle und andererseits Erlebensräume, die für die Entwicklung von Kindern existenzielle Bedeutung haben. Das beginnt schon in den frühen Lebensmonaten:

Ein Kleinkind sitzt im Kinderstuhl und wird von der Mutter gefüttert. Das Telefon klingelt, die Mutter legt den Löffel auf die Ablagefläche vor dem Kind. Das Kind greift nach dem Löffel, hebt ihn hoch und lässt ihn auf den Fußboden fallen. Der Vater steht auf, hebt den Löffel wieder auf und legt ihn vor das Kind. Das Kind strahlt, greift wieder nach dem Löffel, lässt ihn wieder fallen. So geht es einige Male fort, bis die Mutter ihr Telefongespräch beendet hat und das Kind weiter füttert.

Vielleicht hat sich das Kind an dem Klang des Löffels erfreut, als dieser zu Boden fiel. Wahrscheinlich ist aber, dass dieser Vorgang für das Kind eine Erfahrung seiner Wirksamkeit war. Es hat etwas bewirkt im Hinblick auf einen Gegenstand, den Löffel. Und es hat etwas bewirkt beim Vater, der immer wieder aufstand und den Löffel aufhob. Kinder brauchen solche Erfahrungen, die in ihnen ein Gefühl hervorrufen. Im „ABC der Gefühle"[65] befragten wir Gefühle,

65 Baer, Frick-Baer (2014/21): Das ABC der Gefühle. Weinheim

als wären sie Personen. Da sagen die Wirksamkeit und die Unwirksamkeit über sich:

„Wir gehören wie das Interesse zu den herumgeisternden Gefühlen, die zwar jeder Mensch hat, die aber niemand kennt oder gar als Gefühl bezeichnen würde. Dass es uns gibt, bemerkt man erst dann, wenn wir abhandenkommen. Wenn eine Person das Gefühl hat, unwirksam zu sein, dann ist der Teufel los. Dann sinkt das Selbstbewusstsein in den Keller, dann breiten sich Resignation und Elend aus. ‚Ich kann machen, was ich will, nichts gelingt' und ‚ich kann sowieso nichts bewegen' stöhnen die Menschen dann. Da wäre es doch angemessen, uns, die wir den Menschen beiwohnen, auch zu kennen. Meinen Sie nicht auch? Wir sind als Wirksamkeit / Unwirksamkeit ein unzertrennliches Paar. Kinder sind von Anfang an darauf aus, die eine von uns zu päppeln. Sie wollen wirksam sein. Sie wollen sich bemerkbar machen und die Flasche oder die Brust bekommen. Sie wollen sich umdrehen und nach dem Spielzeug greifen. Sie wollen aufstehen und einen Klang hervorrufen ... Wenn ihnen das gelingt, fühlen sie sich wirksam. Wenn sie scheitern, fühlen sie sich unwirksam. Das fühlen sie und man sieht es ihnen an. Wenn ich, das Gefühl der Wirksamkeit, ein Kind besuche, bringe ich es zum Strahlen. Als Gefühl der Unwirksamkeit (manchmal sagt man übrigens auch Frust zu mir) bringe ich es zum Knatschen oder Toben."[66]

Wirksamkeit ist ein Gefühl, ebenso wie Unwirksamkeit. Und beides sind Lebenserfahrungen. Wer Wirksamkeit anstrebt und wirksam sein möchte, tut etwas, handelt. Der Wortstamm von „wirk" ist der gleiche wie beim englischen „work" und bezieht sich auf „arbeiten" oder „handeln". Gleichzeitig zielt die Wirksamkeit auf etwas ab, ist intentional. Das Kind, das den Löffel fallen lässt, handelt in der Beziehung zu Gegenständen und zu anderen Menschen.

Damit sind wir bei einem besonderen Aspekt von Wirksamkeitserfahrungen: der Beziehungswirksamkeit. Wenn Kinder sagen: „Auf mich hört nie jemand", dann drücken sie damit aus, dass sie sich in Bezug auf andere Menschen unwirksam fühlen. Dabei geht es nicht darum, dass ein Kind immer Recht bekommt und die Erwachsenen zu allem „Ja" und „Amen" sagen, allem zustimmen, was es wünscht oder fordert. Es geht darum, dass es nicht ins Leere geht.

66 a. a. O. Seite 106/7

Der siebenjährige Sven ist weitgehend verstummt. In der Therapie nähert er sich vorsichtig der Legokiste und schaut mich fragend an. Ich sage ihm: „Du darfst nehmen, was du möchtest. Du kannst bauen, was du willst. Du darfst spielen, wie es dir Spaß macht." Er greift nach Legosteinen und baut und baut und baut. Türme, Häuser, Figuren, alles Mögliche. Dabei strahlt er eine Atmosphäre aus, als wäre er ganz in sich versunken, sehr konzentriert, sehr achtsam und konsequent. Zwischendurch wirft er einen scheu wirkenden Blick zu mir, baut dann weiter.

Das Kind macht Wirksamkeitserfahrungen mit den Legosteinen. Der Junge bewirkt etwas, er schafft etwas und genießt den Spielraum, in dem er sich als wirksam erlebt. Dabei spielt die Beziehungserfahrung auch eine Rolle. Er braucht die Erlaubnis von mir und die Einladung, sich diesen Raum zu nehmen. Sein wiederholter scheuer Blick zu mir scheint zu fragen und zu überprüfen, ob er weiterhin so spielen darf.

Ich lasse ihm seinen Raum und bleibe im Abstand. Offenbar kennt er diesen freien Raum nicht oder nicht ausreichend und genießt es, ihn hier bei mir zu leben. Irgendwann fällt – mit Absicht oder ohne – ein Legostein in meine Richtung. Er schaut mich an. Ich hebe den Stein auf, nähere mich ihm und gebe ihm den Stein. Er lässt zu, dass ich nun neben ihm sitze. Nach einer Weile frage ich ihn, ob ich mitbauen darf. Er schaut mich nicht an, nickt aber. Dann beginne ich auch ein eigenes Haus zu bauen, mit einem kleinen Turm. Schließlich bauen wir gemeinsam, jeder für sich und doch aufeinander bezogen. Eine kleine Stadt entsteht mit zahlreichen Fantasieobjekten und Gebäuden. Wenn uns etwas gelungen scheint, lächeln wir. Irgendwann lächeln wir uns an.

Aus der Wirksamkeitserfahrung mit Gegenständen wurde hier eine Erfahrung der Beziehungswirksamkeit – unspektakulär, ohne lautes Einfordern oder Verlangen, wie so oft im Spiel. Ein spielerischer Dialog ist der Lebensraum der Beziehungswirksamkeit. Er ermöglicht sie, festigt sie, vertieft sie.

Pulsierende Erfahrungsflächen

An diesem Beispiel wird deutlich, dass gegenstandsbezogene Wirksamkeitserfahrungen und Erfahrungen mit der Beziehungswirksamkeit ineinander übergehen. Wer nach einem Glas greift und einen strafenden Blick erfährt, wird das Greifen stoppen und sich das, was er/sie mit dem Glas anstellen möchte, untersagen. Beziehungsaspekte sind immer dabei und sie können in manchen Szenen im Vordergrund der Erfahrungen stehen. Auch die Erfahrung von Wirksamkeit und Unwirksamkeit sind, ebenso wie die entsprechenden Gefühle, ein Geschwisterpaar. Etwas gelingt und etwas gelingt nicht. Beim Spielen scheitern Kinder und dann haben sie wieder Erfolg. Solche Erfahrungen sind nie starr, sondern pulsieren und bewegen sich.

Kinder brauchen beide Erfahrungen, die von Wirksamkeit und von Unwirksamkeit. Sie leben beide Gefühle und lernen dabei, mit diesen Gefühlen umzugehen. Wer nur Wirksamkeitserfahrungen machen würde, würde das Scheitern nicht kennen, was in selbstbezogener Überheblichkeit münden könnte. Wer keine oder deutlich zu wenig Erfahrungen von Wirksamkeit macht, verliert die Hoffnung und die Sinnhaftigkeit des Handelns. Beide Erfahrungen sind deshalb für die Entwicklung eines Kindes notwendig.

Wer häufig Erfahrungen der Wirksamkeit macht, wird auch in seinem Selbstwertgefühl gestärkt und in seinem Glauben, wirksam zu sein. Das wiederum kann ein Kind ermutigen, sich um neue derartige Erfahrungen zu bemühen. In der Psychologie wird das Denken über die eigene Wirksamkeit als „Selbstwirksamkeit" bezeichnet. Dieser Begriff wurde von Albert Bandura in die Psychologie eingeführt.[67] Doch diese Begrifflichkeit ist meiner Meinung nach zu eng: Es geht in der -Definition von Selbstwirksamkeit nicht um die Erfahrung von Wirksamkeit, um ein Handeln oder auch ein Gefühl von Selbstwirksamkeit, sondern lediglich um die Erwartung, wirksam zu sein, um die Überzeugung, um das Denken über die eigenen Möglichkeiten wirksam zu sein. Dieser Glaube wird sogar zum Schlüsselfaktor menschlichen Handelns erklärt.

Wie wichtig die Erfahrung von Wirksamkeit ist, zeigt das beschriebene Beispiel mit dem Legospiel. Sven machte im Spiel die Erfahrung, wirksam zu sein. Darauf kam es vor allen anderen. Insbesondere auch darauf, dass diese Erfahrung schließlich in ein Erleben von Beziehungswirksamkeit mündete. Der Glaube, wirksam zu sein, wird ein Ergebnis solcher Erfahrungen sein, ist aber nicht die Erfahrung selbst. Die Wirksamkeits- und Unwirksamkeitserfahrungen

67 Bandura, A. (1977): Self-efficacy: Toward a unifying theory of behavioral change. Psychological View, 84 (2), Seite 191-215

auf ein Denkkonstrukt zu reduzieren, wird der Notwendigkeit, Erfahrungen der Wirksamkeit zu ermöglichen, nicht gerecht und dementsprechend nicht dem, was diese Kinder brauchen und was wir Therapeut*innen ihnen anbieten sollten.

Wellen von Unwirksamkeitsgefühlen

Jeder Mensch, jedes Kind macht Erfahrungen von Unwirksamkeit. Dies geschieht, wenn etwas nicht gelingt, wenn man erfolglos ist, auch beim Spielen oder beim Kuchen-Backen, in der Schule, im Sport oder im Hinblick auf andere Menschen, von denen man mal nicht gehört und ernstgenommen wird. Dies gehört zum Leben und somit zur kindlichen Entwicklung. Wichtig ist, wie damit umgegangen wird, ob Kinder beim Scheitern getröstet werden oder nicht, ob sie bei Misserfolg in der Schule bestraft werden oder ermutigt. Im therapeutischen Kontext begegnen wir vor allem Kindern, die chronisch Unwirksamkeitserfahrungen machen mussten und entsprechend das Gefühl herausgebildet haben, dass sie unwirksam sind. Wie auf Misserfolge reagiert wird, ist von wesentlicher Bedeutung. Kinder, die etwas falsch machen und dafür bestraft oder abgewertet werden, entwickeln das Grundgefühl: „Ich bin falsch!". Äußerungen, die Worte wie „immer" abwertend gebrauchen, verstärken dies: „Immer machst du etwas kaputt", „Das ist doch klar, dass du wieder Unsinn machst", „Aus dir wird nie etwas!", „Immer wieder die schlechten Noten, immer wieder!".

Kinder, die geschlagen werden oder andere Formen von Gewalt erfahren, fühlen sich ebenfalls unwirksam. Sie sind nicht in der Lage, die Täter*innen zu stoppen. Ihr „Nein" wird nicht gehört, sie können der Gewalt nichts entgegensetzen. Eine weitere häufige Quelle von chronischen Unwirksamkeitsgefühlen ist die Erfahrung, ins Leere zu gehen. Ein Beispiel:

> *Die 14-jährige Sue ist aggressiv, gegen sich und gegen andere. Sie gerät immer wieder in Tobsuchtsanfälle, die für andere nicht erklärlich sind. Sie zerstört Gegenstände und geht aggressiv auf andere Jugendliche zu, beschimpft und verletzt sie. Manchmal zieht sie sich zurück, wird ganz starr und kratzt sich die Unterarme so sehr auf, dass sie zu bluten beginnen. Gelegentlich zieht sie sich Haarbüschel aus.*
>
> *Ihre Mutter ist seit vielen Jahren depressiv. Gelegentlich „verschwindet" sie in Kliniken, was für Sue immer unerklärlich bleibt. Der Vater flüchtet sich in*

Arbeit, zehn, zwölf Stunden am Tag. Auch wenn die Mutter bei der Familie ist, ist sie für Sue meist nicht ansprechbar, sondern liegt apathisch im Bett oder erledigt allenfalls die nötigsten Sachen im Haushalt.

Sue blieb nicht nur viele Stunden und Tage allein, sondern ging vor allem mit ihren Impulsen, Fragen und Wünschen ins Leere. Die Mutter war nicht in der Lage, auf Sue einzugehen. Das Gefühl der Beziehungsunwirksamkeit wurde für Sue zum Lebensbegleiter.

In Beziehungen zu anderen Menschen ins Leere zu gehen, ist eine der häufigsten Quellen der Aggressivität von Kindern. Oft ist dieser Umstand mit anderen Quellen kombiniert. Zum Beispiel erfahren manche Kinder Gewalt und bleiben danach mit ihrem Bedürfnis getröstet zu werden allein und gehen auch hier ins Leere.

Die Folge sind destruktive Handlungen. Kinder suchen immer nach Erfahrungen der Wirksamkeit. Dies kann konstruktiv erfolgen oder destruktiv. Konstruktive Formen der Suche nach der Wirksamkeit sind spielerisches Gestalten und Dialoge jeder Art mit Erwachsenen oder anderen Kindern. Die destruktive Suche nach Wirksamkeitserfahrungen ist zerstörerisch. Wenn ein Kind wie Sue andere Kinder angreift, ist sie wirksam, aber das hat negative Auswirkungen. Sie wird bestraft, zumindest ziehen sich die anderen Kinder zurück und ihre Sehnsucht nach Wirksamkeitserfahrungen wird enttäuscht. Die Destruktivität kann sich auf Gegenstände richten oder auf Personen, sie kann nach außen gehen oder nach innen, also gegen sich selbst, wie bei Sue. Es ist wichtig, solche destruktiven Handlungen auch als Ausdruck der Sehnsucht und Suche nach Wirksamkeitserfahrungen zu verstehen. Nur dann kann es gelingen, den Kindern angemessen zu helfen.

Therapie

Zu verstehen, wie sich Kinder in dem Raum der Wirksamkeits- und Unwirksamkeitserfahrungen erleben und bewegen, ist die Voraussetzung, um sie in ihrer Suche zu unterstützen. Sie sagen nicht: „Ich fühle mich unwirksam und mache deshalb etwas kaputt.“ Wir brauchen die Theorie, das Modell der Wirksamkeit und Unwirksamkeit, um das Verhalten der Kinder zu verstehen und zu erklären.

Wenn uns Kinder mit destruktiven Formen der Suche nach Wirksamkeit in der therapeutischen Arbeit begegnen, dann ist eine Doppelstrategie notwendig. Wir müssen einerseits versuchen, die Quellen dieses Verhaltens und damit ihre Unwirksamkeitserfahrungen zu erkunden und trocken zu legen, und wir müssen gleichzeitig den Kindern helfen, möglichst schnell mit den destruktiven Folgen ihres Handelns so umzugehen, dass sie diese neutralisieren können. Je nach Alter ist es wichtig, den Kindern ihr Verhalten zu erklären und es einzuordnen. Kinder erzählen oft, dass sie sich selbst nicht verstehen, dass „es" sie „überkommt". Ein Kind sagte: „Ich will das eigentlich nicht, aber ich kann nicht anders." Wenn wir versuchen, ihnen verständlich zu machen, dass ihr Verhalten eine Folge von andauernden Unwirksamkeitserfahrungen ist, dann wird sich das Verhalten nicht sofort verändern, aber ein erster Schritt hin zu der Veränderung ist gemacht.

Oft hilft es auch, Techniken zu erlernen, mit den destruktiven Impulsen und Handlungen umzugehen. Dazu ist es häufig wichtig, die Vorzeichen für dieses Verhalten zu erkennen („es steigt in mir hoch", „ich habe so ein Kribbeln" ...), und dann nach Verhaltensalternativen zu suchen: Ein Kind bemerkte, wenn es die Vorzeichen feststellte, dass es ihm gut tat, einen Knetball in jeder Hand zu halten, ihn fest zu drücken und zu kneten. So konnte es sich etwas beruhigen und nicht gleich losschreien oder schlagen. Für solche Techniken gibt es keine Pauschalempfehlungen, sie müssen mit jedem Kind einzeln entwickelt werden.[68]

Entscheidend ist, an den Quellen der Unwirksamkeitsgefühle zu arbeiten. In der therapeutischen Begleitung von Sue lag der Schlüssel darin, dass Sue ihre Trauer entdeckte. Sie war als jüngeres Kind unendlich traurig, dass sie der Mutter nicht helfen konnte und dass sie immer wieder allein war. Irgendwann wurde sie auch wütend auf den Vater, von dem sie sich im Stich gelassen fühlte. Doch die Trauer in der Beziehung zur Mutter war entscheidend. Als sie nach Jahren der ungelebten Trauer zum ersten Mal weinen konnte und die Trauer mit dem Therapeuten teilte, löste sich vieles und der Weg zu konstruktiven Formen des Wirksamkeitserlebens öffnete sich.

Damit ist der dritte Weg therapeutischer Unterstützung benannt: Die Kinder brauchen neue Erfahrungen. Kreative Therapie bietet immer

68 Siehe auch die Kapitel über Aggressivität und über Primäre Leibbewegungen

Wirksamkeitserfahrungen an, im Tanz, im Musizieren, in der Gestaltung, in der Poesie, im Theater. Immer geht es darum, Erfahrungen zu machen, dass Kinder etwas verändern können, etwas bewirken. Es beginnt damit, das leere weiße Blatt Papier mit Farben zu füllen. Das ist keine Erfindung von uns kreatven Therapeut*innen, sondern wir nutzen die alltägliche Erfahrung von Kindern. Kinder spielen und malen gern. Sie verkleiden sich, spielen Rollen, machen Musik und tanzen – all das können wir aufgreifen. In dem Augenblick, in dem wir mitmachen und die Kinder ernst nehmen, wir auf sie reagieren und mit ihnen in Dialog treten, bieten wir ihnen auch Erfahrungen der Beziehungswirksamkeit an. Die Traurigkeit oder den Zorn über das, was ihnen an Beziehungswirksamkeitserfahrung gefehlt hat, können wir damit nicht auslöschen und wollen dies auch nicht. Doch wir können ihnen neue Erfahrungen anbieten, welche die Bedeutung der früheren relativieren, sie nach und nach in den Hintergrund treten lassen und Zuversicht für die Zukunft vermitteln.

D

Landschaften des Leidens: leiborientierte Pathologien

Auch wenn jedes Kind eine individuelle Therapie braucht, sind Beschreibungen von bestimmten Leidensbildern hilfreich. Ich verwende statt „Krankheitsbildern“ den Begriff „Leidensbilder“, denn das Leiden ist der Ursprung.

D 1 Autismus

Im ICD-10 wird der Autismus den tiefgreifenden Entwicklungsstörungen zugeordnet. Kernsymptome sind „charakteristische Muster abnormer Funktionen", vor allem „in der sozialen Interaktion, der Kommunikation und im eingeschränkten stereotyp-repetitiven Verhalten".[69] Es wird unterschieden zwischen frühkindlichem Autismus mit einem Beginn in den ersten zwei bis drei Lebensjahren und schließlich dem atypischen Autismus, der ab dem dritten Lebensjahr beginnt, dem Rett-Syndrom sowie dem Asperger-Syndrom. Diese Unterscheidungen halten der Wirklichkeit oft nicht stand. Sie wurden in der Überarbeitung des ICD-10 zum ICD-11 weitgehend zu einer „Autismus-Spektrum-Störung" zusammengefasst. Die Bezeichnung „Asperger-Syndrom" ist nicht mehr im ICD-11 (wohl aber noch in vielen Lehrbüchern) enthalten, die ursprünglichen Diagnose-Kriterien allerdings doch.

Das Asperger-Syndrom wurde nach dem Wiener Kinderarzt Hans Asperger benannt. Seine Karriere profitierte stark von dem Ausschluss jüdischer Kolleg*innen. Er überstellte in der Wiener Klinik, in der er in den Dreißiger Jahren bis 1945 tätig war, zahlreiche Kinder mit dem später sogenannten Asperger-Syndrom in die berüchtigte Anstalt „Am Spiegelgrund", wo kranke, behinderte und als nicht bildungsfähig eingestufte Kinder ermordet wurden. Nur wer „bildungsfähig" war, durfte weiterleben.[70]

Man spricht heute eher von einem Autismus-Spektrum oder wie im DSM-5[71] von einer Autismus-Spektrumsstörung. Hier stehen als Symptomatiken „anhaltende Defizite der sozialen Kommunikation und Interaktion" im Vordergrund (DSM-5).

---

69 Weltgesundheitsorganisation; Dilling, H.; Mombour, W.; Schmidt, M. H. (Hrsg.) (2015): Internationale Klassifikation psychischer Störungen. ICD-10. Kapitel V-F. Klinisch-diagnostische Leitlinien. Bern, Göttingen, Toronto, Seattle Wertheimer, M.

70 Zeit Nr.17/2018, 23.4., Wahl, Endpunkt: Hans Asperger: Ein guter Nazi?

71 Falkai, P.; Wittichen, H. U. et al. (2018): Diagnostisches und Statistisches Manual Psychischer Störungen DSM-5 , Göttingen

Irrtümer und Mythen

Bevor wir uns mit dem Erleben von Autist*innen beschäftigen, gilt es, einige Mythen und Irrtümer zu benennen. Manche dieser Mythen wurden durch den Film „Rain Man" verbreitet. Dustin Hoffman spielt darin einen Autisten[72], der eine bestimmte Ausprägung dieser Spektrum-Störung wiedergibt, welche aber zu einer allgemeinen Vorstellung wurde, wie „die Autisten" sind.

Vor allem in den USA, aber mancherorts auch in Europa, halten sich immer noch Falschaussagen, die in den 50er und 60er Jahren propagiert wurden.[73] Es gibt weiterhin große Organisationen wie „Autism Speaks", die von Nicht-Autisten betrieben werden, Wunder versprechen, große Summen Geld akquirieren und für sich selbst nutzen. Dort und auch im deutschsprachigen Raum wurde behauptet, dass die Ursache des Autismus darin besteht, dass die Kinder „Kühlschrank-Mütter" haben, die ihnen zu wenig Zuwendung geben. Den Eltern gegenüber wurde gesagt, sie sollten das „normale Kind" betrauern, dass sie nicht bekommen haben. Als Verursacher des Autismus wurde die Masern-Impfung bezeichnet, was mittlerweile durch zahlreiche Studien widerlegt ist. Der Mann, der die Behauptung, dass Impfungen Autismus verursachen können, in die Welt setzte, hatte eine Studie gefälscht, um eigene „Heilmittel" besser vertreiben zu können. Auch in Deutschland wird MMS als „Wundermittel" gegen Autismus vertrieben und beworben, das als Grundstoff hochgefährliche industrielle Bleiche enthält.

Den Eltern wurde gesagt, dass in der Schale des autistischen Kindes ein „normales" Kind darauf warte, dass es befreit und gerettet werde. Damit wurde eine Begründung für alle Umerziehungs- und Dressurbemühungen autistischer Kinder geliefert. Es ist ein Irrtum, dass Kinder und Erwachsene mit Autismus krank sind, und dass sie geheilt oder „befreit" werden müssen.[74] „Wenn ich mit den Fingern schnippen und den Autismus verschwinden lassen

72 Es wird oft die Bezeichnung „Menschen mit Autismus" verwendet, um diese Menschen nicht zu diskriminieren und auf den Autismus zu reduzieren. Doch die meisten Autist*innen wollen der Klarheit wegen Autist oder Autistin genannt werden. Dem folge ich. „Die meisten von uns wollen ‚Autist' oder ‚Autistin' genannt werden, statt ‚Menschen mit Autismus'. Wir ertragen kein Herumgerede." (persönliche Mitteilung)

73 Siehe dazu u.a. www.mpg.de (Max-Planck-Gesellschaft) Beitrag: Den Autismus-Code entschlüsseln. Über und mit Prof. Dr. Nils Brose und Prof. Dr. Dr. Hannelore Ehrenreich 5.11.2020

74 „Die meisten haben versucht, um zu heilen, mich umzuerziehen. Das war vielleicht gut gemeint, aber für mich war das Dressur. Und die Verhaltenstherapie war Folter." (persönliche Mitteilung)

könnte, ich würde es nicht tun – denn ich wäre nicht mehr ich selbst. Der Autismus ist ein untrennbarer Teil von mir.“[75]

Entscheidend ist, dass bei autistischen Kindern und Erwachsenen neuronale Prozesse anders als bei Nicht-Autist*innen verlaufen: „Aufgrund vielfältiger Forschungsbemühungen gibt es heute keinen Zweifel an einer biologischen Pathogenese der autistischen Syndrome.“[76] Autismus ist keine „Störung“, sondern ein Anderssein. Wenn immer noch und immer wieder Autismus als Störung[77] bezeichnet wird, bereitet das den Boden für Maßnahmen der Umerziehung und Dressur. Meines Erachtens geht es darum, dass Autist*innen glücklich leben können sollen. Das sollte Ziel von Forschung und Therapie sein und nichts anderes.

Dass die verschiedenen Definitionen von Autismus nach und nach durch die Vorstellung eines Autismus-Spektrums ersetzt werden, ist ein erster Fortschritt. Doch wenn das Bild eines Spektrums so verstanden wird, dass die einzelnen Autist*innen sich an einer bestimmten Stelle des Spektrums einordnen sollen oder eingeordnet werden, dann würdigt das nicht die Realität der Menschen. Zutreffender wäre es, von einer Vielfalt von Spektren oder unterschiedlichen Phänomenen des Verhaltens und Erlebens zu sprechen, aus dem für jede*n Autist*in jeweils verschiedene zutreffen.

Wir begegnen weiteren Mythen[78] in der Begleitung autistischer Kinder und Jugendlicher.

- Mythos: ‚Autist*innen sprechen nicht.‘ Das gilt für manche, aber nicht für alle; manche sprechen gar nicht, andere ununterbrochen.
- Mythos: ‚Autist*innen haben Insel-Begabungen‘, also Fähigkeiten in einem bestimmten, begrenzten Bereich (einer Insel). Diese Aussage wird auch im deutschsprachigen Raum immer noch als Asperger-Kernsymptom vermittelt, zum Beispiel in der Ausbildung von Sonderpädagog*innen. Auch das ist ein Mythos. Denn das gilt nur für einige Autist*innen, für die

75 Grandin, T. (1986/2014): Durch die gläserne Tür. Lebensbericht einer Autistin

76 Remschmidt, H. et al. (Hrsg.) (2008): Therapie psychischer Störungen bei Kindern und Jugendlichen. Stuttgart, New York. S. 153

77 A.a.O. und z. B. Rogers, S.I.; Davis, G. (2014): Frühintervention für Kinder mit Autismus. Das Early Start Denver Model. Bern

78 Silberman, S. (2016): Geniale Störung. Die geheime Geschichte des Autismus und warum wir Menschen brauchen, die anders denken. Köln

meisten allerdings nicht. Fast alle haben besondere Begabungen, aber keine Insel-Begabungen, viele verfügen sogar über zahlreiche Kompetenzen und Begabungen.

- Mythos: Autismus ist eine ‚Entwicklungserkrankung von Kindern'. Die meisten Autist*innen sind erwachsene Menschen. Es geht nicht um einen gestörten Entwicklungsprozess, sondern um unterschiedliche neuronale Verknüpfungen und Prozesse.
- Mythos: ‚Autist*innen halten Nähe nicht aus.' Auch das stimmt nicht. Viele verhalten sich unbeholfen bei Nähe, fühlen sich unverstanden und beschämt in ihren bisherigen Erfahrungen in diesem Bereich und halten sich deswegen zurück. Viele sagen und beschreiben aber, dass sie sich nach Nähe sehnen.
- Mythos: ‚Autist*innen haben keine oder nur eingeschränkte Gefühle, sie mögen keine emotionale Begegnung.' Auch dies ist ein weit verbreiteter Irrtum. Autist*innen spüren das gleiche emotionale Spektrum wie andere Menschen. Doch ihr Ausdruck ist anders und ihre Wahrnehmung der Gefühle kann sich von dem anderer Menschen unterscheiden.
- Mythos: Autist*innen sind beziehungsunfähig. Viele Autist*innen leben innige Freundschaften, andere haben Schwierigkeiten: „Menschen mit Asperger-Syndrom möchten Freundschaften schließen, aber es fällt ihnen sehr schwer. Als Ausgleich für die fehlenden Freunde in der Realität erschuf ich welche in meiner Fantasie, die mich auf meinen Wanderungen unter den Bäumen auf dem Schulhof begleiteten."[79]

*Wie Autist*innen sich und ihre Welt erleben*

Die im folgenden genannten Phänomene des Erlebens sind Häufungen, aber keine verbindlichen und allgemeingültigen Symptomlisten. Und ich möchte noch einmal daran erinnern, dass Kinder keine Bücher über sich schreiben, auch nicht die autistischen Kinder. Wir können die Art und Weise, wie Autist*innen sich und ihre Welt erleben, an den Kindern, ihren Verhaltensweisen und teilweise auch an ihren Äußerungen beobachten. Doch auch diese sind immer von der Sicht der Erwachsenen geprägt oder zumindest beeinflusst. Vor allem sollten wir die Äußerungen von den erwachsenen Autist*innen ernst nehmen, die sich und ihre Kindheit beschreiben. Das tun wir.

79 Tammelt, D. (2006/2014): Elf ist freundlich und Fünf ist laut. Ein genialer Autist erklärt seine Welt. München

Verständigung

Wie sich autistische Kinder und Jugendliche ausdrücken, unterscheidet sich von denen der Nicht-Autist*innen, aber auch untereinander sehr stark. Manche der Autist*innen schreiben, manche nicht. Manche schreiben auf Tablets und können sich darüber mit Eltern und anderen verständigen. Andere nutzen die Gebärdensprache. Manche sprechen viel, andere gar nicht.

Autistische Kinder müssen lernen, sich mit anderen zu verständigen. „Wir Autist*innen müssen versuchen, den Code der anderen zu verstehen. Es wäre wünschenswert, wenn auch die anderen sich darum bemühen würden, den Code der Autist*innen zu verstehen." (persönliche Mitteilung)

Die neuronalen Voraussetzungen sind bei Autist*innen anders als bei den Nicht-Autist*innen. Viele schauen sich bei anderen ab, wann es angemessen ist zu sprechen und wann nicht. Der Tonfall und die Körpersprache beim sprachlichen Ausdruck anderer wird von Autist*innen zunächst häufig nicht verstanden. Dann bleibt ihnen nur, sich auf die Worte zu verlassen, die sie hören. Sie versuchen, daraus den Sinn zu erschließen. Nicht-Autist*innen geben häufig keinen Kontext für das, was sie sagen, sondern gehen davon aus, dass ihr Gegenüber minimale Bewegungen in Stimme, Mimik und Körper versteht sowie einen mentalen Index hat, welche Gefühle wann angemessen sind, und soweit Gedanken zu „lesen" vermag, dass er/sie annehmen kann, was genau mit ungenauen Worten und Sätzen gemeint ist. Deswegen entstehen bei Autist*innen oft fehlerhafte Bedeutungszuordnungen des Gesprochenen.

Die meisten Autist*innen können daher Ironie und Sarkasmus nicht verstehen, sondern nehmen solche Äußerungen wörtlich. Sie lernen dann, sarkastisch oder ironisch zu sein und setzen das aber oft zu häufig ein. Manche können es bis zu einem gewissen Grad lernen, andere nicht. Sie eignen sich die Sprachkompetenz an, indem sie andere imitieren, doch dabei verstehen sie nicht alles und benutzen folglich „falsche Worte". Die Folge sind Beschämung und Missverständnisse. Ein Nicht-Autist fragt zum Beispiel ein Kind: „Was guckst du denn da im Fernseher?" Das Kind beschreibt ausführlich, was es im Fernsehen sieht. Doch der Nicht-Autist wollte eigentlich nur Interesse bekunden und vielleicht fragen, ob er mitschauen darf. Er fühlt sich durch die langweilige Erzählung des Fernsehprogrammes eher belehrt.

Kinder mit Autismus wissen oft nicht, was „normal" in der Kommunikation ist. Für die meisten Nicht-Autist*innen ist es normal, dass man sich in die Augen schaut, für viele Autist*innen nicht. Diese Kinder lernen von anderen, wie soziale Kontakte gelebt werden und dabei brauchen sie Hilfe und Unterstützung. Sie imitieren die Mimik von Eltern und Lehrer*innen, lernen anhand von Filmen, auch aus Büchern und Zeitschriften. Die Fragen, die sich ihnen stellen, lauten zum Beispiel: „Wann grüßt du jemanden?", „Wann umarmst du jemanden und wann nicht?" Freund*innen kann man umarmen, Fremde nicht. Der Kontext entscheidet, welche Person in welcher Situation wie begrüßt wird. Dieser Zugang zum Kontext ist oft schwierig und eingeschränkt, deswegen muss er gelernt werden wie eine Fremdsprache.

„Manche Autisten verleben still, in sich gekehrt, ihre Tage, andere toben herum, weil ihnen die Welt durch den Kopf rennt. Manche Autisten lernen es nie, sich richtig zu bedanken, anderen kommen diese Floskeln so trefflich über die Lippen, dass der Eindruck entsteht, sie verstünden, was ihnen da herausrutscht. Manche Autisten lachen gerne und plappern viel, andere sind eher sachlich und einsilbig. Manche Autisten verzweifeln an trübsinnigen Gedanken, andere haben ihre Zelte auf der heiteren Seite des Lebens aufgeschlagen.

Das Leben im Autismus ist eine miserable Vorbereitung für das Leben in einer Welt ohne Autismus. Die Höflichkeit hat viele Näpfchen aufgestellt, in die man treten kann. Autisten sind Meister darin, keins auszulassen."[80]

Oft wird Autist*innen unterstellt, sie wollten keine Begegnung mit anderen Menschen, weil sie zum Teil keinen Blickkontakt aufnehmen. Doch die Wirklichkeit ist komplexer: „Blickkontakt mit jemandem, mit dem ich gerade rede, kommt mir irgendwie gruselig vor, und deshalb versuche ich, ihn zu vermeiden. Aber wohin gucke ich dann? Ihr denkt wahrscheinlich, dass wir einfach auf den Boden blicken oder irgendwohin in die Ferne. Aber das ist ein Irrtum. Denn in Wirklichkeit schauen wir auf die Stimme der anderen Person ... Wenn wir uns vollkommen auf das konzentrieren, was der andere verflixt nochmal gerade sagt, schaltet unser Sehsinn sich irgendwie aus."[81] Doch auch das ist jeweils sehr verschieden.

80 Brauns, A. (2002/2004): Buntschatten und Fledermäuse. Mein Leben in einer anderen Welt. München

81 Higashida, N. (2014/2017): Warum ich euch nicht in die Augen schauen kann. Ein autistischer Junge erklärt seine Welt. Reinbek

Auch im Zeigen von Gefühlen sind autistische Kinder und Jugendliche unsicher. Wann zeigt man Trauer? Wie? Wo? Bei wem? Wenn sie sich aus Unsicherheit zurückhalten, wirkt es dann oft so, als würden sie keine Gefühle zeigen, was aber nicht stimmt. Ein 13jähriger Autist schrieb: „Zu euren größten Missverständnissen gehört, dass ihr glaubt, wir hätten nicht genauso tiefgehende, komplizierte Gefühle wie ihr. Weil unser Verhalten von außen manchmal so kindisch wirkt, haltet ihr uns auch innerlich für kindisch. Aber natürlich empfinden wir genauso wie ihr. Und dass wir Autisten nicht so gewandt reden können, macht uns vielleicht manchmal sogar noch empfindsamer. Eingesperrt in einen Körper, der nicht tut, was wir wollen, sitzen wir da mit Gefühlen, die wir nicht ausdrücken können. Deshalb ist unser Alltag ein ständiger Überlebenskampf."[82]

Änderungen und andere Irritationen

Ein weiteres bedeutsames Thema sind die Änderungen von Plänen und Orientierung in Unsicherheiten, Planänderungen sind schwierig. Wenn man vorhatte, am Nachmittag einkaufen zu gehen, und die Eltern schlagen vor, ins Schwimmbad zu gehen, können autistische Kinder sehr verstört und abwehrend reagieren. Die Eltern verstehen das oft nicht und fühlen sich mit ihren doch so gut gemeinten Vorschlägen zurückgewiesen. Das Problem für die Kinder ist nicht, ins Schwimmbad zu gehen, sondern dass es eine Planänderung gibt. Die verunsichert und irritiert. „Das autistische Kind kann seine Welt nicht ordnen. Also muss man Ordnung in seine Welt hineinbringen."[83]

Ein anderer Autist sagt: „Dinge, die unveränderlich auf die gleiche Weise das Gleiche machen, finden wir tröstlich. Das hat etwas Wunderschönes."[84]

Ungenauigkeit irritiert. Wenn sich jemand ungenau ausdrückt, neigen manche autistische Kinder dazu, zu korrigieren, was dann besserwisserisch wirkt. Auch Fragen anderer erscheinen ihnen unsauber. Das regt auf, empört und führt häufig dazu, dass autistische Kinder sie nicht beantworten, wobei dann oft von anderen ein Unwissen unterstellt wird. Auch in der Schule sind

82 Higashida, N. (2014/2017): Warum ich euch nicht in die Augen schauen kann. Ein autistischer Junge erklärt seine Welt. Reinbek

83 Grandin, T. (1986/2014): Durch die gläserne Tür. Lebensbericht einer Autistin

84 Higashida, N. (2014/2017): Warum ich euch nicht in die Augen schauen kann. Ein autistischer Junge erklärt seine Welt. Reinbek

Planänderungen wie Vertretungsunterricht ein großes Thema. Bei Multiple-Choice-Fragen können die Alternativen unsauber formuliert sein, was autistische Kinder und Jugendliche oft fassungslos macht, zumindest sehr verunsichert. Sie sind dann so mit ihrer Aufregung beschäftigt, dass sie die Fragen manchmal gar nicht beantworten können. Ja, mehr noch: Sie verstehen die Fragen nicht. Wenn zwei Antworten keine Alternativen sind, wie soll man dann eine richtige auswählen?

Ein eindringliches Beispiel, wozu eine andere Wahrnehmung und ein anderes Verstehen führen können, beschreibt eine Autistin anhand einer Schulerfahrung: „Wir sollen an unsere Plätze gehen. Ich gehe auf einen Jungen M. zu, der kleiner ist als ich, hebe ihn hoch und stopfe ihn ziemlich aggressiv in den Papierkorb, was dazu führt, dass er einen Zahn verliert. Ohne Grund wie die Lehrerin später zu meiner Mutter sagte. Ich sei jähzornig und würde mich nicht in den Klassenverband integrieren, immer Extrawürste haben wollen (dabei gab es in der Schule überhaupt keine Würste, geschweige denn zusätzliche Würste für mich ganz allein). Was denkst Du jetzt? Was war los? Warum dieses unberechenbare, aggressive Verhalten? Da ich möchte, dass Du das besser verstehst, beschreibe ich jetzt meine Sicht der Dinge: die Lehrerin rief laut, dass jedes Kind bitte sofort und ohne Umweg an seinen Platz gehen sollte. Also marschierte ich los und suchte den direkten Weg zu meinem Platz in der vorletzten Reihe der Mittelreihe. Auf einmal stand Mitschüler M. vor mir, der zwei Köpfe kleiner war als ich. Er blieb da einfach sehen. Da ich keinen Umweg, also nicht um ihn herumgehen durfte (Anweisung der Lehrerin), hatte ich nun ein Problem. Mein Stresslevel, der schon zu hoch war, um noch verbale Sprache erfolgreich nutzen zu können, stieg um ein Vielfaches. Ich musste etwas tun. Also nahm ich M. hoch und trug ihn zum Papierkorb, wo ich ihn reinzusetzen versuchte. Mein Denkvorgang war Folgender: er steht in meinem direkten Weg zu meinem Platz, ohne Umwege bedeutet nicht um etwas oder jemanden herumgehen, deshalb musste ich das Hindernis (in diesem Fall Schüler M.) beseitigen. Meine Oma hatte mir aber immer wieder gesagt, dass man nichts einfach nehmen und dann irgendwo anders abstellen darf, wo es nicht hingehört. Ich wusste jedoch nicht, wo M. hingehörte. Wenn man etwas nicht mehr braucht, so sagte Oma, dann kommt es in den Müll. Also habe ich Schüler M. zum Papierkorb getragen. Er war viel kleiner als ich und ließ sich auch sehr leicht tragen, aber in den Papierkorb passte er dennoch nicht richtig rein, so dass ich notgedrungen etwas stopfen musste.

Dabei stieß er wohl mit seinem Knie gegen einen (Milch)Zahn, der dann auch noch rausfiel … Mittlerweile heulte M. und Tränen, Spucke und Blut ließen das Ganze schlimmer aussehen als es eigentlich war. Ich ging danach sofort und ohne Umweg auf meinen Platz.“[85]

Viele autistische Kinder können nur schwer auf Entscheidungen anderer warten, zum Beispiel auf die Rückgabe einer Klassenarbeit oder die Entscheidung, ob sie in eine neue Schule aufgenommen werden. Auch Besuche von oder bei anderen Menschen sind schwer aushaltbare Ungewissheiten. Einen Arzt zu besuchen, den man nicht kennt, braucht manchmal mehrere Anläufe, bis eine ärztliche Behandlung möglich ist. Ein Kind mit sehr verständnisvollen und verstehenden Eltern beschrieb, dass es beim ersten Versuch nur in den Warteraum der Arztpraxis gegangen ist. Beim zweiten Mal wechselte es ein paar Sätze mit dem Arzt. Dann beim dritten Mal konnte es behandelt werden.

Ähnlich wie bei Kindern mit ADS/ADHS scheint es von außen gesehen so, dass manche autistische Kinder und Jugendliche Schwierigkeiten haben, Entscheidungen zu treffen. Wenn sie eine Klassenarbeit mit fünf Aufgaben bekommen, beginnen sie oft mit der ersten und versuchen, sie perfekt zu lösen. Bis sie die Perfektion erreicht haben, vergeht oft so viel Zeit, dass die verbleibende nicht mehr für die Beantwortung der anderen Fragen reicht. Oder: Die Lehrer*in sagt vorher: „Ihr habt ca. 10 Minuten pro Aufgabe“, und so lange arbeitet das Kind dann an jeder Aufgabe, auch wenn eine Aufgabe 30 Punkte wert ist und die anderen 5. Diese Schwierigkeiten sind ein Problem bei der Erfassung von Kontexten und nicht so sehr der Entscheidungsfindung ober Prioritätensetzung.

Besonderheiten von Sinneserfahrungen

Die Schwierigkeiten bei der Erfassung von Kontexten zeigt sich auch in Sinneserfahrungen. Viele Autist*innen treiben intensiv Sport. Manche haben aber Probleme mit der Koordination, die Körperteile bewegen sich bei ihnen nicht so, wie die Kinder und Jugendlichen es wollen: „Als ich jünger war, scheiterte ich regelmäßig an Schnürsenkeln und Reißverschlüssen. Da habe ich dann oft hören müssen, dass ich doch alt genug sei, um das zu können.

85 Vero, G. (2014): Autismus – (m)eine andere Wahrnehmung

Alt genug schon, aber hinsichtlich der Körperwahrnehmung leider nicht ausreichend ausgestattet. Aber das wusste ich damals nicht und fühlte mich einmal mehr als Versager. Meine ersten Schuhe mit Klettverschluss kamen mir deshalb vor wie ein Geschenk Gottes.“[86]

Viele Kinder sind hochsensibel bei der Wahrnehmung des eigenen Körpers, viele aber auch hyposensibel, also mit verringerter Wahrnehmung. Sie spüren den Schmerz oft nicht. Sie gelten dann als Wunder der Schmerzunempfindlichkeit.

Generell ist die Sinneswahrnehmung sehr unterschiedlich. Manche sind auch in der Wahrnehmung anderer Sinneseindrücke hypersensibel bzw. hyposensibel. Am häufigsten ist eine Hypersensibilität bei den Geschmacksnerven, beim Hören, beim Raumgefühl und bei Lichtwahrnehmungen. Viele autistische Kinder halten die Geräuschkulisse auf dem Pausenhof in der Schule nicht aus. Andere können sich absolut nicht konzentrieren, wenn es zu hell ist. Das helle Licht sticht und schmerzt sie.

Der Raumsinn ist ebenfalls sehr unterschiedlich. Mit Raum wird hier „space“ bezeichnet, nicht „room“, also kein Zimmer, sondern die räumliche Orientierung. Auch der Raumsinn wird von vielen Kindern (nicht von allen!) zusammengesetzt und erlernt, er muss sich immer wieder neu entwickeln und geschaffen werden. Deswegen laufen autistische Kinder und Jugendliche häufig gegen eine Wand oder lassen etwas fallen. Wenn das zum Beispiel in der Schule passiert, sind Ermahnungen und Bestrafungen völlig nutzlos, sondern beschämen nur.

Neben der schon erwähnten Geräuschüberempfindlichkeit ist die Empfindlichkeit des Hautsinns für viele autistische Kinder und Jugendliche sehr bedeutsam. Da ist ein Mädchen, das sehr gerne reitet, und ihr Pferd liebt. Aber die Reithosen sind für viele autistische Kinder und auch dieses Mädchen unerträglich. Sie jucken, das Mädchen ist gegen den Stoff überempfindlich und kann sich dadurch nicht aufs Reiten oder anderes konzentrieren. Das Mädchen nimmt an, dass es allen so geht. Es hat wie andere autistische Kinder keine Referenzen oder Orientierungspunkte, weil nicht darüber gesprochen wird und die Unterschiede nicht transparent werden. Sie gibt das Reiten auf.

86 Vero, G. (2014): Autismus – (m)eine andere Wahrnehmung

Ein damals 13jähriger autistischer Junge schrieb: „Es gibt bestimmte Geräusche, die ihr gar nicht wahrnehmt, die uns aber richtig fertig machen. Und das Problem ist, dass ihr nicht ahnt, was diese Geräusche bei uns anrichten. Das Schlimme an solchen Geräuschen ist nicht, dass sie an unseren Nerven zerren, sondern dass wir, wenn wir weiter zuhören, nicht mehr wissen, wo wir gerade sind. Und vor diesem Gefühl haben wir Angst. In solchen Momenten ist es, als würde der Boden schwanken und die Landschaft wollte uns verschlingen, und das ist absolut grauenhaft."[87]

Häufig begegnen wir auch bei autistischen Kindern Synästhesien. Ein Kind hört in Farben, ein anderes sieht Geräusche: „Die synästhetische Wahrnehmung hilft mir auch, schnell und leicht andere Sprachen zu lernen. Zur Zeit beherrsche ich zehn Sprachen."[88]

Oft sind die Synästhesien eine notwendige Hilfe, um Verbindungen herzustellen: „Die ‚Esszimmerwelt', die ‚Küchenwelt' und die ‚Flurwelt' – die hatten erst dann etwas miteinander zu tun, wenn eine Farbe mich dazu brachte, sie untereinander zu verbinden. Wenn meine Mutter in der Küche etwas Lilafarbenes sagte und diesen lila Tonfall zwei Monate später im Badezimmer benutzte, hatten die Küche und das Bad für mich plötzlich etwas miteinander zu tun und so konnte ich nach und nach andere Gemeinsamkeiten entdecken, wie zum Beispiel, dass es in beiden Räumen Wasser gab. Aber die erste Verknüpfung entstand stets durch die Farbe."[89]

Sekundärfolgen

Fast alle autistischen Kinder und Jugendlichen leiden unter den Sekundärfolgen des Autismus. Gemeint sind die Erfahrungen, die sie machen mussten, wie andere mit ihnen als Autist*innen umgehen. Diese Sekundärfolgen haben viele unterschiedliche Facetten, wie dann Erwachsene im Rückblick beschreiben, und sie haben nachhaltige Wirkungen.

---

87 Higashida, N. (2014/2017): Warum ich euch nicht in die Augen schauen kann. Ein autistischer Junge erklärt seine Welt. Reinbek

88 Tammelt, D. (2006/2014): Elf ist freundlich und Fünf ist laut. Ein genialer Autist erklärt seine Welt. München

89 Gerland, G. (1998): Ein richtiger Mensch sein. Autismus – das Leben von einer anderen Seite.

Häufig spüren autistische Kinder und Jugendliche, dass ihre Eltern (oder zumindest ein Elternteil) sie unbewusst ablehnen. Viele Eltern hätten gerne ein nicht-autistisches (= nicht behindertes) Kind. Viele sagen das nicht, weil sie auch ihr autistisches Kind respektieren wollen und lieben. Aber Kinder spüren das und autistische Kinder insbesondere.

Es gibt viele Trainings mit dem Ziel, Autismus abzuschaffen und zu bekämpfen. Noch 2006 wurde in den USA ein „Gesetz zur Bekämpfung des Autismus" verabschiedet. Viele erwachsene Autist*innen erzählen, dass sie unter der Umerziehung mehr litten als unter dem Autismus. Eine sagte: „Verhaltenstherapie ist Folter!" Das gilt selbstverständlich nicht für jede Verhaltenstherapie, aber für verhaltenstherapeutisch legitimierte Aktivitäten, die Kinder und Jugendliche vom Autismus „befreien" und „heilen" wollen. Vor allem in den USA, teilweise aber auch in Europa verbreitet ist die Applied Behavior Analysis (ABA), mit der autistischen Kindern bestimmte Verhaltensweisen aberzogen werden sollen, zum Beispiel deren Bemühungen, andere Menschen zu imitieren, um deren Verhalten und deren Äußerungen zu verstehen.

Eine sehr verbreitete Erfahrung ist die Beschämung. Es gibt die natürliche Scham, die uns Menschen davor bewahren und schützen soll, wenn wir etwas Intimes von uns preisgeben. Und es existiert die Form der Beschämung, bei der andere Menschen die Grenzen unserer Intimität überschreiten, Intimes an die Öffentlichkeit zerren und Menschen entblößen. Autistische Kinder und Jugendliche leiden unter beidem. Wenn sie beispielsweise merken, dass sie Worte nicht im richtigen Kontext verstanden haben und an der Reaktion von anderen spüren, dass da etwas „falsch" oder „unpassend" ist, fühlen sie, dass sie anders sind, dass sie das nicht verbergen können und dies in diesen Kommunikationsschwierigkeiten sichtbar wird. Kinder zeigen es nicht gerne, wenn sie etwas „nicht können". Das gilt für autistische Kinder und Jugendliche ebenso wie für nicht-autistische. Doch bei Autist*innen kommt die Beschämung in besonderem Maße hinzu. Oft wird ihnen vermittelt: „Du bist behindert. Du bist falsch. Du bist unzureichend." Diese Beschämung frisst sich ein, zerstört oder beschädigt zumindest das Selbstwertgefühl und Selbstbewusstsein. „Jedes Mal, wenn ihr mit mir redet, als wäre ich beschränkt, fühle ich mich absolut elend – als hätte ich null Chancen für die Zukunft. ... Jedes Mal, wenn wir etwas falsch gemacht haben, werden wir gescholten oder ausgelacht, ohne dass wir die Möglichkeit haben, uns zu entschuldigen, und jedes Mal hassen wir uns dann und verzweifeln an unserem Leben."[90]

Oft ziehen sich Kinder deswegen zurück. Nicht, weil sie etwas nicht können, sondern weil sie sich den Gefahren der Beschämung nicht aussetzen wollen.

Dann begegnen wir häufig Schuldgefühlen. Viele autistische Kinder und Jugendliche merken, dass sie den Eltern und auch anderen Menschen, die ihnen nahestehen und die sie gern haben, besondere Mühe machen und fühlen sich deswegen schuldig, auch wenn niemand die Schuld ausspricht. Über diese Schuldgefühle kommunizieren sie nicht, allenfalls viele Jahre später, wenn sie erwachsen sind. Und auch dann nur mit Menschen, denen sie sehr vertrauen.

Spätestens seit der Jahrtausendwende hat sich vor allem in den USA, aber zunehmend auch in Europa, eine Bewegung entwickelt, in der Autist*innen ihre Stimme erheben und ihre eigene Besonderheit selbstbewusst zeigen. Sie wehren sich damit gegen Ablehnung und Umerziehung, gegen Beschämung und Schuldgefühle. Sie fordern von den Nicht-Autist*innen, dass sie sich mit der anderen, der autistischen Welt beschäftigen, dass Brücken gebaut werden zwischen der autistischen Insel und dem nicht-autistischen Festland: „Wir sind Geheimagenten unter den Nicht-Autist*innen", sagte eine Autistin.

Was hilft?

Ich bin Nicht-Autist. Für die meisten autistischen Kinder und Jugendlichen wäre es am besten, von autistischen Therapeut*innen begleitet zu werden. Diese gibt es, aber sie sind nicht zahlreich. Manche Therapeut*innen geben nicht an, dass sie Autist*innen sind, weil sie Benachteiligungen und Vorurteile befürchten. Einige brechen Studium und Ausbildungen ab, weil sie nicht aushalten, was sie dort über Autismus lernen sollen.

Nicht-autistische Therapeut*innen und andere Fachkräfte, die mit autistischen Kindern und Jugendlichen arbeiten, müssen vor allem versuchen, die Lebenswelt autistischer Kinder und Jugendlicher zu verstehen und zu würdigen. Es gilt, auf verschiedene Punkte besonders zu achten:

---

90 Tammelt, D. (2006/2014): Elf ist freundlich und Fünf ist laut. Ein genialer Autist erklärt seine Welt. München 2006/2014

- Diversität

Die Phänomene bei autistischen Kindern und Jugendlichen sind sehr vielfältig. Ich habe deshalb viele Stimmen von Autist*innen zitiert. Wenn wir die Diversität würdigen, ist dies schon eine grundlegende Haltung, die helfen kann. Das ist das entscheidende. So schwierig es ist, überhaupt Klassifizierungen zu entwickeln, so unsinnig sind schematisch vorgegebene Checklisten zur therapeutischen Begleitung von Kindern und Jugendlichen mit Autismus. Noch einmal: Das Ziel einer therapeutischen Begleitung besteht nicht darin, den Autismus zu beseitigen oder zu bekämpfen, sondern Menschen mit Autismus darin zu unterstützen, ein gutes und glückliches Leben zu führen.

- Sekundärfolgen

Für die meisten dieser Kinder und Jugendlichen stehen die Sekundärfolgen im Vordergrund. Sie leiden mehr daran, wie sie als Autist*innen behandelt werden, als an dem, was den Autismus ausmacht. Deswegen ist in Therapie und auch in sonstiger Begleitung alles gut, was die Sekundärfolgen mindert. Alles, was das Selbstwertgefühl stärkt, hilft. Um den Schaden der Sekundärfolgen zu verringern, ist es oft notwendig, die Eltern sowie andere pädagogisch tätige Personen einzubeziehen.

- Klient*innen-Kompetenz

Wenn ein Verhalten autistischer Kinder als problematisch verstanden wird, ist dieses Ausdruck ihrer neuronalen Besonderheiten und/oder eine für sie richtige Reaktion auf eine überfordernde Situation, mit der sie anders nicht fertig werden. „Wenn mich ein Erwachsener ansprach, verstand ich alles, was gesagt wurde, aber ich brachte kein Wort heraus. Meine Mutter und meine Lehrer zerbrachen sich den Kopf, warum ich andauernd schrie, aber schreien war meine einzige Kommunikationsmöglichkeit.“[91]

Unterstellen Sie Kompetenz auch und gerade bei autistischen Kindern und Jugendlichen. Wir müssen diese Kinder immer ernstnehmen, indem wir zuhören und sie fragen. Wenn sie nicht so kommunizieren können, dass es für

91 Grandin, T. (1986/2014): Durch die gläserne Tür. Lebensbericht einer Autistin.

Nicht-Autist*innen verständlich ist, müssen wir sie beobachten und dabei den möglichen Sinn ihres Verhaltens zu ergründen versuchen: „Achten Sie auf die Dinge, für die sich Ihr Kind interessiert und die seine Phantasie beflügeln. Hat sich Ihr Kind beispielsweise angewöhnt, den ganzen Tag neben der Toilette zu stehen und die Spülung zu betätigen, so fragen Sie sich doch, ob es das Geräusch ist oder das Drücken des Spülknopfes oder das Verhältnis zwischen Ursache und Wirkung, was das Kind so fasziniert."[92]

Es gilt für Nicht-Autist*innen, mit den Autist*innen zu reden und nicht über sie. Wenn die Verhaltensweisen dieser Kinder ihnen selbst oder anderen schaden, dann besteht die therapeutische Absicht darin, mit ihnen gemeinsam nach Alternativen zu suchen, wie sie andere Verhaltensweisen ausprobieren können. Es geht immer nur um das Ausprobieren, nicht um richtig oder falsch.

- Stimming

„Stimming" entstammt dem Wort „Stimulation", ist aber mehr als das. Es bezeichnet Verhaltensweisen und Impulse, mit denen sich autistische Kinder und Jugendliche (und Erwachsene) beruhigen und ihrer selbst vergewissern. Sie verwenden es oft in Situationen, in denen sie Druck ausgesetzt sind oder sich überfordert fühlen. Die Formen des Stimmings sind vielfältig. Manchen hilft es, bei Planänderungen etwas zu kauen, um ein Gefühl der Sicherheit über die Mundbewegung zu erhalten, sich quasi an etwas festzubeißen und es festzuhalten.

Auch die Beschäftigung mit Zahlen ist oft ein Weg, sich an irgendetwas in der verwirrenden Welt festzuhalten: „Immer, wenn ich unter zu starken Stress gerate und nicht ordentlich atmen kann, schließe ich die Augen und zähle. An Zahlen zu denken hilft mir, mich wieder zu beruhigen. Zahlen sind meine Freunde und sie sind ständig um mich. Jede ist einzigartig und hat ihre ganz eigene ‚Persönlichkeit'. Elf ist freundlich und Fünf ist laut, während Vier still und schüchtern ist."[93] Ein anderer sagte: „Zahlen sind etwas Festes, Unveränderliches. Die Zahl 1 zum Beispiel ist für immer und ewig die Zahl 1.

92 a.a.O.

93 Tammelt, D. (2006/2014): Elf ist freundlich und Fünf ist laut. Ein genialer Autist erklärt seine Welt. München

Diese Einfachheit, diese Klarheit ... das ist so beruhigend für uns.“[94]

Sehr unterschiedlich ist das Empfinden von Lebensmitteln. Hier geht es oft nicht nur um den Geschmack, sondern oft oder meist um deren Textur. Die Textur von Lebensmitteln ist sehr unterschiedlich: Manche sind weich, andere knackig, manche der Texturen sind unerträglich und fühlen sich im Mund schlecht an. Andere sind aushaltbar oder sogar begehrt. Die Frage „Schmeckt dir das nicht?“, trifft dann nicht das, was das Kind beim Essen erlebt. Viele Kinder nutzen Lebensmittel mit bestimmten Texturen, um Erregung zu reduzieren oder zumindest auszuhalten. Zum Beispiel mit Gummibärchen, Schokolade oder Chips. Welche Textur bei Erregung, Angst und anderen Überforderungen helfen kann, ist bei jedem Kind unterschiedlich.

Im Stimming sind die autistischen Kinder und Jugendlichen selbst sehr kreativ. Temple Grandin, die in Oliver Sacks Buch[95] beschrieben wurde und später selbst ihre Erfahrungen veröffentlichte, baute sich eine „Pressmaschine“, indem sie sich mit verstellbaren Platten und Kissen ein Gehäuse schuf, in welchem andere Menschen sie mit einer festen Umhüllung nach ihren Anweisungen drücken konnten: „Normalerweise wäre ich einem solchen Druck ausgewichen, genauso wie ich die überwältigenden Umarmungen meiner korpulenten Tante in meinen Kindertagen gemieden hatte. Doch hier gab es kein Entrinnen. Der Druck ließ erst dann nach, wenn mich die Vorrichtung freigab. Die Wirkung war sowohl stimulierend als auch entspannend. Doch die entscheidende Tatsache für mich als Autistin war die Tatsache, dass ich das Heft in der Hand hatte: Ich konnte Ann sagen, wie viel Druck sich angenehm anfühlte, während ich als Kind gegen die Umarmungen meiner überzärtlichen Tante nicht angekommen war.“[96]

Erlauben Sie Rückzugsmöglichkeiten! Auch in der Therapie, in der Schule, wo auch immer. Die autistischen Kinder und Jugendlichen bemühen sich immer wieder, die anderen zu verstehen und herauszufinden, was sie erwarten. Das ist anstrengend, ist chronischer, dauerhafter, intensiver Stress. Das ermüdet und deshalb brauchen viele autistische Kinder und Jugendliche die Erlaubnis,

94 Higashida, N. (2014/2017): Warum ich euch nicht in die Augen schauen kann. Ein autistischer Junge erklärt seine Welt. Reinbek

95 Sacks, O. (1997/2015): Eine Anthropologin auf dem Mars. Sieben paradoxe Geschichten. Reinbek 1997/2015

96 Grandin, T. (1986/2014): Durch die gläserne Tür. Lebensbericht einer Autistin.

sich zurückzuziehen, aus dem Druck herauszutreten oder sich zu verstecken, in jedem Fall sich Pausen zu nehmen. Auch das ist eine Form des Stimmings. Erklären Sie das dem Kind und seiner Umgebung und unterstützen Sie die Kinder darin.

- Das große UND

Wenn ein autistisches Kind Ihre Angebote abweist oder aggressiv darauf reagiert, sind Sie persönlich betroffen. Sie können enttäuscht oder traurig sein. Dieses Verhalten ist zuvorderst Ausdruck der Probleme des Kindes und kein Versuch, Sie zu ärgern. Sie erfahren die Auswirkungen dieses Verhaltens persönlich UND gleichzeitig betrachten Sie es auch professionell als Versuch des Kindes, ein überforderndes Problem zu bewältigen. Deswegen versuchen Sie, in solchen Stresssituationen ruhig zu bleiben, so gut es möglich ist.

Sie werden in der Begleitung autistischer Kinder und Jugendlicher Fehler machen. Das ist unvermeidbar. Versuchen Sie nicht, perfekt zu sein. Aber bewahren Sie sich die offene Haltung des Suchens. Versuchen Sie, diese Kinder und Jugendlichen zu verstehen und zu respektieren. Das ist das Entscheidende.

D 2 Trauma

Was ist ein Trauma?

Das Wort Trauma stammt aus dem Altgriechischen und bedeutet übersetzt: „Wunde". Es gibt medizinische Traumata, zum Beispiel nach einem schweren Beinbruch, und es gibt psychosoziale Traumata – um letztere geht es hier. Doch nicht jede Wunde ist ein Trauma im Sinne der Psychotraumatologie, auch wenn es im deutschsprachigen Raum die Tendenz gibt, den Traumabegriff auf alle möglichen Verletzungen erweitert zu verwenden und von Bindungstrauma,

Schocktrauma, Entwicklungstrauma, Mikrotrauma und Ähnlichem zu sprechen. Zu einem Trauma gehören drei Elemente:

Erstens wird ein traumatisches Geschehen als existenzielle Bedrohung erlebt. Das ist bei Kindern und Jugendlichen immer der Fall, wenn sie sexuelle Gewalt erfahren oder ihr Leben bedroht wird. Doch nicht das Ereignis macht das Trauma aus, sondern das Erleben des Ereignisses, das Trauma-Erleben. Bei Naturkatastrophen, bei Unfällen, „leichteren" Gewalterfahrungen und anderen Verletzungen kann ein Trauma entstehen, das muss aber nicht zwangsläufig der Fall sein.

Zu einem Trauma gehört zweitens, dass die B*ewältigungsmöglichkeiten der betroffenen Person nicht ausreichen*, um das Geschehen zu verarbeiten. Das ist bei massiven Gewalterfahrungen und Bedrohungen fast immer der Fall. Welches Kind kann schon „verarbeiten", dass es beschossen wird, dass ihm sexualisierte Gewalt angetan wird?! Man hat große Studien durchgeführt, um Resilienzfaktoren zu finden, welche die Bewältigung von solchen traumatischen Erfahrungen begünstigen können. Die Absicht bestand darin, die Kinder durch die Förderung solcher Resilienzfaktoren darin zu unterstützen, schlimme Erfahrungen besser überwinden zu können. Doch die Untersuchungen blieben letzten Endes ergebnislos, weil es so viele unterschiedliche Faktoren gibt, die Kinder und Jugendliche beeinflussen. Zwei Elemente blieben bemerkenswert: Kinder und Jugendliche mit festen Werten und Überzeugungen sowie einem sozialen Beziehungsumfeld, das stärkt und stützt, konnten besser und stabiler durch traumatisierende oder andere hochbelastende Erfahrungen gelangen.

Das dritte Element, das ein schlimmes Geschehen zu einem Trauma machen kann, besteht darin, dass es *nachhaltige Folgen* für die Betroffenen hat. Oft treten diese Folgen nicht sofort auf, sondern in einer zeitlichen Verzögerung von Tagen, Wochen, manchmal Monaten oder gar Jahren.

Man muss also zwischen dem Traumaereignis und dem Traumaerleben unterscheiden. Ein Trauma ist ein Erleben. Deswegen ist der kreativtherapeutische Ansatz besonders erfolgreich und sinnvoll, weil er zu neuen Erlebensmöglichkeiten einlädt. Das traumatisierende Erleben kann dadurch nicht ganz verschwinden, aber es kann an Kraft verlieren und den Weg zu einem guten, möglichst glücklichen Leben öffnen.

Was man noch über Trauma wissen sollte

Wenn ein Kind oder eine jugendliche Person sich existenziell bedroht fühlt, übernimmt die Amygdala, ein besonderer Teil des limbischen Systems, auch Mandelkern genannt, das „Kommando". Durch Hormonausschüttungen wird die Erregung gesteigert. Die Durchblutung nimmt zu und konzentriert sich vor allem auf die lebensnotwendigen Organe, der Körper und der gesamte Organismus geraten in Hochspannung. Diese Mechanismen entwickelten sich biologisch in den Zeiten, als unsere entfernten Vorfahren gegen wilde Tiere und andere Feinde kämpfen mussten, um zu überleben. Wenn der gesamte Organismus auf Kämpfen oder Fliehen eingestellt ist, treten die kognitiven Bestandteile und Fähigkeiten in den Hintergrund. Viele Kinder und Jugendliche (wie auch Erwachsene) können sich nicht mehr an Details erinnern, wenn sie nach dem traumatischen Geschehen gefragt werden. Das ist normal und entspricht den neuronalen Prozessen, denn der Schrecken hat alle oder viele der kognitiven Erinnerungen überschwemmt.

Das Traumagedächtnis ist deswegen in erste Linie ein emotionales und körperliches Gedächtnis, nur in viel geringerem Maße ein kognitives. Ich habe deshalb oft mit Kindern daran gearbeitet, Traumafolgen zu überwinden, ohne dass diese mir oder anderen Menschen überhaupt und erst recht nicht genau von dem traumatischen Geschehen berichten konnten. Das war auch nicht notwendig, das Traumaerleben war sichtbar und spürbar.

Das „Kommando" der Amygdala hat generell bei vielen Menschen nachhaltige Folgen. Die Amygdala ist daran beteiligt, einzelne Szenen und Erfahrungen, die im Gedächtnis gespeichert werden, emotional einzufärben. Wenn die Amygdala existenzielle Angst produziert oder wahrnimmt, dann kann das dazu führen, dass manche Kinder und Jugendliche über längere Zeit oder auf Dauer sehr ängstlich werden, weil diese Angst mit allen neuen Erfahrungen verknüpft wird. Andere Kinder verdrängen ihre Ängstlichkeit vollständig, werden Menschen „ohne Furcht", was oft dazu führt, dass sie sehr unvorsichtig sind und Gefahren nicht vermeiden.

Die Amygdala ist auch dafür „zuständig", jede neue Erfahrung daraufhin zu überprüfen, ob wieder eine existenzielle Bedrohung drohen könnte. Ist dies der Fall, tritt sie in Aktion.

Ein Kind in einer Schule hört einen Rettungshubschrauber aus dem nahegelegenen Krankenhaus über die Schule hinwegfliegen. Es duckt sich, bekommt Angst, hält sich die Ohren zu und versteckt sich unter dem Tisch. Es ist aus Syrien mit seinen Eltern geflohen. Dort waren Hubschraubergeräusche Anzeichen für möglichen Beschuss durch Maschinengewehre oder Fassbomben.

Solche Auslöser für ein traumatisches Erleben werden „Trigger" genannt. Dabei arbeitet das Traumagedächtnis nicht mit genauen Wiederholungen von Sinneseindrücken, sondern mit Ähnlichkeiten. Ein Geräusch, welches sich so ähnlich anhört wie das Hochwasser oder der Starkregen, der das Haus überschwemmt und Nachbarhäuser weggespült hat, kann die traumatisierende Erfahrung der Flutkatastrophe wieder ins Erleben rufen, zum Beispiel das Geräusch eines Regenschauers oder wenn in der Nachbarwohnung das Wasser in einer Badewanne eingelassen wird.

Eine wichtige Besonderheit des Traumaerlebens besteht auch darin, dass Kinder und Jugendliche nicht unmittelbar selbst betroffen sein müssen, sondern es reicht, dass sie Zeugen schrecklichen Geschehens sind.

Ein siebenjähriger Junge ist mit seiner Mutter aus dem Grenzgebiet des Donbass in der Ukraine nach Polen und von dort aus nach Deutschland geflohen. Er leidet unter Traumafolgen. In der Therapie malt er Busse mit schwarzen Kreuzen. In der kreativen Arbeit wird nach und nach deutlich, dass er auf der Flucht an einem Bus vorbeigekommen ist, der kurz vorher bombardiert worden ist, wodurch alle Businsassen, Flüchtlinge wie er, getötet worden sind.

Die Fähigkeit, durch Zeugenschaft traumatisiert zu werden, beruht auf der menschlichen Kompetenz, sich in andere Menschen hineinzufühlen. Lachen ist ansteckend, Weinen ist ansteckend, traumatisierender Schrecken leider auch.

Traumafolgen

Es gibt keine klare und allgemeingültige Auflistung von Folgen traumatischen Erlebens. Die Kinder und Jugendlichen sind individuell unterschiedlich und die Folgen traumatischer Erfahrungen ebenso. Die folgenden Hinweise können deshalb die diagnostische Vorgehensweise praktischer Phänomenologie[97] nicht ersetzen, aber Anhaltspunkte liefern. Die wichtigsten Zugänge sind:

- Jedes traumatische Ereignis ist eine Krise. Erwachsene haben meist in ihrer Biografie bestimmte Krisen-Copings, also Wege der Krisenbewältigung, die sich für sie individuell bewährt und dadurch gefestigt haben. Bei Kindern ist dies seltener der Fall. Doch zu einer Krise gehört auch bei ihnen, dass die Erregung ansteigt. Wenn Kinder keinen Trost und keine Unterstützung finden, bleibt die Hocherregung bestehen. Sie kann sich in Aggressivität oder Selbstverletzungen entladen oder hinter einer Maske der Starrheit innerlich austoben. Das Verständnis traumatischen Geschehens als Krise hat als therapeutische Haltung zur Folge, dass alles hilfreich ist, was in Kriseninterventionen unterstützt, ganz gleich, wie lang der Krisenbeginn her ist. Menschen in Krisen brauchen Schutz und Halt, Beistand und Geborgenheit - traumatisierte Kinder und Jugendliche auch.
- Als unsere Vorfahren gegen Säbelzahntiger oder andere bedrohliche Tiere kämpfend für ihr Überleben sorgen mussten, hatten sie vor allem zwei Möglichkeiten, die als die beiden „F“ in der Traumatologie bezeichnet werden: Kämpfen (Fight) oder Fliehen (Flight). Darin bestehen auch häufige Reaktionen von Kindern und Jugendlichen. Sie kämpfen oft auch vorsorglich, um möglichen existenziellen Bedrohungen zuvorzukommen. Oder sie fliehen, ziehen sich zurück, vermeiden Bedrohungssituationen. Diese zwei „F“ wurden später durch weitere zwei „F“ ergänzt: Erstarren („Freeze“) und Aufspalten („Fragment“). Viele Kinder erstarren, wenn sie getriggert werden, oder behalten nach einem traumatischen Erleben ihre Erstarrung bei. Manche können nicht einmal weinen, so sehr hat der Schrecken ihr Gemüt eingefroren. Mit „Fragment“ ist gemeint, dass im Bewusstsein Elemente abgespalten werden, weil sie sonst nicht aushaltbar sind, weil das Erleben des traumatischen Schreckens die Kinder überfordert.

  Ein Mädchen stellt sich, während sie sexualisierte Gewalt erlebt, vor, es wäre gar nicht sie selbst, der das widerfährt. Sie sei eigentlich der Punkt an der Wand, eine Spinne oder ein Insekt, das von außen wie in einem Film auf das Geschehen schaut. Sie selbst sei unbeteiligt.

97 Baer, U.; Frick-Baer, G. (2019): Würdigen, was ist. Praktische Phänomenologie. Berlin

Bleibt diese Fragmentierung bestehen, kann sie zu schweren Persönlichkeitsstörungen oder anderen seelischen Erkrankungen führen.

- Die meisten Kinder und Jugendlichen malen oder träumen nach einem traumatischen Geschehen, dass sie in einen Abgrund fallen oder am Rande eines Abgrunds stehen. Sie sind, wie einige von ihnen später, in höherem Alter erzählten, „aus der Welt gefallen". Die Selbstverständlichkeit ihres Seins wurde zerbrochen, vor ihnen tat sich der Abgrund traumatischen Schreckens und damit existenzieller Bedrohung auf. Viele Kinder und Jugendliche träumen solche Abgrundträume nachts im Schlaf. Manchmal erscheinen sie auch als Tagträume oder werden in Bildern gemalt.
- Viele Kinder und Jugendliche, die traumatisierende Gewalt erfahren haben, verändern danach ihr Verhalten. Häufig ist ihnen gemeinsam, dass sie „verstört" sind. Diese Verstörung zeigt sich in unterschiedlichen Formen und sie ist Ausdruck der tiefen existenziellen Erschütterung.
- Manche Kinder werden nach einem Traumaerleben sehr ängstlich, denn eine existenzielle Bedrohung macht Angst. Manche Kinder versuchen, ihre Angst durch übertrieben forsches Auftreten und Aggressivität zu überspielen, doch der Kern eines solchen Verhaltens ist die Angst. In den ICD-Diagnosen wird emotionale Taubheit oder Dämpfung als Traumasymptom aufgeführt. Das ist meines Erachtens fragwürdig bzw. hinterfragens-würdig. Es ist meist der Blick von außen, der manche Kinder emotional taub oder gedämpft erscheinen lässt, aber die Gefühle, die die Kinder nicht zeigen können, nicht erfasst. Emotionale Taubheit kann eine Folge davon sein, dass Kinder mit ihren Gefühlen nicht mehr fertig werden und deswegen versuchen, sie zu betäuben oder abzudimmen. Manchmal überlagert die Ängstlichkeit auch alle anderen Gefühle, so dass der Anschein emotionaler Taubheit erweckt wird. Doch genauso häufig sind meines Erachtens emotionale Ausbrüche, oft maßlos, so wie der Schrecken maßlos war und ist. Das Gefühlsleben und die Ausdrucksmöglichkeiten der Gefühle haben sich verändert und das in vielfältiger Weise.
- Auch das „Vermeidungsverhalten", das als Traumasymptom aufgeführt wird, ist eigentlich ein gesundes Verhalten. Wer existenziell bedroht wurde, tut gut daran, alles zu vermeiden, was diese Bedrohung wiederholen könnte. Wenn das Vermeidungsverhalten jedoch über längere Zeit bleibt und das Leben bestimmt, kann es natürlich die Breite der Lebensmöglichkeiten eines Kindes oder einer jugendlichen Person einschränken. Dann ist

therapeutische Hilfe notwendig, doch ursprünglich ist es eine gesunde Reaktion auf eine ungesunde Situation.

Komplextraumata

Von Komplextraumata spricht man, wenn die Traumatisierungen in sehr frühem Alter erfolgten bzw. wenn sich traumatische Erfahrungen wiederholten. Aus der einmaligen Krise wird dann eine Dauerkrise, sie wird als Normalität erlebt. Die Zeit nach einem traumatischen Ereignis ist für diese Kinder und Jugendlichen gleichzeitig die Zeit vor einer neuen existenziellen Bedrohung und die existenzielle Wunde wird zu einer Dauerwunde. Die Leere und Einsamkeit nach einer traumatischen Erfahrung können dann zu einer seelischen Verwahrlosung führen. Auch die Selbstverunsicherung, die nach traumatischen Erfahrungen auftritt, kann zu der Grundüberzeugung werden, dass man falsch und unfähig ist. Verzweiflung ersetzt die Trauer. Das Gefühl der Gefühllosigkeit kann die Emotionen von Wut, Angst und Hilflosigkeit, die nicht mehr aushaltbar sind, ersetzen.

Hinweise zur Therapie

Eine traumatische Erfahrung erfolgt nahezu immer durch andere Menschen. Es sind Menschen, die vergewaltigen, schlagen, schießen oder bombardieren. Traumata durch Naturkatastrophen sind weniger intensiv und haben weniger nachhaltige Auswirkungen als solche, die durch menschliche Taten hervorgerufen wurden. Doch auch bei Traumata durch Unfälle oder andere Ereignisse ist entscheidend, wie die an dem Geschehen beteiligten Menschen, auch die Retter, Sanitäter*innen, Ärzt*innen und andere mit den betroffenen Kindern und Jugendlichen umgehen. Ein roher oder ignorierender Umgang kann traumatisches Erleben verschärfen und verlängern.

Traumatische Erfahrungen sind also vom Kern her Beziehungserfahrungen und Beziehungswunden brauchen Beziehungsheilung. Das Angebot der therapeutischen Beziehung ist jenseits aller Methodik oder Verfahrensschritte schon dadurch ein Heilungsangebot, dass sich ein erwachsener Mensch um das Kind oder die jugendliche Person kümmert, sie unterstützt, sich für sie interessiert und versucht, sie zu fördern und zu heilen – das ist der eigentliche Kern der Heilung. In diesem Prozess werden der Schrecken und das

Misstrauen oft in der Beziehung zwischen Therapeut*innen und den Kindern und Jugendlichen lebendig und das müssen wir Therapeut*innen akzeptieren.

In einer Studie über die Zeit nach dem Traumaereignis danach“[98] zeigte sich, dass die meisten Menschen, die als Kinder sexualisierte Gewalt erleben mussten, sich danach allein und alleingelassen gefühlt haben. Sie wurden nicht beachtet. Oder sie waren schon in der Zeit davor dem Desinteresse und der Ignoranz ausgesetzt. „Am schlimmsten war das Alleinsein danach“, sagte eine erwachsene Frau über die Zeit nach ihrer traumatischen Kindheitserfahrung. Sich allein oder alleingelassen fühlen, muss nicht beinhalten, dass es keine Menschen um die Kinder und Jugendlichen herum gibt, aber es fehlten Menschen, die für sie „da“ sind, sich um sie kümmern, für sie sorgen, sie behüten und schützen.

„Die Zeit danach“ betrifft nicht nur die unmittelbare Zeit nach dem traumatischen Geschehen, sie kann lebenslänglich dauern. Auch die therapeutische Begleitung ist ein Wirken in der Zeit danach. Auf die in dieser Studie gestellten Fragen, was die traumatisierten Menschen denn als Kind gebraucht hätten, kamen Antworten, wie: „dass sich jemand für mich interessiert“, „dass mich jemand fragt“, „dass jemand einfach da ist“, „dass mir jemand eine warme Milch macht“ und so weiter. Besonders wichtig war und ist das Bedürfnis nach Parteilichkeit. Kinder und Jugendliche, denen Schlimmes widerfährt, erleben dies oft als unfassbar und fühlen sich deswegen schuldig, ohne Schuld zu haben. Sie brauchen Menschen, die ihnen sagen: „Die anderen sind die Bösen. Du gehörst zu den Guten. Du bist nicht schuld. Du kannst nichts dafür!“ Wenn Kinder und Jugendliche dies nach dem traumatisierenden Geschehen nicht oder zu wenig gehört haben, ist es wichtig, dass wir Therapeut*innen ihnen diese Haltung zeigen und vermitteln.

Ob dabei das Traumageschehen in Worte gefasst wird oder nicht, ob es konkret deutlich wird oder im Halbdunkel bleibt, ist zweitrangig. Entscheidend ist, dass das Erleben der Kinder und Jugendlichen ernst genommen wird und dass sie neue Erfahrungen machen, welche die alten zumindest etwas zurückdrängen und abschwächen. Der große Unterschied zu der traumatisierenden Erfahrung besteht darin, dass sie nun, falls das Traumaerleben im therapeutischen

98 Frick-Baer, G. (2013): Trauma – „Am schlimmsten ist das Alleinsein danach“. Sexuelle Gewalt – wie Menschen die Zeit danach erleben wird und was beim Heilen hilft. Berlin

Setting wieder lebendig wird, nicht mehr allein sind, dass sie Unterstützung und Wohlwollen erfahren.

Mit Jugendlichen ist es möglich, über ihre Traumafolgen und manchmal auch über das Geschehen zu sprechen, doch auch das gilt nicht immer. Bei den jüngeren Kindern und auch bei vielen Jugendlichen ist das Entscheidende der kreative Ausdruck, die kreative Begegnung, der spielerische Umgang mit dem Erleben. Im Malen, Spielen, Musizieren, Tanzen und Bewegen, in der Gestaltung von Skulpturen oder anderen kreativen Möglichkeiten, auch im Schreiben poetischer Geschichten, werden sowohl der Schrecken lebendig und deutlich als auch die Bewältigung des Schreckens. Das Gegenteil von Ohnmacht ist nicht nur Macht, sondern auch „machen": Durch kreatives Gestalten können Kinder aus der Starre der Hilflosigkeit und Ohnmacht heraus wieder beweglich werden.

Ebenfalls ist alles hilfreich, was das Selbstwertgefühl der Kinder und Jugendlichen stärkt. Opfer von Gewalt oder anderem Schrecken zu sein, beinhaltet immer wieder auch die Erfahrung, dass das eigene „Nein" nicht gehört wurde, dass die Kinder und Jugendlichen in ihrer Persönlichkeit und ihren Grenzen nicht respektiert wurden. Das muss das Selbstwertgefühl verletzen, kann es manchmal sogar fast zum Verschwinden bringen. Dagegen die Selbstsicherheit und das Selbstbewusstsein zu stärken, ist eine effektive Hilfe bei der Traumabewältigung. Viele Kinder und Jugendliche kennen nach traumatisierenden Erfahrungen nur die Alternative, entweder stark zu sein oder Schwäche zu zeigen. Das haben sie von Vorbildern übernommen, medialen oder konkret persönlichen aus ihrem sozialen Umfeld. Unsere Haltung demgegenüber sollte sein: „Es ist gut, stark zu sein, doch Schwäche zu zeigen, ist auch Ausdruck von Stärke." Da gilt das große UND: die Not zu würdigen UND die Fähigkeit und Kompetenz, die Not zu überwinden. Das ist not-wendend, not-wendig.

Und noch ein letzter Hinweis: Manchmal zeigen Kinder und Jugendliche Folgen einer traumatischen Erfahrung, ohne dass es Anhaltspunkte gibt, dass sie diese Erfahrung auch wirklich erlebt haben. Das kann ein wertvoller Hinweis darauf sein, dass es traumatische Erfahrungen bei den Eltern oder Großeltern gibt, die transgenerativ an die Kinder und Jugendlichen übertragen wurden.[99] Traumabegleitung von Kindern und Jugendlichen sollte immer einschließen, dies mit Eltern abzuklären. Denn die transgenerative Weitergabe von traumatischen Erfahrungen der Eltern oder Elternteile kann das Erleben von Traumata bei Kindern und Jugendlichen verstärken oder verlängern.

D 3 Aggressivität

Was sind aggressive Gefühle? Was ist aggressives Verhalten?

Viele Kinder und Jugendliche werden von ihren Eltern zu einer therapeutischen Behandlung gebracht, weil sie „zu aggressiv" sind bzw. aggressives Verhalten zeigen, mit dem die Eltern, die pädagogischen Kräfte und andere Kinder nicht zurechtkommen. Worin sich das aggressive Verhalten zeigt, ist unterschiedlich. Es reicht von offenkundiger Aggressivität wie Spucken, Beißen, Schlagen, Treten bis hin zu Wutausbrüchen mit lautem Geschrei oder eher „stiller" Aggressivität mit Blicken, Worten, der Stimmlage und Körpersprache.

Aggressives Verhalten ist Ausdruck aggressiver Gefühle. Dazu zählen Ärger, Zorn, Wut, Hass, Jähzorn und sie sind Bestandteil des Gefühlslebens eines jeden Kindes und Jugendlichen. Das ist zunächst einmal wichtig zu wissen und zu akzeptieren. Das Wort Aggression entstammt dem Lateinischen und bedeutet „festen Schrittes auf jemanden zugehen", im allgemeinen Sinn von „sich annähern" oder spezifischer „angreifen" und meint auch „anpacken", „zugreifen". Der Sinn aggressiver Gefühle beruht darauf, dass Menschen nach Veränderungen streben. Wer sich ärgert, möchte etwas verändern, ist nicht einverstanden mit dem, was ist. Wenn Kinder oder Jugendliche sich ärgern, wütend oder zornig sind, muss sich das nicht in aggressiven, erniedrigenden oder entwürdigenden Handlungen anderen gegenüber ausdrücken. Diese Gefühle sind zunächst einmal Ausdruck davon, dass ein Kind oder Jugendlicher

99 Baer, U.; Frick-Baer, G.: Wie Traumata in die nächste Generation wirken – Untersuchungen, Erfahrungen, therapeutische Hilfen. Berlin (2018)

unzufrieden ist mit dem Zustand, in dem es gerade lebt, bzw. in der Situation, in der es sich gerade befindet. Damit der Ausdruck aggressiver Gefühle als verletzend empfunden wird (von anderen oder auch gegenüber sich selbst), müssen andere Faktoren hinzukommen, muss die Aggressivität auch von anderen Quellen gespeist werden (dazu später).

Mit Ärger wird zumeist ein relativ geringfügiger oder mittlerer Ausdruck von Aggressivität bezeichnet, während Wut und Zorn intensiver erlebt werden. Zorn beinhaltet meist eine mehr gerichtete Aggressivität als die Wut, die eher diffus streut. Unter Jähzorn werden meist explosive, abrupte Erregungsausbrüche voller Aggressivität verstanden, die für alle Beteiligten überraschend sind, keinen nachvollziehbaren Anlass haben und eine sehr hohe Intensität und Expressivität beinhalten. Hass hat eine Besonderheit: Er ist vernichtend. Im Hass hat sich die Aggressivität verselbständigt und möchte andere Menschen oder Lebensumstände vernichten, was oft auch selbstzerstörerische Konsequenzen hat.

Auch reicht bei Jähzorn und Hass das Spektrum des Ausdrucks negativer, verletzender Aggressivität von körperlichen Übergriffen einschließlich sexueller Gewalt bis hin zu Beleidigungen und Provokationen. Auch passive Gewalt kann extrem aggressiv wirken und bei anderen Menschen hohe Aggressivität als Reaktion hervorrufen. Sie zeigt sich beispielsweise, wenn Kinder sich dauerhaft verweigern und unerreichbar scheinen wie eine Mauer, gegen die andere Menschen anrennen.

Viele Kinder und Jugendliche leiden selbst unter ihrem aggressiven Verhalten und ihren aggressiven Gefühlen. Manche hassen sich dafür und versuchen, ihre Aggressionen unter Kontrolle zu bringen, doch sie scheitern, wenn sie nicht unterstützt werden. Sie spüren ihre Aggressivität in sich und sie merken, dass diese den Raum um sie herum füllt, ihren Lebensraum. All ihre Beziehungen werden davon beeinflusst, denn Aggressivität richtet sich zwar ersatzweise auf Gegenstände, vom Kern her aber immer auf Menschen, auch wenn sie sich gegen die Verursachenden selbst wendet. Wie alle Gefühle sind auch sie Beziehungsgefühle: Ich ärgere mich über ein Verhalten. Ich bin wütend und zornig auf jemanden. Ich hasse andere Personen oder explodiere in meinem Jähzorn gegen die Menschen um mich herum.

Quellen der Aggressivität

Um destruktives Verhalten von Kindern und Jugendlichen therapeutisch zu behandeln, ist es notwendig, die Quellen zu kennen, denen es entspringt. Denn es gibt weder in der Therapie noch in pädagogischen bzw. sozialpädagogischen Hilfen allgemein gültige Rezepte. Es kann sie nicht geben, weil jedes aggressive Verhalten unterschiedlichen Quellen entspringt und je nach den individuellen Wurzeln der Aggressivität ein anderer Umgang mit dem Kind oder dem bzw. der Jugendlichen notwendig ist. Ich werde deshalb im Folgenden einige dieser Quellen aufzählen, die mir und meinen Kolleg*innen in der Arbeit mit aggressiven Kindern und Jugendlichen begegnet sind. Ich werde dabei jeweils Hinweise anfügen, wie darauf in der Therapie eingegangen werden kann. Diese Aufzählung ist nicht vollständig. Auch die Hinweise, was in der therapeutischen Arbeit zu berücksichtigen ist, können nicht für alle Kinder und Jugendlichen verallgemeinert werden. Es bedarf jeweils der Untersuchung und Berücksichtigung der individuellen Situation.

- Kindern fehlen oft Vorbilder für eine konstruktive Aggressivität. Sie kennen von ihren Eltern oder Elternteilen nur destruktive Aggressivität: Zornausbrüche, Schläge, Gewalttätigkeiten und Ähnliches. Das prägt. Wenn sie selbst aggressive Gefühle spüren, fehlt ihnen das Spektrum, diese konstruktiv auszudrücken. Sie greifen auf das, was sie kennen, zurück.
  Hier ist es wichtig, den Kindern Vorbilder für einen konstruktiven Ausdruck aggressiver Gefühle anzubieten. Sie sollten nicht nur verstehen, dass es unterschiedliche Formen des Ausdrucks von Aggressivität gibt, sondern diese auch erleben. Diese können über die Therapie hinaus zum Beispiel im Sport oder im kreativen Ausdruck gefunden werden. Bei therapeutischen Prozessen ist es wichtig, Erfahrungen zu ermöglichen, in denen sie ihre eigenen aggressiven Gefühle so ausdrücken, dass niemand und auch nicht sie selbst zu Schaden kommen.

- Manche Kinder und Jugendliche erleben in ihrem Elternhaus, dass der Ausdruck aggressiver Gefühle sanktioniert wird. Sie hören und spüren, dass Aggression missbilligt oder gar mit Strafen oder Liebesentzug belegt wird. „Dadurch lernt es (das Kind) allmählich, dass der Ausdruck von Wut mit Gefahren verbunden ist und dass es alles in seiner Macht Stehende tun muss, um weitere Verletzungen dieser Art zu vermeiden. (...) Da Wut sich

jedoch nicht immer vermeiden lässt, muss es grundsätzlich entscheiden, was es will, wenn es Wut empfindet. In den meisten Fällen entscheidet sich das Kind dafür, das Gefühl zu unterdrücken und es in sich zu behalten."[100] Wenn diese Kinder ihre aggressiven Gefühle unterdrücken, kann sich ihre Aggressivität gegen sie selbst richten oder sie kann explodieren.
Ähnliche Explosionen aggressiven Verhaltens können die Folge sein, wenn auch andere Erregungsverläufe unterdrückt und eingeschränkt werden. Wenn ein Kind sich freut und sich nicht so laut freuen darf, weil das stört oder die Mutter depressiv ist, wenn die erste Verliebtheit aufregt oder es im Freundeskreis Streit gibt und die jungen Menschen dies nicht teilen können, dann wird die Erregung unterdrückt und eingefroren. In der Folge kann sie nicht immer nur langsam auftauen, sondern manchmal bricht sie auch aus.
Hier ist es wichtig, überhaupt daran zu arbeiten, dass Erregungsverläufe akzeptiert werden und sich ausdrücken dürfen, und es ist notwendig, mit den Kindern und Jugendlichen daran zu arbeiten, dass sie ihre Aggressionen spüren und erlauben dürfen. Im nächsten Schritt kann dann die Aufmerksamkeit dem gewidmet werden, wie sie dies tun. Doch das ist zumeist der zweite Schritt.

- Viele Kinder haben Erfahrungen mit verrohter Gewalt. Sie werden geschlagen und auf andere Art entwürdigt. Die Täter*innen haben kein Mitgefühl mit ihnen. Also verlieren diese Kinder auch das Mitgefühl mit sich selbst und dann manchmal mit Menschen, über die sie sich ärgern. Grenzüberschreitende aggressive Handlungen können die Folge sein. Viele dieser Kinder und Jugendlichen agieren dann präventiv gegen mögliche Gewalterfahrungen: Wenn ihnen jemand begegnet, der oder die potenziell Gewalt gegen sie ausüben könnte, wird die Person vorsorglich angegriffen, auch wenn von ihr kein offensichtliches Gefahrensignal ausgestrahlt wird. Hier ist es notwendig, an der Quelle, an den Folgen der traumatischen Gewalterfahrungen zu arbeiten (siehe Kapitel D 2).

- Hilflosigkeit und Ohnmacht sind begleitende Grundgefühle, wenn Kinder und Jugendliche Gewalt erfahren. Viele schwören sich, nie mehr Opfer zu sein, nie mehr ausgeliefert und hilflos zu sein – da, wo sie es können. Also verwandeln sich Gefühle der Ohnmacht und Hilflosigkeit

100 Oaklander, V. (2009/16): Verborgene Schätze heben. Stuttgart. S. 101

in der Folge in aggressive Gefühle. Die Kinder und Jugendlichen können sie dann nicht mehr an den Täter*innen auslassen, sondern tun dies bei anderen, meist Schwächeren. Doch auch andere Situationen, die nicht mit Gewalt verbunden sind, können ebenfalls zu Gefühlen der Ohnmacht und Hilflosigkeit führen: Ohnmächtig die Oma oder den Opa zu erleben, wie sie oder er schwer krank ist und stirbt, kann eine hochbelastende Erfahrung für Kinder und Jugendliche sein und zu Ausbrüchen von Aggressivität führen. Die Ohnmacht der Krankheit gegenüber fühlt sich unter Umständen ähnlich an wie die Ohnmacht, die von den Gewalttäter*innen ausgelöst wurde. Jede Erfahrung dieser Art kann triggern.
Hier ist vor allem an der Ohnmacht und Hilflosigkeit zu arbeiten. Die Kinder und Jugendlichen brauchen neue Erfahrungen der Ermächtigung und die Erfahrung, dass ihnen geholfen wird.

- Wer keine Hilfe bekommt, neigt auch in anderen Situationen oft dazu, nicht nach Hilfe zu suchen. Keine Hilfe zu erhalten, verstärkt die Ohnmacht, macht hilflos und schafft ein Gefühl der Wirkungslosigkeit: „Es ist egal was ich mache, es passiert doch nichts." Die Kombination des Gefühls der Wirkungslosigkeit mit der erlernten Unfähigkeit, Hilfe zu suchen, führt bei manchen Kindern und Jugendlichen zu Aggressionsausbrüchen. Diese sind dann eher ein Schrei nach Hilfe, um aus der Hilflosigkeit herauszugelangen, als dass sie mit der konkreten Situation, in der die Aggressivität sich ausdrückt, etwas zu tun haben.
  Hier brauchen die Kinder und Jugendlichen Erfahrungen der Wirksamkeit und dass ihnen in der Therapie und anderswo geholfen wird. Viele haben sich darin eingerichtet, dass ihnen nicht geholfen wird. Sie stehen dann Hilfsangeboten misstrauisch gegenüber und lassen sie nur schwer zu. Das steht dann oft am Anfang des therapeutischen Prozesses.

- Wenn Kinder und Jugendliche ins Leere greifen, ist das eine negative Erfahrung. Nicht gehört, übersehen, nicht ernst genommen zu werden, die Arme auszustrecken und niemand ist da oder kommt entgegen – all das sind zutiefst frustrierende Erfahrungen. Dieser Frust kann sich in Aggressivität äußern. Sich so zu erleben, als würde man sich im Nebel bewegen, verwirrende Signale oder Doppelsignale zu bekommen, die nicht zu greifen sind – all das kann ebenfalls eine Quelle aggressiven Verhaltens sein.

Hier ist es wichtig, den Nebel und die Atmosphären, die sich im aggressiven Verhalten verbergen, zu identifizieren und Doppelsignale zu dechiffrieren. Wer als Kind oder Jugendlicher Leere erfährt, braucht vor allem neue Wirksamkeitserfahrungen (siehe dazu Kapitel C 14).

- Überforderung und akkumulierte Belastungen können ebenfalls zu aggressivem Verhalten führen. In dem Modell der akkumulierten Belastungen (siehe Kapitel C 2) habe ich erläutert, dass Belastungen, die andauern und sich anhäufen, ein Kind oder einen Jugendlichen überfordern können. Auch fortdauernde Frustrationen sind eine ähnliche Quelle. Wenn ein Kind in einer einzelnen konkreten Situation frustriert wird, kann es das in der Regel gut handhaben. Doch wenn dies andauert, kann es zu einer Quelle der Frustration werden. Hier gilt es, nicht nur an der Frustration oder Belastung zu arbeiten, die den Auslöser der Aggressivität bildete, sondern vor allem an der Kette der Belastungen und Frustrationen, welche die Hauptquelle der aggressiven Handlung sind.

- Manche Kinder und Jugendliche, denen wir in der Therapie begegnen, leiden unter Identitätsverunsicherungen. Sie spüren nicht, wer sie sind und was ihre Persönlichkeit ausmacht, weil sie in emotionaler Hinsicht zu wenig genährt oder gespiegelt wurden. Identitätsverunsicherungen beschädigen die Fähigkeit, sich zugehörig zu fühlen. Wer in einer giftigen Atmosphäre aufwächst oder sequenzielle Gewalterfahren machen musste, kann sich nur schwer seiner Familie zugehörig fühlen. Oder sie schwanken zwischen unterschiedlichen Zugehörigkeiten zum Beispiel zwischen der Ursprungsfamilie und der späteren, in der sie leben. Sie wissen nicht, wo sie herkommen. Oft wissen sie nicht, wer ihr Vater ist, oder manchmal sogar, wer ihre Eltern sind. Die Identitätsverunsicherungen können sich in unterschiedlicher Weise äußern. Fast immer führen sie zu existenziellem Leiden und zu existenzieller Verunsicherung. Das ist eine Hochbelastung, die sich in aggressiven Handlungen entladen kann.
  In der Therapie ist es hier notwendig, an der Identität, am Inneren Kern, am „Wer bin ich?“ zu arbeiten, sich vor allem als Spiegel und nährendes Gegenüber zur Verfügung zu stellen, um eine neue Identitätsentwicklung anzustoßen und zu begleiten.

- Auch ungelebtes Leben, das leben möchte, kann zu Aggressivitätsausbrüchen oder zu chronischer Aggressivität führen. Wenn Kinder ihren Impulsen nicht folgen dürfen und sich in dem, was sie sich ersehnen und wünschen, eingesperrt fühlen, rütteln sie an den Gitterstäben. Sie streben nach Veränderung, manchmal mit aggressiven, sogar gewalttätigen Mitteln. Oder sie resignieren und ihre Aggressivität wendet sich nach innen, gegen sie selbst. Auch hier sollte nicht so sehr das aggressive Verhalten das Thema der Therapie sein, zumindest nicht nur. Es geht vielmehr darum herauszufinden, was in den Kindern und Jugendlichen leben möchte, und sie darin zu begleiten, sich zumindest einige Spielräume zu schaffen, in denen dieses Leben leben kann. Oft ist dazu die Einbindung der Familie notwendig.
  Jähzorn ist ein häufiger Ausdruck ungelebten Lebens. Viele Kinder werden von Jähzorn-Attacken ihnen nahe stehender Menschen geschädigt. Einige Kinder „übernehmen" dieses Modell, wenn sich ihr Ungelebtes, z. B. die Spiellust, die Trauer oder die Freude, auch unerwiderte Liebe zu den Eltern oder einem Elternteil, Bahn bricht. Wenn wir bei Kindern oder Jugendlichen plötzlichen aggressiven Ausbrüchen von Jähzorn begegnen, lohnt es sich immer, nach dem zu schauen, was ungelebt ist.

- Auch Kinder und Jugendliche, die sehr empfindsam sind, können zumindest gelegentlich aggressives Verhalten zeigen. Wer sich als „dünnhäutig" erlebt, braucht zumindest immer wieder, manchmal dauerhaft, Abstand zu anderen, weil zu viel Nähe dann bedrohlich wird, weil alles oder vieles ungefiltert in diese Kinder und Jugendlichen hineinströmt (siehe Kapitel D 4: ADS/ADHS).
  Manche Kinder können dies gut regulieren und finden einen Rhythmus zwischen Nähe und Distanz. Andere fühlen sich dem, was von außen kommt, ausgeliefert, zumindest zeitweilig. Dann kann aggressives Verhalten eine Notwehr sein, sich andere Menschen und deren Handeln „vom Hals zu halten".
  Auch hier ist es sinnvoll und notwendig, am Inneren Kern zu arbeiten und an der Regulation von Nähe und Distanz. Die Dünnhäutigkeit ist oft nicht zu „wegzumachen", auch wenn manche Kinder oder Jugendliche das wünschen. Sie ist ja auch eine große Fähigkeit, mit anderen Menschen mitzufühlen und empfindsam zu sein. Doch sie kann eben auch als Last erlebt werden. Es ist wichtig, dass das Kind bzw. der oder die Jugendliche

einen Weg findet, sich zu schützen, um sich nicht verletzen zu lassen, allerdings ohne dabei andere Menschen zu verletzen. Und es ist wesentlich, dass sie ihre „Dünnhäutigkeit" und Sensibilität als Fähigkeit schätzen lernen.

- In Kapitel C 13 über die Erlebenslandschaften der Gefühle habe ich eine Eigenschaft unserer Gefühle festgehalten:[101] Sie können umgetauscht werden. Wenn die Trauer zu stark wird, kann sie umgetauscht werden in aggressive Gefühle, die sich scheinbar wahllos gegen andere Menschen richten. Wenn Hilflosigkeit und Ohnmacht zu groß werden, können daraus aggressive Gefühle wie Wut, Zorn, sogar Hass entspringen. Und umgekehrt: Wenn aggressive Gefühle nicht gelebt werden dürfen, dann können daraus depressive Neigungen oder Gefühllosigkeit erwachsen. Dieser „Umtausch von Gefühlen" geschieht nicht bewusst, sondern unbewusst. Seine Quelle besteht darin, dass bestimmte Gefühle nicht gelebt und vor allem nicht geteilt werden sollen und dürfen.
  In solchen Fällen findet man in der Therapie keine spezifischen Anlässe, auf die sich Aggressionen und aggressive Gefühle beziehen. Hier sollten Therapeut*innen einen Schritt beiseite treten, um den Blick zu weiten und sich zu fragen: Für welches umgetauschte Gefühl können die aggressiven Gefühle der Kinder oder der Jugendlichen stehen?

Phasen der Aggressivität

Aggressives Verhalten verläuft bei den meisten Kindern in Phasen, die ich am Beispiel einer aggressiven Erregungskurve beschreiben möchte.

Beginnen wir damit, die dritte Phase zu betrachten. Wenn sich ein Aggressionsausbruch ereignet, ist es nicht mehr möglich, an den Quellen der Aggressivität zu arbeiten oder andere Interventionen, die den Kontext des aggressiven Verhaltens betreffen, zu starten. Hier geht es vor allem darum, das Kind oder den Jugendlichen wieder „herunterzuholen", Halt zu geben und zu beruhigen. Wichtig ist, beim Kind zu bleiben und keine Forderungen zu stellen, was das Kind tun soll. Denn das kommt meist nur als zusätzliche Überforderung und Bedrohung an und kann die Aggressivität verstärken. Das bedeutet nicht,

---

101 Siehe: Baer, U.; Frick-Baer, G. (2014): Das große Buch der Gefühle. Weinheim
Siehe: Baer, U.; Frick-Baer, G. (2008/2021): Wie Kinder fühlen. Weinheim

dass man sich dann alles gefallen lassen muss und sich selbst hilflos der Aggressivität auszusetzen hat. Da braucht es Transparenz, Klarheit, auch klare und verbindliche Stopps. Im Vorfeld kann man verabreden, was in solchen Situationen zugelassen wird und was nicht. Man kann Zeichen vereinbaren, ob ein Kind gehalten werden will oder einfach eine Zeitlang Ruhe braucht, ob man es umarmen kann oder nicht. Das ist bei jedem anders.

In der Eskalationsphase erleben wir oft, wie die Erregung bei einem Kind steigt und wie sich der Druck aufbaut. Manche Kinder beleidigen oder sind beleidigt, verweigern sich, verändern das Tempo in ihren Bewegungen. Einige ziehen sich zurück, andere bewegen sich maßlos auf andere zu, diskutieren dies und jenes aus oder stellen sich und die Welt in Frage. In allen Beziehungen steigt in dieser Phase die Anspannung zwischen dem Kind und der Umgebung.

Auch hier ist es wesentlich, in Beziehung zu bleiben. Manchen Kindern hilft es, ihnen Rückzugsmöglichkeiten anzubieten oder sich mit ihnen in Bewegung zu setzen, zu gehen, zu laufen oder zu tanzen. Es ist wichtig, konkret nachzufragen, wie es dem Kind geht, was es anspannt, worin der Druck besteht, was es möglicherweise ärgert. Der Bodenkontakt ist wichtig. Oft müssen die betreffenden jungen Menschen gezielt dazu aufgefordert werden, die Füße flach auf den Boden zu stellen, denn viele neigen dazu, nur mit den Außenkanten der Füße den Boden zu berühren oder, wenn sie sitzen, die Füße hochzuziehen oder sich auf die Fußspitzen zu stellen. Sie sind dabei, den Boden unter sich zu verlieren. Sehr hilf- und erfolgreich ist die Arbeit mit den Primären Leibbewegungen (siehe Kapitel C 4).

Entscheidend für die Interventionsmöglichkeiten der Therapeut*innen und anderer ist der achtsame Blick auf die Vorbereitungsphase. In dieser Phase kommt es noch zu keinen aggressiven Ausbrüchen, aber sie bereiten sich im Erleben der Kinder und Jugendlichen vor. Es gibt bei fast allen Kindern Vorwarnsignale, die auf die erste Phase aggressiver Erregungsverläufe hindeuten können. Doch worin diese bestehen, ist von Kind zu Kind unterschiedlich. Wenn ein Kind dazu neigt, aggressives Verhalten zu zeigen und darunter leidet, sollten wir das Kind mit einbeziehen, um nach solchen Signalen zu suchen: „Woran merkst du, dass gleich etwas kommt …?“ Manche Kinder werden unruhig, andere werden ganz starr und vermeiden den Blickkontakt oder er verändert sich. Manche diskutieren maßlos und lassen sich gar nicht davon abbringen, andere verstummen. Bei manchen beginnt sich die Körperhaltung zu verändern oder anzuspannen. Einige Kinder gehen in eine Haltung der Wachsamkeit, als könnte ihnen gleich der Himmel auf den Kopf fallen – wie gesagt, die Phänomene sind verschieden.

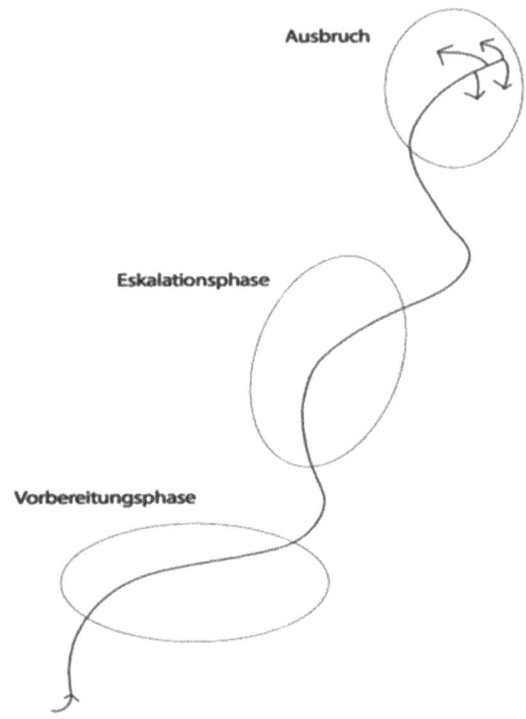

Auch hier ist es unbedingt notwendig, mit dem Kind in Beziehung zu treten, um eine weitere Eskalation zu vermeiden. Vielleicht hilft es, konkret nachzufragen, was das Kind jetzt braucht. Wir können Pausen vorschlagen, auch innerhalb einer therapeutischen Sitzung. Manchmal können wir Spielsituationen schaffen, die dem Kind guttun. Bei manchen Kindern ist es möglich und hilfreich, dass sie berührt werden, bei anderen bewirkt Berührung genau das Gegenteil. Wenn wir unsere Aufmerksamkeit schärfen, können wir mit den Kindern in ein Gespräch über diese Phase kommen. Dann können auch Vereinbarungen mit dem Kind getroffen werden, welche Vorzeichen es selbst bemerkt und was es dann braucht. Solche Vereinbarungen können sich in der therapeutischen Situation entwickeln, aber dann auch für andere Alltagssituationen große helfende Wirkung erzielen.

Nicht bei allen Kindern mit aggressivem Verhalten sind diese drei Phasen zu beobachten, aber bei den meisten. Manche Kinder, besonders die mit komplex-traumatischen Erfahrungen, sind so verstört, dass aggressive Attacken sie selbst überraschen. So sehr kommen sie aus scheinbar „heiterem Himmel". Irgendein äußerer Umstand, eine Situation, eine Sinneswahrnehmung oder auch nur eine innere Assoziation können als Trigger wirken. Andere Kinder (und deren Umgebung) leiden wiederum darunter, dass sie relativ übliche aggressive Phasen nicht mehr beenden können und in ihnen gleichsam „stecken" bleiben.

Dieses Phasenmodell ist kein Rezept für alle und soll auch keinesfalls diesen Anschein erwecken. Es soll darin unterstützen, jedes Kind einzeln würdigen und individuell verstehen zu können.

Was darüber hinaus hilft

Zum Abschluss noch einige Hinweise für die Therapie mit aggressiven Kindern und Jugendlichen, die über das bisher Gesagte hinausgehen oder es vertiefen.

- Nutzen Sie die Weisheit der Kinder[102]. Wenn Sie im Umgang mit einem Kind oder Jugendlichen bemerken, dass Sie selbst aggressive Gefühle entwickeln, können Sie in den meisten Fällen sicher sein, dass auch das Kind aggressive Gefühle hegt, die es aber nicht zeigen kann. Kinder sind in der Lage, die Gefühle, für die sie keine Worte und keinen anderen Ausdruck finden, in uns hervorzurufen. Diese Quelle der Diagnostik sollten wir nutzen. Dann können wir hinspüren, ob unsere eigene Aggressivität vielleicht mit Hilflosigkeit verbunden ist, an ein Kind nicht „heranzukommen", oder ob noch ein anderes Gefühl unsere Aggressivität begleitet bzw. ob anderes hineinspielt. Die eigenen Gefühle als Mittel der Spurensuche zu nutzen, ist hilfreich und notwendig.

- Viele aggressive Kinder und Jugendliche haben keine Worte für ihre Aggressivität und ihre aggressiven Gefühle. Diese Gefühle sind von der Umwelt so negativ belastet und es gibt so zahlreiche Versuche, aggressive Äußerungen von Kindern und Jugendlichen zu unterdrücken, dass sie schließlich dafür keine Worte mehr finden, ihnen die Worte abhandengekommen sind bzw. „wegerzogen" wurden. Es ist wichtig, mit den Kindern und Jugendlichen darüber zu sprechen, was aggressive Gefühle sind und welchen Sinn sie haben. Am besten gelingt dies – zumindest bei Jüngeren –, indem man von den ausgewählten Erfahrungen mit eigenen aggressiven Gefühlen erzählt, in welchen Situationen sie jetzt auftreten oder früher im Kinder- und Jugendalter aufgetreten sind und wie man damit umgegangen ist usw.

- Im nächsten Schritt geht es für die Kinder und Jugendlichen darum, die eigenen aggressiven Gefühle zu akzeptieren und dafür einen kreativen

102 Baer, U. (2019): Die Weisheit der Kinder. Stuttgart

Ausdruck zu finden. Bei kleineren Kindern können sich die eigenen Aggressionen in einem Tier oder einem Fantasiewesen kristallisieren, über das Geschichten entwickelt werden und mit dem gespielt werden kann. Erst wenn ein Kind bemerkt, dass es aggressiv ist und die eigenen Aggressionen akzeptiert, können wir Therapeut*innen daran gehen, einen konstruktiven Ausdruck für die Aggressivität zu finden.

- Im dritten Schritt, um von destruktiven Ausdrucksformen der Aggressivität zu konstruktiven zu finden, sind spielerische, experimentelle Aggressionsübungen sinnvoll. Das gelingt nicht bei überbordender Aggressivität, eher bei unterdrückter oder solcher, die ab und zu plötzlich ausbricht. Die Kinder können dabei lernen, dass sie mit dem aggressiven Ausdruck anfangen, aber auch wieder aufhören können. Sie können Erfahrungen machen, mit ihrer Aggressivität zu leben, ohne sich und anderen zu schaden.

Noch einmal: Kinder und Jugendliche, die unter starken destruktiven Aggressionsausbrüchen leiden, sollte man nicht dazu auffordern, gegen ein Kissen zu treten oder andere Übungen ausprobieren, die Aggressivität sichtbar werden lassen oder hervorholen wollen. Diese Kinder geraten damit nur in die Hilflosigkeit und in das Gefühl, ihre eigene Aggressivität nicht kontrollieren zu können. Erst wenn ein guter therapeutischer Boden zwischen Kind oder Jugendlichen und Therapeut*in besteht und wenn die Ursache, gegen die sich die kindliche Aggressivität zu Recht wendet, deutlich ist, kann – möglichst dosiert – mit solchen eher expressiven und gleichzeitig kontrollierten Angeboten begonnen werden.

- Dass es notwendig ist, bei aggressiven Gefühlen und aggressiven Verhaltensweisen an deren Quellen zu arbeiten, habe ich oft genug betont und dabei jeweils Hinweise gegeben. Wichtig ist auch, dabei immer wieder die Polarität zu beachten: Wenn die Aggressivität zu viel ist, was ist dann zu wenig? Was fehlt? Was kommt zu kurz? Auch hier kann je nach Kind und je nach Situation ein Gespräch sinnvoll sein. Es kann aber auch angeregt werden, sich in gestalterischer Weise oder im Spiel mit Puppen und Figuren ausdrücken. Die Wege sind so unterschiedlich, wie die Kinder und die Therapeut*innen es sind.

- Wenn Kinder unter aggressiven Ausbrüchen leiden, dann ist das fast immer ein Zeichen dafür, dass ihr Selbstwert geschädigt oder gestört wurde. Alles was Kinder und Jugendliche stärkt, alles was ihr Selbstwertgefühl aufbaut und festigt, ist im therapeutischen Prozess hilfreich.

- Violet Oaklander schlägt Eltern vor, mit aggressiven Kindern „Wutsitzungen" durchzuführen. Sie hat damit gute Erfahrungen gemacht: „Dies ist eine der wirksamsten Techniken, die ich kenne. Bauen Sie in das Zu-Bett-geh-Ritual eine Wutsitzung ein. In dieser Zeit kann das Kind Ihnen alles erzählen, worüber es am betreffenden Tag wütend war und was ihm nicht gefiel. Über das, was das Kind sagt, wird nicht diskutiert, sondern Sie praktizieren nur aktives Zuhören. … Zweitens ermöglichen Sie dem Kind, positive Macht zu erleben. Reservieren Sie täglich fünfzehn bis zwanzig Minuten oder eine andere Zeitspanne, die Sie erübrigen können, um mit Ihrem Kind eine ganz besondere Zeit zu verbringen. … In dieser Zeit kann das Kind völlig über Sie verfügen."[103] Beide Empfehlungen können wir Therapeut*innen an Eltern weiterreichen.

Aggressives Verhalten ist oft ein Ausdruck von Hilflosigkeit und Einsamkeit („Niemand ist da, der mir hilft!"). Viele Kinder fühlen sich nicht nur allein gelassen, sondern sie verstärken die Einsamkeitsgefühle und ihren sozialen Rückzug dadurch, dass sie andere Kinder und Erwachsene mit ihren aggressiven Äußerungen vor den Kopf stoßen. Einsamkeit ist ein ständiger Begleiter aggressiver Gefühle. Deswegen ist das Beziehungsangebot zwischen Therapeut*innen und dem Kind oder den Jugendlichen von entscheidender Bedeutung und der erste Schritt auf dem Weg aus der Vereinsamung.

---

103 Oaklander Violet (1991): Gestalttherapie mit Kindern und Jugendlichen. Paderborn. S. 383

D 4 ADS/ADHS

Definitionen, Zahlen, Komorbidität

Die US-amerikanische Klassifikation aller Erkrankungen DSM-IV führt seit 1980 die attention deficit disorder (ADD) an, im Deutschen wird dies als ADS (Aufmerksamkeits-Defizit-Syndrom) bezeichnet. Unter ADHS wird das Aufmerksamkeitsdefizit- und Hyperaktivitätssyndrom verstanden. Hier steht die Hyperaktivität von Kindern, Jugendlichen und auch von Erwachsenen im Vordergrund. In den USA wird zwischen einem „vorwiegend unaufmerksamen" Typus sowie einem „vorwiegend hyperaktiv impulsiven" und einem gemischten Typus unterschieden. Im deutschsprachigen Raum wird eher die Bezeichnung ADS gewählt, wenn Kinder vor allem Aufmerksamkeitsprobleme haben, während ADHS vor allem für Hocherregung und Hyperaktivität steht. Die neue ICD-11 führt erstmalig ADHS unter „attention deficit hyperactivity disorder" auf, während es in der ICD-10 diese Bezeichnung noch nicht gab, sondern die Diagnosen unter „hyperkinetische Störungen" fielen.

In der KIGGS-Studie[104] 2006 in Deutschland zur Gesundheit von Kindern und Jugendlichen wurden Daten von fast 15 000 Jugendlichen und Kindern erhoben. Die Ergebnisse in Deutschland ähneln den internationalen Ergebnissen: Circa 5,3% der Kinder und Jugendlichen haben eine ADHS-Diagnose, weitere über 6% sind Verdachtsfälle. Bei Vorschulkindern liegt die Rate bei 2,9%, bei Jugendlichen bei 7,9%. Die Diagnose wird bei Jungen zwei- bis viermal häufiger vergeben als bei Mädchen. Andere Studien belegen, dass sich die im Kindesalter festgestellten ADHS-Symptome bei 40-60% der Menschen auch im Erwachsenenalter fortsetzen. Die Zahlen schwanken, je nachdem welche Kriterien für die epidemiologischen Untersuchungen zugrunde gelegt werden.

Auffällig ist der hohe Anteil von Komorbiditäten bei Kindern mit einer ADHS-Diagnose. Dazu zählen vor allem Lese- und Rechtschreibstörungen, Koordinationsstörungen, Wahrnehmungsstörungen, psychosomatische Störungen, Kopfschmerzen, Migräne, Ticks, Essstörungen und andere mehr.

---

104 Studie zur Gesundheit von Kindern und Jugendlichen, Robert Koch Institut

Kritische Auseinandersetzung

Bevor ich mich mit dem Erleben der Kinder und Jugendlichen mit einer ADHS-Diagnose genauer beschäftige und Hinweise zur Therapie gebe, ist es notwendig, sich mit den diagnostischen Kriterien und der Diagnosepraxis kritisch auseinanderzusetzen. Kritikpunkte sind:

- Die Kriterien in den Diagnose-leitlinien sind sehr schwammig. Für die Unaufmerksamkeit gilt zum Beispiel: „Scheint oft nicht zuzuhören, wenn direkt angesprochen.", oder „Ist oft leicht von äußeren Reizen oder irrelevanten Gedanken abgelenkt (Reizoffenheit)." Es stellt sich dann schon die Frage: Wer entscheidet, welche Gedanken irrelevant sind? Oder bei Hyperaktivität ist eines der Kriterien: „Redet oft übermäßig viel." Auch hier ist die Frage: Was ist „übermäßig"? Oder: „Verlässt oft den Sitzplatz in Situationen, in denen Sitzenbleiben erwartet wird." Auch hier: Wer erwartet das Sitzenbleiben? Die diagnostischen Kriterien geben eher die Erwartungen der Lehrkräfte oder Eltern wieder, als dass sie Probleme und das Leiden der Kinder und Jugendlichen beschreiben.

- Ich habe bei nahezu allen Kindern mit einer ADHS-Diagnose eine Filterschwäche beobachtet. Darunter verstehe ich: Jeder Mensch kann nur einen kleinsten Bruchteil der möglichen Sinneseindrücke im Gehirn registrieren und noch weniger davon verarbeiten. Alle Eindrücke, die auf einen Menschen einströmen, müssen deswegen gefiltert werden. Manche Kinder haben eine Schwäche in diesem Filterungsprozess. Sie nehmen mehr wahr als andere Kinder. Das führt dazu, dass eine Art Rauschen entsteht und sie sich oft überlastet fühlen. Wenn zu viel auf einen Menschen einströmt, und dies kennen Erwachsene in Phasen der Übermüdung oder Überforderung auch, wird es schwierig, die Aufmerksamkeit gerichtet auf bestimmte Dinge zu konzentrieren oder gerichtete Handlungen zu vollziehen. Das Erleben und die Wahrnehmung werden diffus.

- In den klinischen Definitionen wird nicht nach den Quellen der Hyperaktivität oder der Aufmerksamkeitsschwäche gefragt. Es ist bekannt, dass viele Kinder und Jugendliche mit traumatischen Erfahrungen ebenfalls über einen längeren Zeitraum oder dauerhaft unter Hocherregung leiden, weil sie nicht in der Lage sind, die Hocherregung, die in der traumatischen Situation entstanden ist, abzubauen.

- Manche Kinder, die sich nicht gut im Unterricht konzentrieren können, sind aber beispielsweise in der Lage, sämtliche Pokémon-Figuren und deren Werte auswendig aufzusagen. Sie haben kein generelles Aufmerksamkeitsdefizit, die Aufmerksamkeit ist in manchen Bereichen, die ihr Interesse finden, sogar sehr hoch, in anderen Bereichen nicht.

Erleben und Therapie

Die meisten Kinder, bei denen ADHS diagnostiziert wird, werden medikamentös behandelt. Das gilt auch für die Diagnose ADS, Medikamente wie zum Beispiel Ritalin werden sehr häufig verabreicht.

In dem Buch „Jetzt reden wir!“[105] berichten einige Kinder über ihr Leben. Auch Erwachsene beschreiben ihre „Kindheit als ADHS-Kinder“. Aus den Berichten wird deutlich, wie sehr unterschiedliche Lebensumstände die Erregung erhöhen und die Aufmerksamkeit beeinflussen. Mit Medikamenten wurde und wird der allgemeine Erregungszustand gedämpft. Das kann in Notfällen helfen, wenn es hirnorganische Ursachen für die Aufmerksamkeitsdefizite bzw. die Hocherregung gibt und diese neurologisch festgestellt werden können. Hilfreich kann auch ein zeitweiliger Einsatz von Medikamenten sein, um einen sich hochschaukelnden Kreislauf zwischen hocherregtem Kind und hocherregten Eltern zu unterbrechen und einen neuen Boden der Bewältigung zu schaffen. Doch medikamentöse Behandlung sollte immer die zweite Wahl sein, Therapie die erste. Medikamente sollten nur zeitweilig eingesetzt werden und nach einer begrenzten Zeit sollte die Medikamentengabe überprüft werden. In dem erwähnten Buch erzählt ein 22jähriger über seine ADHS-Kindheit: „Die Pillen haben meine Gefühle gestohlen!“

Für die Therapie lautet die entscheidende Frage: Was beunruhigt unruhige Kinder? Und: Wohin richtet sich die Aufmerksamkeit der Kinder? Wovon wird sie gefangen genommen, wenn sie nicht reicht für konzentriertes Spielen oder Unterrichtsteilnahme? In der therapeutischen Begleitung haben meine

105 Baer, Udo; Barnowski-Geiser, Waltraut: Jetzt reden wir! Diagnose AD(H)S und was die Kinder wirklich fühlen, Weinheim 2009

Kolleg*innen und ich immer wieder festgestellt, dass es Faktoren gibt, die Kinder beunruhigen, für die sie aber keine Worte haben. Diese Beunruhigung drückt sich in Konzentrationsproblemen, motorischer Unruhe und anderem mehr aus. Auch wenn die Konzentration zum Beispiel darauf gerichtet ist, ob die Eltern zusammenbleiben oder sich trennen, ob einer das Kind verlässt oder andere Katastrophen über das Kind hereinbrechen können, dann reicht die Konzentration für manche Kinder nicht auch noch für schulische Aktivitäten oder Angebote in der Kita. Wenn wir als Therapeut*innen mit Kindern spielen, wenn wir ihnen kreative Ausdrucksmöglichkeiten geben und Brücken bauen, wieder in Beziehung zu treten mit uns und auch mit anderen Menschen, von denen sie sich zuvor abgelehnt und ausgeschlossen fühlten, dann werden die Faktoren der Beunruhigung deutlich.

Die Filterschwäche beinhaltet, dass die Kinder die Welt so erleben, dass sie auf sie einstürzt und sie überwältigt – dagegen suchen sie Schutz. Viele der Kinder mit ADHS-Diagnosen bauen sich, wenn sie den Freiraum haben, in unseren Therapieräumen sofort eine Höhle, eine Schutzhöhle. Diesen Schutz sollten wir akzeptieren und auch später im therapeutischen Prozess mit ihnen gemeinsam danach suchen, was und wie sie sich in ihrem Lebensalltag schützen könnten. Ein Beispiel sind Kopfhörer während der Schulpause. Wir sollten versuchen, mit den Kindern in ihren Schutzräumen Kontakt aufzunehmen. Das geht zum Beispiel, indem ein Kind innerhalb einer Höhle, die es gebaut hat, musiziert und wir außerhalb der Höhle mit einem anderen Instrument oder mit unserer Stimme mit dem Kind musikalisch in Kontakt treten.

Die hohe Erregung, von der Kinder meist nicht wissen, wo sie mit ihr „hinsollen", ist wichtiges Thema in der Therapie. Allein schon dadurch, dass sie einen kreativen Ausdruck findet, verändert sich etwas. Wir Therapeut*innen können den Kindern vorschlagen, sich so zu bewegen, wie sie gerade ihre Aufregung empfinden. Oder wir sagen: „Tanze deine Unruhe!" Wir können ihnen vorschlagen, dass sie ihre Erregungsverläufe und -kurven malen und dann musizieren oder tanzen. Oft werden die Bewegungen und das Malen differenzierter als zuvor das Erleben der Kinder und sie malen mit zunehmender Konzentration und Gerichtetheit.

Sehr junge Kinder bauen sich gerne menschliche Schutzräume, um durch körperlichen Kontakt Eindeutigkeit und Halt zu spüren.[106] Sie kuscheln sich in Armkuhlen und andere Körperteile. Wir ermutigen Kinder und Jugendliche, nach weiteren Schutzmöglichkeiten zu suchen. Manchmal helfen Bilder des Schutzes. Oft gibt es auch überraschende Antworten, wenn wir die Kinder fragen: „Wenn du dir in deinem Körper eine Schutzecke einrichten würdest, wo wäre die?“ Ein Kind z. B. hält sich die Hände vor den Bauch und antwortet: „Im Bauch. Ganz klar.“ Wir arbeiten häufig mit Richtungs-Leibbewegungen. Überflutung führt zu Diffusität, diffus zu sein bedeutet ungerichtet zu sein. Wenn der oder die Therapeut*in ein Tuch in die Hand nimmt und beide von ihren Seiten aus daran ziehen und sich spielerisch durch den Raum bewegen, üben die Kinder ihre Kraft und ihr Erleben zu richten. Auch musikalisch ist es möglich, Klänge in eine bestimmte Richtung zum Beispiel zur oder zum Therapeut*in zu schicken. Diese*r antwortet und so geht es dann hin und der.

Auf die Möglichkeiten, durch Verraumen Räume des Schutzes, der Unruhe, des gerichteten Kampfes, der Ruhe und Geborgenheit zu schaffen, habe ich an anderer Stelle schon hingewiesen. Fast immer baue ich solche Räume bei jüngeren Kindern in Geschichten ein. Das Kind und ich sind dann Pinocchio, Benjamin Blümchen oder die Zauberfee und so bewegen wir uns durch die Räume.

Therapeut*innen sollten immer aufgreifen, was die Kinder von sich berichten. Ein Kind erzählt zum Bespiel, dass in ihm Chaos ist. Ich bitte es, ein großes Blatt Papier zu nehmen und das Chaos als Bild zu kleckern, also ohne Stift und Pinsel, nur indem die Flaschen mit ihren kleinen Öffnungen gekippt werden, damit Farbe auf das Papier kleckern kann.

> *„Ein Junge malt sein„inneres Durcheinander´ als Klecker-Bild auf dem Boden mit zahlreichen Guachefarben, chaotisch und kreuz und quer. Als er fertig ist, sagte er: ‚Jetzt bin ich ruhiger. Das Bild sieht ja richtig geil aus. Da ist ja was los!´ Und auch auf den Therapeuten wirkt es kraftvoll und lebendig. Die Augen des Jungen strahlen, als der Therapeut ihm dies sagt. ‚Und wo ist die Ruhe auf deinem Bild?´ ‚Da, in dem Gelb natürlich.´“*[107]

106 Baer, Udo; Barnowski-Geiser, Waltraut: Hyperaktive Kinder kreativ. Das Semnos-Konzept in Therapie und Pädagogik. 2005. Seite 126ff

107 a .a. O. Seite 128

Musikalische Wechsel in der Qualität der Klänge sind ebenfalls Möglichkeiten, mit denen Kinder variieren können. Wenn ein Kind etwas musisch darstellt, können wir anregen: „Spiele das doch noch einmal leiser – oder lauter – oder langsamer." Kinder probieren das gerne und erfahren damit nicht nur Wechsel in den Klängen, sondern auch Veränderungen in ihrem inneren Erleben.

Bei alldem, was ich hier als Anregung wiedergegeben habe, geht es mir nicht darum, dass Kinder ruhiger, aufmerksamer werden oder sonstige konkrete Ziele trainiert werden. Die Absicht bei solchen Angeboten besteht darin, die Lebensqualitäten des Kindes zum Ausdruck zu bringen, zu würdigen, was ist. Dadurch, dass die Kinder oder Jugendlichen ihr Erleben musizieren, tanzen, malen oder es auf andere Art zum Ausdruck bringen, wird es öffentlich und findet das Interesse und die Aufmerksamkeit der Therapeut*innen. Es wird geteilt. Für das, was die Kinder erleben, was sie beunruhigt, was sie beschäftigt, gibt es von Seiten der Umwelt ein Aufmerksamkeitsdefizit. Oft aus Ignoranz oder weil die Kinder „stören", manchmal auch aus Hilflosigkeit, weil das, was die Kinder bewegt und beunruhigt, nicht erkannt wird und die Ausdrucksmöglichkeiten nicht hinterfragt werden können. In der Therapie gelingt es, das, was die Kinder beschäftigt, zum Ausdruck zu bringen und vor allem zu teilen. Das schafft Veränderungen.

Vor allem entstehen in dem Prozess des Ausdrucks und des Teilens Resonanzen, oft auch Synchronresonanzen, in denen deutlich wird, was die Kinder bewegt. Häufig reagieren andere Menschen, vor allem Erwachsene, auf die Kinder mit ADHS- oder ADS-Diagnose in der Response-Resonanz. Sie reagieren auf die Unruhe, fordern Ruhe, wenden sich ab oder bemühen sich darum, dieses oder jenes beim Kind zu verändern. Das, was das Kind wirklich beschäftigt, was unterhalb der Ausdrucksformen der Hyperaktivität in dem Kind schwingt, kann sich im Prozess des kreativen Ausdrucks und der kreativen Dialoge in den Therapeut*innen bemerkbar machen als gemeinsames Schwingen, als Synchron-Resonanz. Darauf gilt es zu achten und es aufzugreifen, um den Kindern im therapeutischen Prozess zu helfen.

D 5 Mutismus

Mutismus erscheint als eine Störung, in der die Ausdrucksweise eines Kindes eingeschränkt ist und wird verwendet, wenn das Kind mit niemandem mehr spricht. Im „selektiven Mutismus“ kommt es zum Verstummen in einem bestimmten Kontext oder Umfeld, während es in anderen Bereichen möglich ist, dass das Kind sprachlich kommuniziert (das Kind spricht zum Beispiel nicht in der Schule, aber zu Hause mit der Mutter).

Im ICD-10 wurde Mutismus noch als Sprach- und Kommunikationsstörung bezeichnet. Ab der Ausgabe ICD-11 wird es zu den Angststörungen gezählt.

In der leiborientierten Therapie mit Kindern und Jugendlichen geht unser Verständnis von Mutismus weit über die sprachliche Ebene hinaus. Wir betrachten das sprachliche Verstummen als Verstummen eines Teils des kindlichen Erlebens. Somit setzen unsere therapeutischen Interventionen auch einen viel breiteren Fokus und beziehen sich auf alle leiblichen Ebenen.

Primärer und sekundärer Mutismus

Wir unterscheiden zwischen primärem Mutismus und sekundärem Mutismus. Der erstere bezeichnet all die Erfahrungen und Umstände, die zum Verstummen des Kindes geführt haben. Der sekundäre Mutismus umfasst vor allem die Folgen, die sich aus dem Verstummen ergeben. Er ist die äußere Schale, die sich um den primären Mutismus legt und in der Therapie zunächst vorrangig unsere Aufmerksamkeit verdient. Nahezu alle Kinder, die mit der Diagnose einer mutistischen Störung in eine Therapie gebracht werden, waren und sind einem großen Druck ausgesetzt, sich zu verändern, vor allem endlich zu sprechen. Entscheidend für jede therapeutische Behandlung ist, dass zunächst einmal dieser Druck verringert wird. Es empfiehlt sich zu sagen:

> *„Ich weiß, dass du nicht sprichst oder nur mit XY sprichst. Das ist für mich okay so. Wir verständigen uns auch so. Du kannst mir auch etwas durch deine Bilder erzählen oder über Musik. Wir finden da auch ohne Worte Wege. Bestimmt ist es gut, wenn du sprichst, damit du dich in der Kita oder*

in der Schule besser verständigen kannst. Aber hier brauchst du es nicht. Mache es so, wir du es möchtest.“

Wenn ich dieses Angebot gemacht habe, habe ich oft in ungläubig blickende Augen geschaut. Die Kinder sind diese Haltung nicht gewohnt und müssen erst eine Weile überprüfen, ob das wirklich so stimmt oder nur ein therapeutischer „Trick“ ist. In der therapeutischen Begleitung müssen Kind und Therapeut*in erst durch die sekundären Folgen und damit durch dieses Misstrauen „hindurch“, um sich dann irgendwann mit dem primären Mutismus beschäftigen zu können.

Kontaktaufnahme

Weil die sekundären Folgen des Mutismus so gewichtig sind, ist es notwendig, der Kontaktaufnahme sehr viel Zeit und Aufmerksamkeit zu schenken. Wir sollten erst mit allen Sinnen zuhören und dann handeln.

Ein Beispiel für eine gelungene Kontaktaufnahme mit einem mutistischen Kind:

„Lena folgt mir, so wie immer, schweigsam in den Therapieraum. Hinter ihr oder an ihrer Seite zu gehen, erlaubt sie mir nicht. Da könnte ich nämlich wahrnehmen, dass sie Schwierigkeiten beim Gehen hat. Lena hat eine Hemiplegie, eine Halbseitenlähmung, von Geburt an. Ihre Aussprache ist aufgrund ihrer Motorik auch stark beeinträchtigt, so dass sie sehr oft im Kindergarten von anderen Kindern gehänselt wurde.

Ich öffne die Tür des Therapieraums und trete vor ihr ein. Sie bleibt, so wie immer, an der Tür stehen und beobachtet, was ich mache. Ich bleibe auf Distanz zu ihr, sitze stumm am Klavier, ohne sie zu beobachten. Ihr Blick schweift durch den Raum. Meiner auch. Kurz treffen sich unsere Augen, berühren sich aus der Entfernung in der Luft. Sie zuckt kurz zusammen, weicht zurück. Ich auch. Ich verkrieche mich unter dem Klavier und löse einen Ton auf dem Klavier aus. Dabei täusche ich mein Erschrecken darüber vor und flüstere ein Schimpfwort, was Lena hört. Sie lacht ganz kurz auf, korrigiert sich, ja versucht sogar fast, den von ihr herausgebrachten Ton wieder einzufangen. Aber der Ton ist durch den Raum gewandert – zu mir. Ich habe es gehört. Ich habe ihre Stimme gehört. Innerlich freue ich mich darüber, muss mich aber zügeln und darf auf keinem Fall darauf mit irgendeiner Bemerkung eingehen. Zu groß ist die Gefahr, dass Lena sich von mir entfernt und sich in ihr inneres Reich der Stille weiter zurückzieht. Ich harre unter dem Klavier aus. Mir wird sehr langweilig. Eine Minute wird zu einer gefühlten Stunde. Müdigkeit und Schwere überkommen mich. Nichts passiert. Lena steht immer noch an der Tür. Doch auch ihr wird irgendwie langweilig. Sie beginnt sich zu beugen, um einen ihrer Schuhe fester zu schließen. Dabei öffnet sie den Klett des Verschlusses und reißt ihn auf und zu. Ich beobachte die Szene aus meinem „Versteck", unter dem Klavier, heraus. Sie wirkt dabei sehr auf sich bezogen und konzentriert. Ich wage es. Ich „antworte" ihr auf das Reißen des Kletts mit einem ebenfalls leisen Geräusch. Ich kratze auf dem Teppich. Sie hält inne, schmunzelt, öffnet und schließt erneut den Schuh. Ich antworte wieder. So kommt ein kleiner Dialog zwischen ihr und mir aus meinem Versteck heraus zustande. Ich wage weiteres. Ich beantworte nun das Reißen des Kletts mit einem Ton am Klavier. Sie bleibt im Kontakt, hält diesmal nicht inne, lacht wieder mit Stimme. Sie lacht weiter, zieht am Klettverschluss, wartet auf meine Reaktion, die prompt kommt. Reißen am Klett - Ton - Lachen - Reißen am Klett - Ton - Lachen ... So geht es immer weiter, bis ich mich langsam am Klavier hochziehe, so dass sie mich besser sehen kann. Ich beobachte sie aber nicht. Dafür beobachtet sie mich. Sehr genau. Ich bin auf einer Ebene mit ihr. Mein Herz klopft, ich spüre die Aufregung und hoffe so sehr, dass ich weiteres wagen kann. Noch ist es aber zu früh, um noch mehr Experimente zu wagen. Ich freue mich über ihr Lachen, das sie mir schenkt, gehe aber nicht darauf ein. Die Schnelligkeit des Auf- und Zureißens des Klettverschlusses nimmt einen rhythmischen Charakter an, der eine kleine Improvisation am Klavier dazu zulässt. Es klappt. Ein paar Takte sind wir im musikalischen Dialog-Schuhe und Klavier. Dafür haben wir 35 Minuten gebraucht. 35 Minuten, um Vertrauen füreinander zu finden. Es folgten noch viele Therapiestunden, die ich mit Lena verbringen durfte, bevor sie mir in einem weiteren Versteckspiel ihre ersten Worte schenkte."[108]

Der Weg aus dem Verstummen führt erst über nonverbale Gespräche, dann zu verbalen. Jede Form der kreativen Dialoge ist dabei hilfreich. Sie schafft

108 aus einem Erfahrungsbericht von Peter Kirst, Musiktherapeut: https://www.farbtoene-heilpädagogik.de

Vertrauen und die Kinder lernen und üben dabei, mit den Therapeut*innen zu kommunizieren. Gemeinsam ein Bild zu malen, zu zweit zu musizieren oder zu tanzen, das ist der Weg der Kommunikation, der sinnvoll ist, nicht nur, weil er der einzige ist, der möglich ist, sondern auch, weil dadurch Vertrauen und Beziehung entstehen können.

„BEULE"

Mit BEULE habe ich 2006 die Quellen des Mutismus, also die Aspekte des primären Mutismus als Folge sozialer Erfahrungen beschrieben, die gleichzeitig als Grundlagen therapeutischer Bearbeitung dienen können. Die einzelnen Buchstaben in BEULE stehen für die Erfahrungen, die besonders häufig Kinder zum Verstummen bringen:

Beschämung – insbesondere in der Vorpubertät und Pubertät, aber nicht nur dann, ausgelacht werden, vorgeführt werden; Beschämungen wegen Behinderungen, Geschlecht, Nationalität, Sprache …, oft auch Beschämungen, weil Kinder zu arm oder zu reich, zu klug oder zu „dumm" sind …
Erniedrigung – Gewalterfahrungen, vor allem sexualisierte Gewalt, chronische Anspannung wegen Jähzorn und unberechenbaren Ausbrüchen von Elternteilen …
Ueberforderung – Trennung der Eltern, zu früh Verantwortung übernehmen, Vater- oder Mutterersatz sein, unverarbeitete Verluste, häufige Umzüge …
Leere – nicht gesehen und nicht gehört werden, sich nicht erwünscht fühlen ...
Einsamkeit – wenn das Leid keine Worte findet und nicht gehört wird, fremd sein und sich fremd fühlen …

Oft sind solche Quellen, aus denen der Mutismus erwachsen ist, zu identifizieren – aber nicht immer. Manchmal kommt das Verstummen des Kindes schleichend daher. Manchmal tritt es nach einem plötzlichen Verlust einer angehörigen Person auf, oft auch da mit einer gewissen Zeitverzögerung. Ich habe mich immer in der therapeutischen Begleitung der Kinder darum bemüht, die Ursachen, die Quellen des Verstummens zu bearbeiten und immer wieder Dialoge zu üben. Was hat den Kindern die Sprache verschlagen? Wofür finden sie keine Worte? Was entzieht sich dem Ausdruck? Das sind Fragen, denen wir nachgehen sollten. Den Kindern können wir diese Fragen nur selten offen stellen, doch wir nähern uns den Antworten in den kreativen

Dialogen an. Meist sind wir Therapeut*innen auf unsere Beobachtungen und auch auf das Sharing angewiesen.

Die Sprache des Spielens

Alle Kinder träumen und leben auch in ihren Vorstellungen und Fantasien. Verstummte Kinder tun dies noch mehr. Weil sie mit anderen weniger kommunizieren, sprechen sie in inneren Dialogen. Sie sind auf ihre Fantasiewelten angewiesen. Diese können wir in der Therapie über Bilder und Klänge, Bewegungen und Tanz zumindest erahnen. Im Spiel werden sie deutlich. Im Spiel können wir an diesen Fantasiewelten teilhaben oder zumindest andocken. Die Fantasien und auch die Erfahrungen der Kinder drücken sich in Geschichten aus, Kinder jeden Alters mögen Geschichten. Wenn sie nicht reden können, schreiben sie. Verstummte Kinder schreiben oft und kommunizieren im Internet. In Internetforen für Kinder und Jugendliche, in denen sie diese Texte veröffentlichen, sind allein im deutschsprachigen Raum weit über zweihunderttausend Jugendliche aktiv.

Irgendwann beginnen die Kinder zu sprechen. Dazu muss Vertrauen vorhanden sein und der Druck muss reduziert sein. Dazu braucht es die kindlichen Erfahrungen, dass sie auch ohne Worte mit den Therapeut*innen kommunizieren können.

Der Anlass dafür, dass die ersten Worte wieder kommen, ist unterschiedlich. Je länger ein Kind verstummt ist und je belastender die Verstummungsquelle ist, desto länger kann dieser Prozess dauern. Wichtig ist eine offene und druckreduzierte oder besser druckfreie und entspannte Haltung der Therapeut*innen.

Ein Beispiel:

> *Eine Therapeutin hat lange Zeit mit einem verstummten Kind musiziert und darüber eine gute Verbindung geschaffen. Sie spürt aber, dass sie ungeduldig wird, weil das Kind immer noch nicht spricht und auch von Seiten der Eltern immer drängender nachgefragt wird, wann es denn „soweit" sei. In der Supervision wurde ihr vorgeschlagen, doch einmal eine Stunde gar nichts zu tun, weder etwas zu planen noch etwas anzubieten, sondern sich*

auf das zu verlassen, was aus dem Nichts entsteht. Das fiel ihr sehr schwer, doch sie versuchte es. Als das Kind in die Therapiestunde kam, sagte sie zu dem Kind: „Heute machen wir einmal nichts." Das Kind schaute verwirrt auf die Musikinstrumente und die Malfarben. Die Therapeutin setzte sich auf ihr Sofa. Nach zwei bis drei Minuten setzte sich das Kind neben sie und legte nach einer weiteren Minute seinen Kopf auf die Oberschenkel der Therapeutin. Dort blieb es die ganze Einheit in dieser Haltung. Als die Therapeutin schließlich vorsichtig sagte „Wir müssen jetzt aufhören. Ich habe gleich noch ein anderes Kind, das zu mir möchte.", erhob sich das Kind und sprach die ersten Worte: „Danke. Das war schön."

Auch dies ist ein Beispiel, wie die Druckreduzierung die Türen zum Sprechen öffnen kann. Dabei ist das Gegenteil der Stille nicht unbedingt „laut". Der Weg aus der Stille kann auch eine Farbe oder ein Lächeln sein, das Greifen, das Aufrichten oder - wie hier – das stille Lehnen.

D 6 Essstörungen

Essstörungen werden in drei Hauptformen unterteilt. Am meisten in der Öffentlichkeit beachtet wird die Magersucht (Anorexia), die aber am seltensten auftritt. Häufiger findet sich die Bulimie, ein Wechsel zwischen übermäßigem Essen und Erbrechen. Am verbreitetsten ist die Binge-Eating-Störung. Sie bezeichnet Anfälle maßlosen Essverhaltens verbunden mit dem Gefühl des Kontrollverlustes. Von 1000 Mädchen und Frauen erkranken im Laufe ihres Lebens durchschnittlich etwa 28 an einer Binge-Eating-Störung, 19 an Bulimie und 14 an Magersucht. Bei Männern und Jungen sind es deutlich weniger: 10 erkranken an einer Binge-Eating-Störung, 6 an Bulimie und 2 an Magersucht. Diese Zahlen beruhen auf weltweiten Studien. Vergleichbare Untersuchungen für Deutschland oder den deutschsprachigen Raum existieren nicht. Die Studienergebnisse unterscheiden sich, weil unterschiedliche Bezugskriterien angewendet werden, sowohl was die Diagnose betrifft als auch die

Altersgruppen. Etwa die Hälfte der Menschen, die an Essstörungen erkranken, leiden an Mischformen der drei Hauptformen. „Reine" Formen machen höchstens 50% aus.

Die Erkrankungen betreffen in der Regel junge Menschen. Die Magersucht hat ihren Beginn vor allem im frühen Jugendalter und während der Pubertät, bei manchen auch später im jungen Erwachsenenalter. Bulimie und insbesondere die Binge-Eating-Störung beginnen meist etwas später als die Magersucht, vorwiegend im späten Jugendalter.

Die Sterberate bei Anorexia beträgt 10 bia 15%. Die Heilungsquote bei Magersucht liegt bei ca. 50 Prozent.[109] Rund 40 Prozent der Menschen, die an einer Anorexia leiden, erkranken in ihrem Leben an einer Depression, ein Drittel haben gleichzeitig Angststörungen. Auch die Sterbewahrscheinlichkeit bei den anderen Formen der Essstörungen ist deutlich höher als bei der Durchschnittsbevölkerung.

Schwarze Pädagogik[110]

2007 habe ich zusammen mit Gabriele Frick-Baer und Rosalia Costagliola ein Buch über Essstörungen herausgegeben mit dem Titel: „Das große Verschwinden".[111] Ich habe dazu zahlreiche Selbstzeugnisse von jungen Menschen mit Essstörungen oder aber auch älteren Menschen, die ihre Jugendzeit beschreiben, in der sie erkrankten, ausgewertet. Meine Co-Autorinnen und ich haben unsere Therapieerfahrungen gesichtet und analysiert, um daraus Konsequenzen für die wirksamsten Aktivitäten in der therapeutischen Praxis abzuleiten. Zitate im folgenden Text sind den Interviews und Selbstzeugnissen dieses Buches entnommen. Damals (und leider auch noch heute) werden Essstörungen häufig nur auf das Essverhalten bezogen

109 Quellen: Bundeszentrale für gesundheitliche Aufklärung, S 3 – Leitlinie, Diagnostik und Behandlung der Essstörungen

110 Unter „schwarzer Pädagogik" wurde ursprünglich die bloße Erziehung zur Vernunft verstanden. Da diese verknüpft war mit der Unterdrückung der „kindlichen Natur", wurde schwarze Pädagogik zu einem Sammelbegriff für eine autoritäre Erziehung, die auf Gewalt, Unterdrückung und Einschüchterung setzt.

111 Baer, Udo; Costagliola, Rosalia; Frick-Baer, Gabriele (2007): Das große Verschwinden und die Ge-Wichtigkeit. Semnos Verlag. Neukirchen-Vluyn. Der Kernaufsatz wurde wiederveröffentlicht in: Baer, Udo; Frick-Baer, Gabriele (2019): Würdigen, was ist. Praktische Phänomenologie. Kreative Leibtherapie Band 2. Semnos, Berlin. S. 181: Phänomenologie der Essstörungen. Das große Verschwinden und die Ge-Wichtigkeit

und als Konsequenz Diäten empfohlen (bei Binge-Eating). Letzten Endes kann dies nur den Jo-Jo-Effekt zwischen Diäten und Essanfällen verstärken, wie mittlerweile zur Genüge bekannt ist.

Bei Magersucht wird mit Druck und oft auch schwarzer Pädagogik sowie Beschämungsstrafen darauf hingearbeitet, dass die betroffenen Menschen mehr essen und eine Gewichtszunahme erreichen. Ich habe häufig in Gesprächen gehört und beobachtet, dass junge Mädchen sich aus diesem Drucksystem der Kliniken irgendwann entfernen wollten und ein paar Kilo zulegten, damit sie entlassen werden konnten. Ein halbes Jahr später kommen sie dann mit einer anderen Diagnose wie zum Beispiel „Borderline" oder nach Suizid-Versuchen wieder in eine Klinik. Vorher galten sie als „geheilt". Solche Behandlungsprozesse sind erschreckend und bedürfen dringend der Umkehr. Sicherlich wird nicht überall mit Druck und Beschämung gearbeitet, doch jede ambulante und stationäre Einrichtung, in der schwarze Pädagogik als „Therapie" verkauft wird, ist eine zu viel.

Ich werde im Folgenden einige zentrale Aspekte des Erlebens von Menschen mit Essstörungen zu beschreiben versuchen, um dabei jeweils Hinweise für die therapeutische Begleitung zu geben. In der Therapie mit Kindern und Jugendlichen begegnen wir den Essstörungen meist ab dem Pubertäts-Alter, häufiger noch etwas später.

Das große Verschwinden

Wir nannten das Buch über die Kreative Leibtherapie mit Menschen mit Essstörungen „Das große Verschwinden". Gemeint ist damit das Verschwinden der Identität der betroffenen jungen Menschen.

> *„Und ich erinnere mich, dass ich tief zufrieden mit mir war. Warum? Weil ich dabei war, zu verschwinden."*[112]

Essstörungen sind in erster Linie Identitätsstörungen (auch Beziehungsstörungen – dazu später).

112 Hornbacher, M. (1999/2004): Alice im Hungerland. Leben mit Bulimie und Magersucht. Eine Autobiographie
Seite 217f

„Ich hatte keine Ahnung, wer ich eigentlich war."[113]

Identität ist das, was den Menschen unverwechselbar macht, was ihm eigen ist, was ihn in seiner Persönlichkeit auszeichnet., Das Bewusstsein für diese Identität verschwindet aufgrund unterschiedlicher Faktoren in einer Essstörung. Die Veränderungen des Körpergewichts sind nur Ausdruck davon, nicht Ursache. Das ist unsere Grundauffassung. Für die Therapie gilt deshalb, dass alles unterstützt und initiiert werden muss, was der Entwicklung der Persönlichkeit der jungen Menschen dient, was sie stärkt und aufrichtet. Die Wege dafür können unterschiedlich sein. In jedem Fall gehören Druck und Dressurmaßnahmen nicht dazu.

Kontrolle

Die Essstörungen erscheinen von außen betrachtet so, als würden die darunter leidenden Menschen die Kontrolle über ihr Essverhalten verlieren. Doch das ist nur eine oberflächliche Betrachtungsweise, die dem Leben und Erleben der betroffenen Menschen nicht entspricht. Eine Frau erzählte:

„Ich habe die Kontrolle über mein Leben verloren. Da wollte ich wenigstens die Waage kontrollieren."

Die Kontrolle über das Gewicht entgleitet dann den jungen Menschen und das Gewicht, das Essen und die Waage kontrollieren schließlich die Erkrankten und nicht umgekehrt. Deswegen ist die Frage über die Kontrolle des Essverhaltens keine Frage des Willens oder der Anstrengung bzw. Intensität der Bemühungen.

„Ich wehrte alle Hilfsangebote ab. Ich, ausschließlich ich hatte die Kontrolle über mein Leben."[114]

Kontrolle entzieht sich all diesen Faktoren und wird zu einem eigenständigen Element. An der Kontrolle weiterzuarbeiten und sogar zu versuchen, diese noch zu verstärken, ist deswegen ein Weg, der für die meisten leidenden Menschen nicht nur falsch ist, sondern das Leiden verstärkt.

113 Oakes-Ash, R. (2001): Brave Mädchen essen auf. München. Seite 171

114 Tomsche, V. (1997): Meine hungernde Seele. Bergisch Gladbach. Seite 45

Was die betroffenen Menschen „die Kontrolle über das Leben verlieren“ lässt, ist unterschiedlich. Manchmal ist es der Kontrollverlust bei einer traumatischen Erfahrung, meist sexueller Gewalt.

Die entscheidende Frage lautet: Was hat das zwanghafte Bestreben nach Kontrolle hervorgerufen? Eine Quelle kann, wie gesagt, in Erfahrungen insbesondere sexualisierter Gewalt liegen, aber auch in „stiller Gewalt“, die eher perfide Formen der Machtausübung und Unterdrückung annimmt. Das Trauma-Erleben beinhaltet immer einen Kontrollverlust. Die Essstörung ist dann der Versuch, die Kontrolle über Teile des Lebens wiederzugewinnen. Auch bei Leere-Erfahrungen, über die ich an anderer Stelle berichtet habe, kann das Streben der Jugendlichen nach Kontrolle ein Versuch sein, diese innere Leere „in den Griff zu bekommen“. Doch irgendwann haben die Kontrollversuche die betroffenen jungen Menschen „im Griff“.

Maßlosigkeit und Ge-Wichtigkeit

Leere-Erfahrungen und Leere-Empfindungen sind auch der Ausgangspunkt der Maßlosigkeit, die mit jeder Essstörung einhergeht. Jugendliche neigen sowieso dazu, ihr Maß nicht zu kennen. Sie müssen es erproben, entwickeln und sie brauchen dafür Erfahrungen, um ihr eigenes Maß in den jeweiligen konkreten Situationen zu finden und nicht nur die vorgegebenen Maßstäbe anderer Menschen, also der Erwachsenen, zu übernehmen.

> *„Das eigentliche Problem war die innere Leere.“*[115]

Wenn Menschen ins Leere gehen, können sie solche Erfahrungen nicht machen. Denn der Ausgangspunkt des Maßes für Gefühle, Handlungen und anderes mehr ist der Innere Kern eines jeden Menschen. Dieser festigt sich in der Pubertät und Jugendzeit. Wenn er in dieser Zeit Bedrohungen oder Zerstörungstendenzen ausgesetzt ist, zum Beispiel durch traumatisierende Gewalt oder wenn er durch massive Leere-Erfahrungen, und selbst von Leere umhüllt wird, dann kann sich der Maßstab nicht herausbilden.

> *„Und ich verfraß mein ganzes Taschengeld bei McDonald's, natürlich heimlich, bis ich anfing zu hungern, und zwar richtig. Schließlich habe ich*

115 Oakes-Ash 2001, Seite 217

meine Mutter überholt. Ich war besser als sie, und das war mein größter Triumpf."[116]

Wird der innere Kern eines Menschen geschwächt, verliert er seine Wichtigkeit, seine Bedeutsamkeit. Um ich Wichtigkeit wiederherzustellen, verlagern manche Menschen ihre Bemühungen auf das Gewicht, ihre Ge-Wichtigkeit.

Jede Therapie von Menschen mit Essstörungen muss deshalb den Inneren Kern stützen. Voraussetzung dafür sind Erfahrungen der Wirksamkeit als Alternative zur Leere. Und es bedarf ständiger Übung, ständiger neuer Erfahrungen, um herauszufinden und Menschen darin zu unterstützen, was ein Kind oder eine jugendliche Person möchte und was nicht. Das betrifft bei weitem nicht nur das Essen, sondern das gesamte Erleben und Leben.

Körperfremdheit

Leere- und Gewalterfahrungen führen dazu, dass der eigene Körper ungeschützt und fremd wird. In der Pubertät verändert sich der Körper in hohem Maße und auch dies ist ein Prozess, den manche Kinder nicht bewältigen können. Sie brauchen dazu Akzeptanz, ein wohlwollendes und akzeptierendes Gegenüber sowie eine wärmende und unterstützende Umgebung. Und sie brauchen die Möglichkeit, eigene Erfahrungen zu machen, um durch diesen Prozess zu gehen. Gelingt dies nicht, wird verhindert oder durch andere Notlagen überlagert, wird der eigene Körper fremd. Oft beginnt dies schon viel früher, wird dann aber in der Pubertät deutlich. Der Körper wird nicht mehr als der eigene erlebt, sondern als fremdes Objekt, das behandelt, über die Waage kontrolliert oder gestopft werden muss.

„*Ich hatte niemals ein normales Verhältnis zu meinem Körper. Er kam mir immer seltsam vor, wie ein fremdes Wesen.*"[117]

Das wichtigste therapeutische Hilfsmittel ist die Körperbildarbeit, die ich an anderer Stelle beschrieben habe, denn sie ermöglicht eine Wiederaneignung des Körpererlebens. Der Körper kann sich dadurch vom Objekt zum Subjekt wandeln und zum integrierten Teil der eigenen Persönlichkeit werden.

---

116 Gerlinghoff, M.; Backmund, H.(1997/2004): Der heimliche Heißhunger. Wenn Essen nicht satt macht. München. Seite 41

117 Hornbacher 1999/2004, S. 27

Ungelebtes Leben

Durch die Überforderung der beschriebenen Prozesse bleibt manches an Lebendigkeit bei den jungen Menschen ungelebt. Das beginnt oft schon viel früher, vor der Pubertät, vor der Essstörung. In der Begleitung von Kindern und Jugendlichen mit Essstörung ist deshalb die Frage nach dem ungelebten Leben immer von großer Bedeutung. Jeder Mensch entscheidet sich für bestimmte Aktivitäten in seinem Leben und damit immer wieder auch gegen andere, die dann ungelebt bleiben. Bei vielen solcher Aspekte des Lebens bleibt das ohne Folgen, doch manche Impulse der Lebendigkeit wollen leben und wenn das nicht möglich ist, hat das Folgen. Oft werden Aspekte der Lebendigkeit der Kinder und Jugendlichen durch Erwachsene und Lebensumstände eingeschränkt. Sie werden verboten oder als Chancen verpasst bzw. vermieden, sie entsprechen nicht den familiären oder sonstigen Lebensbedingungen. Bei den meisten von diesen ungelebten Aspekten führt das Verpassen und Versäumen nur zu einem Aufschub auf einen späteren Lebensabschnitt, zu einem Bedauern oder zu Traurigkeit, oft nicht einmal dazu. Doch manche Aspekte wollen jetzt, in der aktuellen Lebensphase, gelebt werden und drängen danach.

> *Lisa war ein wildes Mädchen. Doch sie durfte nie wild sein. Alles war in ihrer Familie reglementiert. Auch in der Schule musste sie sich „zusammenreißen". Die Eltern drohten, sie sonst in ein strenges Internat zu schicken. Ein Jahr nach der Pubertät tobte sich ihre Wildheit in maßlosen Essattacken mit anschließendem Erbrechen aus. Sie entwickelte eine Bulimie.*

Das ungelebte Leben, das leben möchte, kann Essstörungen begünstigen. In der therapeutischen Begleitung lohnt es sich immer, nach Aspekten ungelebten Lebens zu suchen.

Schuldgefühle und Ekel

Viele Gefühle begleiten den Prozess der Entwicklung einer Essstörung. Schuld-gefühle und Ekel spielen dabei eine besondere Rolle. Beide Gefühle gehören zusammen. Sie sind oft wie zwei Kehrseiten einer Medaille, ohne dass es dafür nachvollziehbare logische Erklärungen gibt. Schuldgefühle entstehen bei Kindern häufig aus der großen und oft maßlosen Übernahme von Verantwortlichkeit für die Not von Eltern oder auch Geschwistern und Großeltern. Kinder können den Kummer und das Leid der Eltern nicht beseitigen. Sie können keine Trennungen verhindern oder Krankheiten bewältigen oder heilen. Das produziert Schuldgefühle. Für manche Kinder wirken dann Tendenzen zur Magersucht wie eine Selbstbestrafung. Zumindest sind sie ein Versuch, das Leben so zu kontrollieren, dass sie keine Schuldgefühle mehr haben müssen: durch Willensanstrengung, durch Disziplin, durch extremen Sport oder wechselnde Diäten.

> *„Anfangs war es Neid und Bewunderung der anderen, die mich weitermachen ließen, doch später fühlte ich mich immer leerer und aussichtsloser. Die Schuldgefühle, die dann entstanden, wurden durch Essen in innere Ruhe verwandelt.“*[118]

Ekel ist ein Gefühl, das seinen Sinn darin findet, etwas Unbekömmliches wieder auszuspeien. Dies ist eine natürliche körperliche Reaktion und gleichzeitig ein Gefühl. Wir Menschen finden etwas ekelig, was uns nicht bekommt. Das gilt auch für soziales Verhalten anderer Menschen oder eigenes Verhalten. Also wird der Ekel bekämpft. Das fördert auf der körperlichen Ebene die Tendenz, sich zu übergeben oder auch durch maßlose Kontrolle der Nahrungsmittelzufuhr Ekelgefühle schon im Vorfeld zu vermeiden.

> *„Es ekelte mich vor mich selbst, vor meinem vollgestopften Körper.“*[119]

Beide Gefühle können Essstörungen begünstigen oder herbeiführen. Doch auch umgekehrt können sie Folgen von einer Essstörung sein. Wenn ein magersüchtiges Mädchen sich im Spiegel anschaut, mag sie noch so dünn sein, denkt oder sagt sie oft: „Ich bin ekelig.“, und sie fühlt sich schuldig, dass sie „zu dick“ ist. Bei den anderen Formen von Essstörungen ist dies ähnlich. So paradox es klingt: Manche Kinder und Jugendliche ekeln sich und spüren den Ekel nicht, haben ihn betäubt. Sie müssen erst lernen, ihn wieder zu spüren und Worte dafür zu finden. Gemeinsam mit den Therapeut*innen nach den Quellen der Unbekömmlichkeiten ihres Lebens zu suchen, ist notwendig, um Wege aus der Essstörung zu finden. So unangenehm

118 Ettrich, C.; Pfeiffer, U.(Hrsg.) (2001): Anorexie und Bulimie: Zwischen Todes-Sehnsucht und Lebens-Hunger. München Jena. Seite 42

119 Graf, Andrea (1986): Die Suppenkasperin. Geschichte einer Magersucht. Ffm. Seite 49

Ekelgefühle sind, so wichtig ist es, sie als Warnsignale wahr- und ernst zu nehmen.

„Nein" sagen

Bei vielen Jugendlichen mit Essstörungen haben wir beobachtet, dass sie nicht oder kaum in der Lage sind, „Nein" zu sagen. Sie können durchaus aggressiv gegen Eltern oder andere Erwachsene auftreten. Aber dies betrifft mehr eine allgemeine Stimmung und Grundhaltung: „Ich kotze mich aus." Geht es um konkrete Entscheidungen, Anforderungen und Meinungen, sind sie häufig nicht in der Lage, „Nein" zu sagen und etwas abzulehnen. Oft müssen sie es in der therapeutischen Begleitung erst lernen und dann auch üben, „Ja" sagen zu können. Andere junge Menschen können nicht „Ja" sagen. Sie verweigern sich allem. Dies ist nach unseren Beobachtungen seltener der Fall. Wenn der Innere Kern geschwächt ist, kann sich auch vom Inneren Kern eines Menschen, auch eines jungen Menschen, der Impuls zum „Ja" und „Nein" nur schwer entfalten.

> *„Nein sagen hatte ich nie gelernt."*[120]

Viele Menschen mit Essstörungen in jungen Jahren sind oft auch nicht in der Lage, sich etwas zu wünschen. Ihr Wünschen bleibt ein diffuses Sehnen nach einem anderen Leben, einem anderen Körper, wird aber überlagert durch Druck, Kontrolle, Leere und anderes mehr. In der Therapie sind wir Therapeut*innen oft Anwälte des Wünschens.

Beziehungsstörungen

Essstörungen sind nicht nur Identitätsstörungen, sondern auch Beziehungsstörungen. Jede Essstörung hat gewaltige Auswirkungen auf die Beziehungen zu anderen Menschen. Die Jugendlichen isolieren sich, werden Außenseiter*innen, werden manchmal bewundert für ihre Figur oder beschämt. Sie versuchen sich Beziehungen „zu erkaufen", indem sie körperliche Leistung erbringen durch Extremsport und Zwangsdiäten. Diese Beziehungsstörungen begannen fast immer schon vor Beginn der Essstörung. Wenn ein Kind Gewalterfahrungen machen muss, dann geht die Gewalt von

120 Didszun, Christina (2005): Als der Schmerz aufhörte, die Seele zu essen. Mein Tor zur Freiheit. Ohne Ortsangabe. Seite 164

anderen Menschen aus. Wenn ein Kind ins Leere geht mit seinen Bedürfnissen und Impulsen, dann ist diese Leere eine Beziehungsleere zwischen den Menschen. Die therapeutische Beziehung ist deshalb die Möglichkeit, diesen Ursprungskern der Essstörungen zu heilen, indem den Kindern und Jugendlichen neue Beziehungsangebote gemacht werden und sie dadurch Möglichkeiten finden, Beziehungen zu erproben und zu wagen.

D 7 Legasthenie

Kinder, die Schwierigkeiten beim Lesen und Schreiben haben, werden oft mit unterschiedlichsten Begriffen diagnostiziert: Leserechtschreibschwäche, LRS, Legasthenie, Leserechtschreibstörung, Dyslexie, isolierte Rechtschreibstörung, isolierte Lesestörung und anderes mehr. 40 bis 70 Prozent der Kinder mit einer Legasthenie weisen außerdem eine Dyskalkulie auf, also eine Rechenschwäche. In den klassischen Definitionen des ICD-10 oder -11 müssen, um eine Lese- und Rechtschreibstörung (Legasthenie) zu diagnostizieren, zwei Faktoren zutreffen: Die Lese- und Rechtschreibfähigkeiten müssen unter denen des Altersdurchschnitts liegen und sie müssen unter dem Möglichen des Intelligenzniveaus liegen. Beide Kriterien lassen soziale und familiäre Faktoren außen vor, setzen einen Intelligenztest voraus und sind sehr schwammig. Ihre Häufigkeit wird unter den Schülerinnen und Schülern im deutschen Sprachraum mit vier bis acht Prozent angegeben. In den Grundschuljahren ist der Anteil der Kinder größer als später. In Studien sind beide Geschlechter ähnlich stark betroffen. In der klinischen Praxis wird für Jungen drei- bis viermal häufiger Hilfe gesucht.

Psychosoziale Folgen und Begleiterscheinungen

Was Folge und was Begleiterscheinung einer LRS ist, ist schwer zu unterscheiden. Störungen, die zusätzlich zur LRS bei Kindern häufig vorliegen, werden „komorbid“ genannt. Dazu zählen Sprachentwicklungsstörungen sowie „psychomotorisches Ungeschick und Schwierigkeiten in visueller Wahrnehmung und visuomotorischer Koordination“[121]. 30% aller Kinder mit LRS haben zusätzlich eine ADHS-Diagnose, werden also als hyperaktiv eingeschätzt.

Als „sekundäre komorbide Störungen“ werden die psychosozialen Probleme bezeichnet, die bei schwerer LRS v.a. in den Alltagserfahrungen in der Schule sichtbar werden. Dazu gehören Unruhe und Konzentrationsstörungen in Zusammenhang mit Lese- und Schreibanforderungen auch bei den Kindern, bei denen keine generelle Hyperaktivität zu beobachten ist. Weiter wird oft der Motivationsverlust genannt, der in Gefühle der Sinnlosigkeit bis hin zu Depression und Angststörungen münden kann. Auch die Schulangst ist verbreitet, oft verknüpft mit körperlichen Erkrankungen, die zur Schulzeit auftreten und am Wochenende oder in den Ferien verschwinden.

Betroffene Kinder und deren Eltern berichten oft von dramatischen Folgen der LRS. Die Kinder werden mit jenen ohne LRS verglichen und vergleichen sich selbst. Sie fühlen sich anders, falsch, wertlos, unzureichend und ausgeschlossen. Sie schämen sich und werden oft beschämt. Daraus entstehen hilflose Wut, Selbstzweifel und Rückzugstendenzen. Ihr Interesse erlahmt und erlischt, sie machen sich klein, um nicht gesehen zu werden. Ungeduld, Angst, Trauer und Hilflosigkeit bündeln sich in einem emotionalen Gemisch, aus dem die oft verzweifelte Frage entsteht: Warum bin ich anders? Warum ist die Welt so ungerecht? In den Kindern entsteht ein großer Druck. Sie strengen sich an, wenn auch häufig vergeblich, und dieser Dauerdruck entlädt sich oft in Unruhe und Hyperaktivität.

Die Kinder brauchen eine Würdigung ihrer Mühe. Immer wieder brauchen sie die Bestätigung, nicht wertlos zu sein, sondern gewollt, gesehen und geliebt zu werden. Ihre starken Seiten brauchen Wertschätzung.

Für die meisten Kinder mit Legasthenie sind die Folgen ihrer Lese- und Rechtschreibschwäche leidvoller als die Legasthenie selbst. Diskriminiert zu werden und sich als Versager*in zu fühlen, hat Folgen für Selbstbild, Selbstwertgefühl und soziale Kontakte. Hilfreich ist alles, was diesen Folgen entgegenwirkt. Daran müssen Eltern und Pädagog*innen zusammenwirken.

121 Warnke, A.; Hemminger, U. (2004): Lese- und Rechtschreibstörung. Göttingen. Seite 7

Reicht dies nicht, ist therapeutische Hilfe notwendig. Neben anderen Therapieformen ist Kreative Leibtherapie geeignet, sowohl die sozialen Bezüge unterstützend zu thematisieren als auch durch kreativen Ausdruck neue Möglichkeiten der Stärkung des Selbstwertgefühls zu erschließen. Kinder mit LRS verfügen beispielsweise oft – genauso wie andere – über große kreative Potenziale.

Die Pyramide

Um diese Potenziale zu erschließen und Unterstützungsmöglichkeiten zu erkunden, habe ich 2006 bis 2008 habe ich mit Kolleg*innen ein Projekt durchgeführt, um kreativ-therapeutische Hilfen für Kinder mit Legasthenie zu entwickeln und zu erproben. Die Erfahrungen haben wir in einer Pyramide der therapeutischen und pädagogischen Unterstützung zusammengefasst.

Die Pyramide umfasst vier Ebenen. Die oberste Ebene ist der Lese- und Rechtschreibförderunterricht. Die Ebene darunter lenkt die Aufmerksamkeit auf die Verknüpfung der Kreativtherapeutischen Wahrnehmungs-Förderung (KWF) mit Elementen des Lesens und Schreibens. Die Ebene darunter ist die Kreativtherapeutische Wahrnehmungs-Förderung (KWF). Die unterste Ebene: psychosoziale Unterstützung durch Stärkung von Selbstbild, Selbstwertgefühl und sozialen Kontakten.

Das Bild der Pyramide ist hilfreich für das Verständnis wichtiger Zusammenhänge: Alle vier Ebenen sind wichtig. Psychosoziale Unterstützung allein reicht nicht, es bedarf darüber hinaus konkreter Hilfen beim Lesen und Schreiben. Andererseits fehlt den Hilfestellungen, die unmittelbar auf die LRS zielen, der Boden, wenn das Kind depressiv ist und meint, dass es sowieso immer alles falsch macht. Nur schulische oder nur unmittelbar auf das Lesen und Schreiben bezogene Förderung geht oft ins Leere, wenn die Störungen leiblicher Wahrnehmung nicht angegangen werden usw.: „Seien Sie sich zuerst aber darüber im Klaren, dass Förderung, die auf der Ebene von Lesen und Schreiben ansetzt, wie es in den Schulen leider oft noch der Fall ist, bei den meisten Kindern nichts bewirken kann. Wie Sie aus den Kapiteln über Sprachentwicklung und Wahrnehmungsstörungen erfahren haben, müssen gewisse Grundvoraussetzungen, also die möglichst gute Zusammenarbeit der Wahrnehmungsbereiche, gegeben sein, wenn ein Kind in die Schule kommt."[122]

Entscheidend für die therapeutische Unterstützung der Kinder mit Lese- und Rechtschreibproblemen ist die unterste Ebene. Alle Methoden, die in diesem Buch vorgestellt werden, können hilfreich sein. Wie schon erwähnt, ist nämlich das Selbstwertgefühl und das Selbstbewusstsein der Kinder fast immer geschädigt – ich kenne keine Ausnahme. In der therapeutischen Begegnung erfahren die Kinder Wertschätzung und entdecken ihre Kraftquellen und Potentiale.

Hilfreich ist darüber hinaus das Konzept des dritten Bezugspunktes, der schon beschriebenen Triangel. Oft sind Eltern bzw. Elternteile und das betroffene Kind festgefahren. Die Mutter z. B. will das Kind unterstützen, sieht seine Not, will sich kümmern, helfen, fördern usw. Das Kind resigniert irgendwann, die Hilfe hilft ja doch nichts, alles Kümmern ist nur ein weiterer Ausdruck davon, dass mit ihm „etwas nicht stimmt". Beide sind hilflos, traurig, oft sogar verzweifelt.

Spätestens an dieser Stelle muss zu der Beziehung zwischen Mutter (oder Vater oder Eltern) und Kind eine dritte Person hinzukommen, die ohne die Vorerfahrungen des Drucks und des Scheiterns eine neue Perspektive eröffnet und Wege beschreitet, die den Druck im Kind lösen, Resignation verscheuchen und neue Ressourcen für das Selbstbewusstsein sowie soziale Kontakte zugänglich machen. Das kann der getrennt lebende Vater sein, der mit dem Kind Sport treibt oder angeln geht, oder die Tante, die den Tanzunterricht oder das Mitspielen in der Band ermöglicht. Oft sind es Beschäftigungen mit kreativer oder körperlicher Komponente, welche die Funktion des dritten Bezugspunktes erfüllen. Häufig sind es Betätigungen außerhalb der Schule und des Schulumfeldes – zu sehr ist Schule mit Versagen und Abwertung verknüpft. Es lohnt sich, nach dem „dritten Punkt" Ausschau zu halten.

Auch wenn es keinen „dritten Bezugspunkt" in der Umgebung des Kindes gibt, werden die Therapeut*innen zu einem solche Bezugspunkt.

122 Firnhaber, Mechthild (2005): Legasthenie und andere Wahrnehmungsstörungen. Wie Eltern und Lehrer Risiken frühzeitig erkennen und helfen können. Ffm. Seite 105

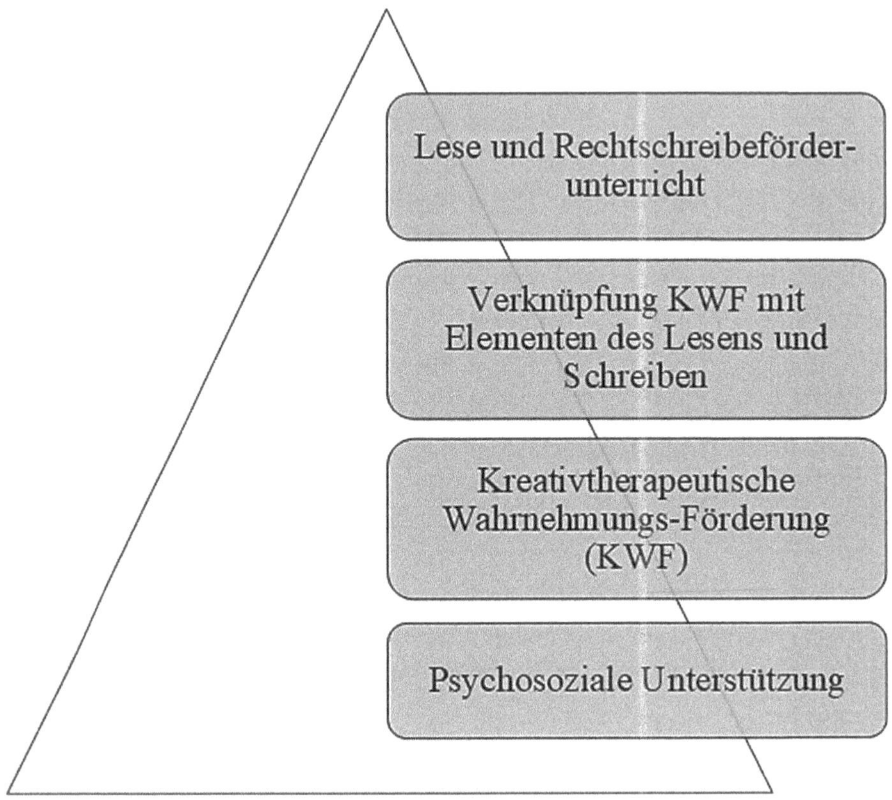

Kreativtherapeutische Wahrnehmungs-Förderung (KWF)

Es ist sinnvoll, die therapeutische Begleitung mit Elementen der kreativtherapeutischen Wahrnehmungs-Förderung zu verknüpfen. Sie umfasst vier zentrale Elemente. Viele Übungen und Spiele integrieren die Förderung mehrerer Elemente.

Links-Rechts-Differenzierung

Bei zahlreichen Kindern mit LRS wurden Probleme festgestellt, zwischen den Wahrnehmungsrichtungen nach links und nach rechts zu differenzieren. Wenn abwechselnd und manchmal gleichzeitig von links nach rechts und von rechts nach links gelesen oder geschrieben wird, muss Verwirrung entstehen und dies schafft den Boden für Verwechslungen z. B. von b und d und für andere häufige Fehler.

Rechts- und Links-Orientierung beginnt immer im Körper bzw. im Körpererleben. Vom Spüren des rechten und links Arms geht im Säugling die Wahrnehmung der Außenwelt rechts bzw. links aus. Die körperlich-leibliche Hinwendung nach rechts zum Beispiel zur Mutter hin wird von der Wahrnehmungsrichtung nach rechts begleitet – und umgekehrt.

Leitorientierungen der Kreativtherapeutischen Wahrnehmungs-Förderung KWF zur Links-Rechts-Differenzierung:

- rechte und linke Körperseite nutzen
- rechts und links trennen, getrennt erleben, um später neu zu verbinden
- mit allen Sinnen nach rechts und nach links spüren
- neue Verknüpfungen suchen und erlebend erproben

Praktische Übungsbeispiele:

- Arbeiten Sie zu den Richtungs-Leibbewegungen mit allem, was Ihnen einfällt und mit dem Kind möglich ist.
- Bitten Sie das Kind, sich auf den Rücken zu legen und mit den Armen und Beinen ein großes X zu bilden. Regen Sie dann an, sich in alle vier Richtungen zu strecken und spielerisch zu bewegen. Betonen Sie die Verbindungen in den Körperdiagonalen.
- Legen Sie mit dem Kind eine 8 mit Seilen auf den Boden eines Raums. Regen Sie das Kind an, die 8 zu laufen. In unterschiedlichen Tempi und in beide Richtungen.
- Geben Sie dem Kind Anregungen, mit der rechten und linken Hand jeweils eine Papierhälfte zu malen und dann den Raum dazwischen zu erspüren: „Was fehlt?" Lassen Sie das Kind die Mitte in Papier gestalten.
- Erfinden Sie gemeinsam mit dem Kind Geschichten und erzählen Sie sie gleichzeitig mit den Händen, mit rechts und links gleichzeitig und abwechselnd.
- Gestalten Sie ein blind gemaltes Selbstportrait: Das Kind schließt die Augen und tastet mit einer Hand sein Gesicht ab. Mit der anderen zeichnet es das, was die erste Hand erspürt, auf ein Blatt Papier. Wichtig: Augen zu! Nach einiger Zeit werden die Augen geöffnet, das Bild von allen Seiten betrachtet und weiter gemalt.

Verknüpfungen mit Schreiben und Lesen:

- Eine Geschichte vorlesen und dazu mit der linken Hand malen oder schreiben, mit der rechten Hand malen oder schreiben ...
- Geheimschrift: von rechts nach links schreiben
- Den eigenen Namen in einer unbekannten Sprache mit frei erfundenen Schriftzeichen schreiben
- „Wähle aus einer Zeitung oder Zeitschrift mit geschlossenen Augen mit dem Finger zufällig ein Wort aus. Schneide es aus, klebe es auf ein Blatt Papier und male ein Zeichen oder Symbol dazu."

Sinnesintegration

Wenn Kinder spielen, sind alle ihre Sinne beteiligt: Mit ihren Händen (und ihrem Mund) greifen sie in die Welt, riechen, schmecken, schauen und hören gleichzeitig. Wenn sie lernen sollen zu lesen, sind nur noch die Augen beteiligt, der Sehsinn wird isoliert. Auch beim Schreiben verwandelt sich das lustvolle und spielerische Greifen in ein – oft krampfhaftes – Festhalten eines Stiftes. Die Orientierung geht dahin, Gehörtes in Schrift umzusetzen. Die Hände sind nur noch ausführendes Organ.

Viele Kinder haben Probleme mit dieser Isolierung der Sinne. Um Sinne einzeln zu gebrauchen und um von einem in einen anderen zu „übersetzen", bedarf es der Fähigkeit, die verschiedenen Sinne zu integrieren. Diese Fähigkeit ist bei vielen Kindern mit LRS unterentwickelt bzw. bedarf der Förderung.

Leitorientierungen der Kreativtherapeutischen Wahrnehmungs-Förderung KWF zur Sinnesintegration und Praxisbeispiele:

- den Körper als Bezugs- und Ausgangspunkt nutzen – zum Beispiel: „Atme zwei- oder dreimal ganz bewusst. Wo spürst du in deinem Körper einen Ort, der dir gefällt, wo du dich sicher fühlst? Lege eine Hand dorthin. Überprüfe, ob dort deine rechte oder deine linke Hand besser passt."
- verschiedene Sinne kombinieren – zum Beispiel: „Wie riecht das, was du siehst? Wie hört sich der Gegenstand an, wenn du mit dem Finger darauf klopfst?"

- die Hände aus der Verkrampfung befreien – zum Beispiel: „Fass den Stein ganz fest an! ... Dann lass ihn langsam locker, immer lockerer ...“ „Klatsche mit den Händen, die Hände aneinander, auf verschiedene Stellen des Körpers, auf den Tisch ...“
- sinnliche Erkundung mit den Händen – zum Beispiel: „Fasse verschiedene Materialien an, greife in Matsch, berühre Samt, Holz, Plastikfolie ...“
- qualitative Sinnesbewertung – zum Beispiel: „Was gefällt dir, was nicht? Was überrascht dich? Was macht Spaß, was ist ekelig? ...“

Verknüpfungen der Kreativtherapeutischen Wahrnehmungs-Förderung KWF mit Schreiben und Lesen:

- „Forme Buchstaben in Ton oder Knete!“
- „Spiele das Alphabet auf dem Xylofon, beginne mit einem Buchstaben, der dir gefällt ... wähle den Ton, der für dich zu dem Buchstaben passt!“
- „Schreibe deinen Namen auf ein großes Blatt Papier. Schau es dir dann von allen Seiten an. Was kann daraus werden? Was willst du daraus machen? Male weiter und lass daraus ein Namensbild entstehen!“
- „Singe diesen Satz, dieses Wort ...“
- „Experimentiere mit Verknüpfungen“: „Ich schenke dir ein Wort ... Mach aus dem Wort einen Satz ... Singe den Satz ... Schreibe den Satz, während du ihn gleichzeitig singst ... Tanze den Satz ...“
- „Schreibe den Satz, das Wort in die Luft.“ „Schreibe es auf meinen Rücken!“

Prägnanzentwicklung: Vordergrund und Hintergrund

Wenn die Unterscheidung zwischen Vordergrund und Hintergrund schwierig wird oder zeitweilig gar verschwindet, entsteht statt Prägnanz Diffusität. Dann fällt es schwer, Worte zu identifizieren und zu lesen. Bis ein Wort identifiziert ist, sind andere schon weiter, so dass Druck entsteht und Kinder den Faden verlieren.

Leitorientierungen der Kreativtherapeutischen Wahrnehmungs-Förderung zur Prägnanzentwicklung und Praxisbeispiele:

- alles üben, was Prägnanz unterstützt, mit jedem Sinn – zum Beispiel: Ich sehe was, was du nicht siehst. Ich höre was, was du nicht hörst ...

- Farbspiele mit Vordergrund-Hintergrund – zum Beispiel: „Zeig mal auf dem Bild auf alles, was rot ist ..."
- Entscheidungstraining: Was gefällt, was nicht? (Prägnanz ist auch Ausdruck der Fähigkeit individueller Entscheidungen. Prägnanz braucht Eigensinn.) – zum Beispiel: „Was ist deine Lieblingsfarbe, Lieblingsmusik, dein Lieblingstier, dein Lieblingsessen ...?" „Von den beiden Puppen, die ich dir zeige: Welche gefällt die besser?"

Verknüpfungen mit Schreiben und Lesen:

- „Singe Worte und Sätze gegen einen Hintergrundchor, so dass sie deutlich hörbar werden!"
- „Ich erzähle jetzt etwas in Brabbelsprache. Wenn du etwas hörst, was einem richtigen Wort ähnelt, ruf dazwischen. Bei einem Treffer hast du gewonnen. Dann machen wir es umgekehrt."
- „Schreibe in Farbkombinationen: blau auf gelb, orange auf grün usw." „Was ist deine Lieblingskombination?"

Anti-Resonanzstolpern

Das Resonanzstolpern beinhaltet, dass viele Kinder mit LRS in der Resonanz auf einen Laut oder ein anderes Signal gleichsam „stolpern", also kleine, messbare Aussetzer bzw. Unterbrecher haben. Die verzögerte Reaktion bewirkt die Schwierigkeit, von einem Wort zum anderen zu springen und überhaupt Gehörtes in Geschriebenes umzuwandeln.

Leitorientierungen der Kreativtherapeutischen Wahrnehmungs-Förderung KWF im Anti-Resonanzstolpern:

- Hilfreich sind alle Spiele, die schnelle Resonanzen fördern – zum Beispiel: Ballspiele und andere Mannschaftsspiele, Computer-Spiele usw.
- Alles, was die Rhythmik fördert, hilft – zum Beispiel: fließende rhythmische Bewegungen, rhythmische Übungen am Klavier oder anderen Instrumenten
- „Sei mal der Sekundenzeiger einer großen Uhr. Mach zu jeder Sekunde eine Bewegung ..."

- musikalische, gestalterische und Bewegungsdialoge (siehe die entsprechenden Kapitel dieses Buches)
- vom Ping-Pong zum Resonanztanz – zum Beispiel: Das Kind und ich stehen gegenüber. Ich mache eine Bewegung (Ping). Das Kind antwortet mit einer Bewegung (Pong), dann wieder ich und so geht es weiter: Ping-Pong. Allmählich lassen wir das Ping und das Pong weg und die Bewegungen werden gleichzeitig und fließender. Es entsteht ein Bewegungsdialog, der sich aus der Resonanz zwischen Kind und mir speist.
-
- Verknüpfungen mit Schreiben und Lesen:
- bewusst mit Pausen experimentieren v.a. beim Lesen – zum Beispiel: „Mach nach jedem Wort eine Pause, mal kurze, mal lange, ganz wie du willst."
- Buchstabendialoge – zum Beispiel: „Nimm ein Tier. Das Tier kann nur A sagen. Lass es sprechen. Gib mir ein Tier, das nur M sagen kann. Die beiden Tiere unterhalten sich mit A und M." Oder mit anderen Lauten.
- Lesen mit verteilten Rollen, als „Schauspieler" oder als Tiere bzw. Puppen

All diese Einheiten und Übungen sind wertvoll und hilfreich. Entscheidend ist die Haltung, die wir gegenüber den Kindern und in der konkreten Praxis einnehmen: dass wir sie würdigen.

D 8 Behinderungen und Beeinträchtigungen

Ich möchte zwei wesentliche Erfahrungen aus meiner therapeutischen und supervisorischen Arbeit als Hinweise für die therapeutische Arbeit mit Kindern mit Behinderungen weitergeben. Die erste besteht darin, dass Kinder mit Behinderungen in der Regel mehr und intensiver unter den Sekundärfolgen leiden als unter der Behinderung selbst. Unter Behinderungen werden körperliche, geistige und psychische Behinderungen verstanden. Neben den genannten zählen nach meiner Auffassung auch chronische Erkrankungen zu den Beeinträchtigungen, unter denen Kinder leiden und die sie in ihrem Leben und ihrer Lebendigkeit einschränken können.

Ich kenne kein Kind mit einer solchen Behinderung oder anderen Beeinträchtigung und habe von keinem gehört, das nicht unter den Sekundärfolgen leidet. Auch wenn sie fast immer sehr liebevolle Eltern und Geschwister haben und auch wenn sich in der Gesellschaft durch die Inklusionsbemühungen und anderes vieles in der Haltung gegenüber Kindern mit Behinderungen ändert. Zu den Sekundärfolgen gehören Ausgrenzung aus sozialen Gruppen, Schulklassen, Kita-Gruppen und anderen, Beschämungen und die Erfahrung, ausgelacht und verspottet zu werden. All das erniedrigt und führt dazu, dass diese Kinder sich nicht zugehörig fühlen. Sie bekommen immer wieder zu spüren, dass sie „falsch" sind. Deswegen brauchen sie vor allem wertschätzende Begegnungen und spielerische Kontaktförderung, manche auch eine therapeutische Begleitung. Alles, was ihr Selbstwertgefühl und ihre Wirksamkeit stärkt, ist gut, alles, was Verbindungen ermöglicht, hilft.

Menschen mit Behinderungen haben – je nach Erhebung – ein anderthalb bis sechsmal höheres Risiko als andere, traumatisierende Gewalt, insbesondere sexualisierte Gewalt zu erleben. Wahrscheinlich ist das Risiko noch höher, weil viele Menschen mit Behinderungen sich nicht verbal ausdrücken und über das, was ihnen widerfahren ist, berichten können. Oft werden auch Traumafolgen von pädagogischen Begleitpersonen nicht als solche erkannt, sondern als Symptome der Behinderung oder chronischer Erkrankungen eingeordnet. Die Dunkelziffer ist hoch, sehr hoch.

Viele Menschen mit starken Behinderungen leben in Institutionen, in denen es starke Abhängigkeiten und Machtgefälle gibt. So müssen sie häufig neue traumatisierende Erfahrungen machen oder zulassen, dass das traumatische Erleben durch Retraumatisierungen wiederbelebt wird. Deshalb ist es notwendig, bei der therapeutischen Begleitung behinderter Kinder und Jugendlicher ein besonderes Augenmerk auf mögliche Traumatisierungen zu legen. Um sie zu erkennen, kann es keine Checklisten geben. Zumeist können wir feststellen, dass die Kinder und Jugendlichen verstört sind und verstört wirken, der Hauptfolge traumatisierender Erfahrungen, und dass sie ihr Verhalten und ihre Gewohnheiten verändern, sich zurückziehen oder aggressiv werden, vor allem ihre sozialen Kontakte anders leben. Es braucht Fachkräfte, die darin geschult sind, solche und andere Anzeichen zu bemerken und ihnen nachzugehen, um den betroffenen Kindern und Jugendlichen zu helfen.

Ein zweiter Hinweis lautet: Leibtherapeutische Kolleg*innen und ich haben in stationären Einrichtungen, insbesondere bei Menschen mit sehr starken körperlichen und geistigen Behinderungen, ausgezeichnete Erfahrungen gemacht, wenn wir mit den Primären Leitbewegungen gearbeitet haben und achtsam Spürende Begegnungen ermöglicht haben. Angebote dieser Art sind an anderer Stelle in diesem Buch beschrieben. Die Kinder und Jugendlichen mit sehr starken Verständigungsmöglichkeiten haben über spielerische Begegnungen des Sehens und Gesehenwerdens, des Hörens und Gehörtwerdens, des Drückens, des Lehnens und des Greifens neue Erfahrungen machen können. Es war möglich, mit ihnen neue Arten von Begegnungen aufzubauen und die vorhandenen zu erweitern. Die Arbeit mit den Primären Leibbewegungen schuf neue und bereichernde Möglichkeiten auch des emotionalen Ausdrucks und innigen Austausches.

D 9 Kinder psychisch oder suchtkranker Eltern

Kinder psychisch erkrankter oder suchtkranker Eltern zeigen ähnliche Auffälligkeiten und benötigen ähnliche therapeutische Hilfen. Deswegen werde ich im Folgenden beide Gruppen von Kindern und Jugendlichen gemeinsam beschreiben und therapeutische Arbeitswege aufzeigen.

Verbreitung und mehr

Die Anzahl der Kinder und Jugendlichen, die unter dem Alkohol- oder sonstigem Suchtkonsum von Eltern leiden, ist groß. Nach Angabe der Deutschen Hauptstelle für Suchtfragen (2021) waren in Deutschland circa 1,6 Millionen Menschen im Alter zwischen 18 und 64 Jahren alkoholabhängig. Dazu kommen diejenigen, die von illegalen Süchten, Tablettensucht, Spielsucht oder in anderer Form abhängig sind. Im Jahr 2018 wurde die Zahl der Abhängigen von Cannabis mit ungefähr 300.000 angegeben, darunter viele Jugendliche. Die Abhängigkeit von anderen illegalen Drogen kommt dazu. Auch die Zahl der psychischen Erkrankungen ist groß. Jedes Jahr sind in Deutschland 12,8 Millionen Menschen von einer psychischen Erkrankung betroffen. Viele davon sind nicht so schwerwiegend, dass Kinder unter den Folgen leiden. Doch diese erschreckend hohe Zahl zeigt, dass diese Erkrankungen Folgen für viele Kinder und Jugendliche haben müssen. Viele der suchtkranken Erwachsenen oder psychisch erkrankten Menschen haben Kinder. Das hat Folgen, nicht für alle, aber für viele.

In zahlreichen empirischen Studien wurde der Zusammenhang von psychischer Erkrankung der Eltern und Störungen der kindlichen Entwicklung festgestellt. Das kindliche Störungsrisiko ist bei psychischen Erkrankungen der Eltern um den Faktor zwei bis drei gegenüber einer Vergleichsgruppe erhöht. Auch bei Kindern alkoholkranker Elternteile sind ähnlich häufige Auswirkungen festzustellen. Exakte Zahlen gibt es kaum, da sowohl über psychische Erkrankungen als auch über Suchterkrankungen in vielen Familien der Schleier der Tabuisierung gelegt wird.

Die Kinder psychisch bzw. suchtkranker Eltern haben ein hohes Risiko, als Erwachsene chronisch zu erkranken. Sie werden im Kinder- und Jugendalter oft fehldiagnostiziert, z. B. ADHS, Mutismus, Traumatische Störungen, LRS.

Wesentliche Folgen für die Kinder und Jugendlichen

Ich führe einige häufige und für das Kindeswohl bedeutsame Folgen an. Die Hinweise sind Anhaltspunkte, keine Check-Listen.

Desorientierung

Kinder und Jugendliche verstehen das Verhalten ihrer Eltern nicht und wissen nicht, woher es kommt. Das führt zu Desorientierung. Wenn ein Elternteil im Rahmen einer psychischen Erkrankung oder durch Suchtmittelkonsum zeitweilig den Bezug zur Realität verliert, stellt auch das Kind oft die eigene Wahrnehmung infrage.

Unberechenbarkeit

Viele Menschen, die Drogen genommen haben oder alkoholabhängig sind, verhalten sich unberechenbar. Das gilt auch für manche psychischen Erkrankungen, die von Wahnvorstellungen begleitet werden, auch für Borderline- oder andere Persönlichkeitsstörungen. Die Kinder wissen nicht, „wo sie dran sind". Es kann immer wieder geschehen, dass sie alleingelassen werden oder Misshandlungen erdulden müssen. Das führt zu einer erhöhten Grundanspannung und Angstgefühlen.

Tabuisierung

In den meisten Familien, in denen ein Elternteil psychisch erkrankt ist oder unter einer Suchterkrankung leidet, wird den Kindern und Jugendlichen verboten, darüber zu sprechen – die Erkrankung ist tabu. Kinder wachsen in einem Milieu der Kontrolle und des Verschweigens auf und werden häufig auch noch zusätzlich bestraft, wenn sie sich anderen Kindern gegenüber „verplappern" oder von anderen besucht werden.

Schuldgefühle

Viele Kinder halten sich für die Verursacher der Erkrankung beziehungsweise des für sie unverständlichen Verhaltens und haben Schuldgefühle. Sie geben sich häufig selbst die Schuld für die auftretenden Probleme und meinen zum Beispiel, dass die Mutter krank geworden ist, weil sie „böse" waren. Die Schuldgefühle werden nicht geäußert, sondern bleiben in den Kindern und Jugendlichen eingeschlossen.

Parentisierung

Die Kinder müssen oft Verantwortung übernehmen, als seien sie erwachsen, als seien sie die Eltern ihrer Eltern. Sie müssen Alkohol einkaufen oder depressive Elternteile versorgen und versuchen, sie von schädigendem Verhalten abzuhalten. Eine Folge der Parentisierung ist, dass Phasen kindlicher Entwicklung übersprungen werden. Das gilt vor allem für die Pubertät und das Jugendalter. Doch auch vorher schon ist der spielerische Freiraum der kindlichen Entwicklung eingeengt. Oft ist ein Elternteil krank und das andere überfordert. Der Druck in der Atmosphäre schränkt das Spielen ein. Eine als positiv angesehene Folge besteht darin, dass viele der Kinder im Erwachsenenalter zeigen, wie gut sie Verantwortung übernehmen können. Das haben sie sehr früh gelernt.

Überforderung

Der Versuch, die Eltern zu retten, überfordert Kinder und Jugendliche. Alle anderen beschriebenen Folgen sind belastend und führen zu einer chronischen Überforderung. Für die Belange der Kinder bleibt oft wenig Zeit und so wird den Kindern das Gefühl vermittelt, dass sie stören oder eine zusätzliche Belastung sind.

Chronische Erregung

Für die Kinder ist die Zeit nach einer Krise fast immer die Zeit vor der nächsten Krise, es gibt kaum Erholungsphasen. Die Hocherregung der Krisenerfahrung kann nicht abgebaut werden, denn dazu bräuchte es Schutz und Geborgenheit. Also bleibt eine Hocherregung bestehen. Das gilt auch, wenn die Erregung nicht sichtbar ist und die Kinder und Jugendlichen scheinbar „ruhig“ sind. Sie wollen ihre Erregung nicht zeigen, damit sie nichts „falsch“ machen und eine neue Krise auslösen.

Emotionale Instabilität

Kinder und Jugendliche lernen über Vorbilder. Wenn die elterlichen Vorbilder emotional instabil sind, zeigt sich das oft auch bei den Kindern. Viele Kinder von Menschen zum Beispiel mit schizophrenen Erkrankungen zeigen zahlreiche Defizite im Sozialverhalten, sind oft einsam, sozial isoliert und aggressiv. Bei Kindern von depressiven Elternteilen sind häufig der emotionale Ausdruck sowie das Sozialverhalten reduziert.

Isolierung

Die Überforderung, die Schuldgefühle und die Tabuisierung führen bei den Kindern oft zu einer sozialen Isolierung im Hinblick auf die Kontakte zu anderen Kindern. Das wird dadurch verstärkt, dass sich viele der Kinder als Bewältigungsweg für ihre Nöte zurückziehen. Sie schieben viele Gedanken und Gefühle weg, lenken sich ab und fliehen in Fantasiewelten. Hinzu kommen die Schamgefühle. Viele Kinder schämen sich für das Verhalten ihrer Eltern. Gute Beziehungen zu Großeltern oder zu anderen Kindern und Jugendlichen können dem sozialen Rückzug entgegenwirken und den Kindern Möglichkeiten geben, andere Bewältigungsstrategien zu erproben.

Betreuungs- und Bindungsdefizite

Partnerschaften mit psychisch kranken und suchtkranken Elternteilen sind in besonders hohem Maße von Trennungen betroffen. Das kann die Bindungserfahrungen schwächen und Betreuungsmöglichkeiten der Kinder und Jugendlichen reduzieren. Häufig sind auch die gesunden Partner*innen mit der Versorgung und Begleitung der Erkrankten überfordert, so dass wenig Zeit und Raum für stärkende Beziehungen und Unterstützung der Kinder bleibt. Wenn Elternteile durch den Konsum von Alkohol und andere Suchtmittel oder psychische Erkrankungen sich undurchschaubar und nicht nachvollziehbar verhalten, dann erleben Kinder diese Irritation als Mangel an Verlässlichkeit. Auch dies schwächt die Bindungsmöglichkeiten.

Hinweise zur Therapie

Wie immer: Jedes Kind ist anders und seine besondere Situation ebenfalls. Deswegen können die folgenden Hinweise nur Richtungen und Absichten aufzeigen, ohne in konkrete Handlungsanweisungen zu münden.

- Kinder von sucht- oder psychisch erkrankten Eltern brauchen Erfahrungen in einer verlässlichen therapeutischen Beziehung. Die Kinder werden die Therapeut*innen austesten und das therapeutische Beziehungsangebot wird für sie zunächst einmal nach den bisherigen Erfahrungen unglaubwürdig erscheinen. Umso wichtiger ist Kontinuität, das Bemühen durch alle Widrigkeiten und Zweifel hindurch, um die Beziehung mit dem Kind zu halten. Oft haben Kinder eine große Sehnsucht nach einem solchen Beziehungsangebot und nehmen es daher meist relativ vorbehaltlos an an.

- Kinder brauchen auch Informationen und eine Enttabuisierung. In der Therapie ist es möglich, über die Erkrankung und das Verhalten der Elternteile zu sprechen und die Kinder zu informieren. Zu verstehen, bedeutet nicht alles zu entschuldigen, aber es ist ein wichtiger Baustein, damit die Kinder nicht selbst die Verantwortung für das Verhalten der Eltern übernehmen müssen.

- Die Kinder und Jugendlichen brauchen einen Abbau von Verantwortung, sie brauchen Unterstützung bei der De-Parentisierung. Sie brauchen Möglichkeiten, wieder Kind zu sein, wieder spielen zu lernen. Dafür bietet die gesamte Palette kreativer Austausch- und Begegnungsmöglichkeiten einen reichen Spielraum und lädt die Kinder ein. Die Therapeut*innen sollten mitspielen, damit die Kinder angeregt werden und auch Erwachsene kennenlernen, die nicht in ihren eigenen Welten gefangen sind, sondern sich mit den Kindern beschäftigen und mit ihnen gemeinsam Freude leben können. Sinnvoll ist es, mit ihnen das Wünschen zu üben, denn das ist oft verloren gegangen.

Häufig hilft es, dass sich Kinder von einem Elternteil mit psychischen oder Alkohol- und anderen Suchterkrankungen in Gruppen zusammenfinden.[123]

123 Wir haben über die Zukunftswerkstatt *therapie kreativ* im Jahr 2007 und den Folgejahren für die Kinder psychisch erkrankter Eltern ein Konzept für ein Gruppenangebot entwickelt und erprobt.

Die Gruppen sollten angeleitet sein und viele Spielmöglichkeiten eröffnen. Kinder lernen dabei, dass sie mit ihren Problemen nicht allein sind und dass sie auch mit anderen darüber sprechen können, und sie üben Wege aus der Isolation heraus. In diesen Gruppen können leidvolle Erfahrungen Thema werden, Tränen können fließen und es kann gelacht werden. Die Leiter*innen der Gruppen sollten in der Lage sein, den Kindern Informationen zu vermitteln, und sie immer wieder in der Entdeckung oder Wiederbelebung ihrer Kindlichkeit unterstützen.

E

Entwicklungsherausforderungen

Kindheit und Jugend ist Entwicklungszeit. Dabei geht es mir nicht darum, was ein Kind in welchem Alter „können" muss, sondern um die Herausforderungen, vor die es gestellt wird und mit denen es wächst.

E 1 Entwicklung als fluider Coping-Prozess

„Am Ende des ersten Lebensjahres muss ein Kind zwei bis drei Schritte allein oder an der Hand gehalten gehen."

„Im zweiten Lebensjahr muss ein Kind lernen, einen Deckel aufzuschrauben und große Perlen aufzufädeln."

„Im vierten Lebensjahr muss es ein zehnteiliges Puzzle legen und mindestens sechs Farben benennen können."

Solche Antworten habe ich oft von Therapeut*innen und Pädagog*innen gehört, als ich gegen Ende der 90er Jahre nach Erkenntnissen der Entwicklungspsychologie fragte, die für sie interessant und relevant sind. Solche Antworten höre ich allerdings nach 25 Jahren heute immer noch, denn viele der heutigen Fachkräfte in Therapie und Pädagogik sind in ihrer Ausbildung mit einer Vorstellung von Entwicklungspsychologie aufgewachsen, die dieses kinder- und jugendpsychologische Feld vor allem als Normierung und Festlegung von dem versteht, was Kinder und Jugendliche in bestimmten Altersstufen „können müssen" oder „können sollten". Diese Vorstellungen geistern immer noch durch die Vorstellung zahlreicher Fachkräfte (und Eltern!).

Ich habe als Alternative damals ein Grundkonzept der leiborientierten Entwicklungspsychologie entwickelt, das nicht auf großen Studien basiert, sondern auf Beobachtungen im therapeutischen und pädagogischen Kontext. Die „klassische" Entwicklungspsychologie, die sich vor allem an Erikson und Piaget orientiert, und die leiborientierte Entwicklungspsychologie stelle ich darin wie folgt gegenüber:

- Klassische Entwicklungspsychologie tendiert dazu, die Entwicklungsschritte eines Kindes allzu eng bestimmten Altersstufen zuzuschreiben (Piaget). Die Spannbreite, wann Kinder diese Schritte tatsächlich bewältigen, ist allerdings sehr breit.

Leiborientierte Entwicklungspsychologie spricht von Herausforderungen (Copings), die Kinder und Jugendliche bewältigen müssen. Diese Herausforderungen[124] stehen bei vielen (aber eben nicht bei allen) ab einem bestimmten Lebensjahr im Vordergrund und sie existieren auch vorher und nachher.

- Klassische Entwicklungspsychologie tendiert dazu, den Blick auf das zu lenken, was fehlt oder unvollkommen ist. Daraus wird die Diagnostik von Entwicklungsdefiziten abgeleitet.

  Leiborientierte Entwicklungspsychologie schaut auch und vor allem auf die Kompetenzen und Ressourcen des Kindes.

- Klassische Entwicklungspsychologie tendiert dazu, auf die kognitiven und motorischen Fähigkeiten der Kinder und Jugendlichen zu fokussieren.

  Leiborientierte Entwicklungspsychologie beschäftigt sich mit der Entwicklung des Erlebens der Kinder, was die kognitiven und motorischen Fähigkeiten einschließt, diese aber nicht isoliert.

- Klassische Entwicklungspsychologie tendiert dazu, das Kind oder den Jugendlichen isoliert zu betrachten.

  Leiborientierte Entwicklungspsychologie bezieht das soziale Umfeld mit ein und fragt danach, welche Unterstützung Kinder und Jugendliche zur Bewältigung ihrer Entwicklungsaufgaben brauchen. Sogenannte „Entwicklungsdefizite“ von Kindern sind oft Unterstützungsdefizite der Umgebung.

Mittlerweile lässt sich diese Unterscheidung nicht mehr so klar treffen. Die Entwicklungspsychologie hat sich in Forschung und Lehre sehr weiterentwickelt und die sozialen Umweltbedingungen werden deutlich stärker mit einbezogen. Die Entwicklungsspanne wird über Kindheit und Jugend hinaus auf die ganze Lebensspanne ausgeweitet. Viele Untersuchungen zeigen, dass die ehemals

124 Dieser Begriff ist buchstäblich zu verstehen und nicht mit der Floskel zu verwechseln, mit der in der Alltagssprache zunehmend ein Problem nicht mehr als Problem benannt, sondern umschrieben und verniedlicht wird.

starren Entwicklungsstufen in der Realität viel variabler sind als früher angenommen. Auch die Vorstellung, dass es irgendwann eine „vollzogene Entwicklungsreife" gibt, auf die die Entwicklungsschritte zustreben, wurde aufgegeben, weil die Realität zeigt, dass diese idealtypischen Vorstellungen von Reife nicht zutreffend sind.

Für die therapeutische Arbeit kommt hinzu (grundsätzlich gilt das auch für die pädagogische Begleitung von Kindern und Jugendlichen), dass wir nicht mit Durchschnittswerten von Kindern und deren Fähigkeiten arbeiten, sondern immer mit einem konkreten Kind oder einer jugendlichen Person. Wann welches Kind etwas „kann" oder welchen Entwicklungsschritt es wann vollzogen hat, ist so variabel, dass es keine vorgegebene Messlatte geben kann, die der Wirklichkeit standhält. Wenn, dann können die Durchschnittsangaben nur eine Orientierung sein, um Andeutungen für sogenannte „Entwicklungsverzögerungen" zu finden, die dann der weiteren individuellen Untersuchung und Begleitung bedürfen.

Für eine leiborientierte Entwicklungspsychologie ist entscheidend, dass wir die Entwicklung von Kindern bzw. Jugendlichen als individuelle Prozesse verstehen, die von Beziehungserfahrungen mitbeeinflusst werden. In diesen Prozessen existieren keine starren aufeinanderfolgenden Phasen, sondern sie sind flüssig. Es gilt, ein Kind in seiner jeweils individuellen fluiden Entwicklung zu erfassen, wozu ich in den Ausführungen über die leiborientierte Diagnostik viele Hinweise gegeben und Möglichkeiten aufgezeigt habe.

Wir haben es als Therapeut*innen oft mit Eltern oder Erzieher*innen bzw. Pädagog*innen zu tun, die sich Sorgen machen, dass bestimmte Kinder „zurückgeblieben" sind. Wenn ein Kind zum Beispiel mit sieben Jahren noch nicht malen kann, nicht in der Lage ist, einen Stift in der Hand zu halten und damit etwas auf ein Papier zu bringen, dann kann dies an extrem mangelhafter Anregung durch seine Umwelt liegen oder es bestehen neurobiologische Funktionsstörungen wie z. B. in der Motorik der Hände. Letzteres muss medizinisch abgeklärt werden, ersteres ist in kürzester Zeit zu beheben, wenn das Kind entsprechende Förderung erhält.

Bei den meisten Kindern und Jugendlichen, die meine Kolleg*innen und ich therapeutisch begleitet haben und begleiten, sind allerdings scheinbar

„verzögerte“ Entwicklungsschritte relativ belanglos. Manche Kinder werden schneller „stubenrein“ als andere. Manche können früher laufen als andere Kinder. Wie gesagt, wir haben es mit Individuen zu tun und nicht mit Durchschnittswerten und können fast immer solchen scheinbaren Problemen gelassen entgegensehen und diese Gelassenheit an andere Erziehende weitergeben.

Aus der Perspektive der therapeutischen Unterstützung, die für viele Kinder und Jugendliche notwendig ist, stehen die Herausforderungen im Vordergrund, die ein Kind im Kinder- und Jugendalter bewältigen muss. Dabei handelt es sich nicht um Entwicklungsschritte, von denen der eine abgeschlossen werden muss, damit der nächste beginnen kann. Sie beginnen oft in bestimmten Altersphasen, aber auch da gibt es große Unterschiede, und sie stellen sich den Heranwachsenden parallel über mehrere Jahre. Können Kinder bzw. Jugendliche die jeweilige Herausforderung, die im Vordergrund steht, bewältigen? Entwickeln sie dazu Strategien oder nicht? Das ist meistens die entwicklungspsychologische Problematik, der wir uns in der Therapie mit Kindern und Jugendlichen stellen müssen. Sie ist oft eng verbunden mit der Entwicklung der Bindungsfähigkeit (siehe Kap. C 9).

Die großen Fragen sind dann, wenn ein Kind eine Herausforderung nicht bewältigen kann:

- Was hindert das Kind daran?
- Was braucht es, um diese Herausforderung anzugehen?
- Was kann ich als Therapeut*in tun, um das Kind zu unterstützen?

Die sieben größten Herausforderungen, die ich im nächsten Kapitel genauer beschreiben werde, sind:

1. Bindungstanz (Schwerpunkt 1. Lebensjahr)
2. Aufstehen und in die Welt hinausgreifen (Schwerpunkt ab 18. Lebensmonat)
3. Konturen entwickeln (Schwerpunkt ab 3. Lebensjahr)
4. Spielen und spielend lernen (Schwerpunkt ab 3. Lebensjahr)
5. Zugehörigkeiten und Positionierungen entwickeln (Schwerpunkt ab 6. Lebensjahr)

6. Sich Widersprüchlichkeiten stellen (Schwerpunkt ab Pubertät)
7. Verantwortung für das Leben übernehmen (Schwerpunkt ab 16. Lebensjahr)

E 2 Entwicklungsherausforderungen

Ich werde im Folgenden die sieben Entwicklungsherausforderungen kurz vorstellen und dabei jeweils darauf eingehen, worunter Kinder leiden können, wenn sie zu wenig Unterstützung erhalten oder zu hohen Belastungen ausgesetzt sind. Und ich werde Hinweise geben, was das jeweilige Kind oder die jugendliche Person von der Umgebung, also von anderen Menschen benötigt, um sich der Herausforderung zu stellen und die eigenen Entwicklungskräfte zu entfalten. Diese Hinweise beruhen auf therapeutischen Erfahrungen und sind weder Durchschnittswerte noch allgemeingültige Aussagen, die für alle Kinder gelten. Es ist notwendig, für jedes einzelne Kind herauszufinden, wie es sich jeweils mit den Entwicklungsherausforderungen auseinandersetzt, was fehlt, was zu viel ist, was es braucht.

Bei jeder Entwicklungsherausforderung gebe ich ein Lebensjahr an, das als „Schwerpunkt" bezeichnet wird. Damit ist gemeint, dass diese Herausforderung das Kind ab diesem Alter in besonderer Weise umtreibt. Das schließt ein, dass sie die Kinder und Jugendlichen auch schon vorher und vor allem danach begleitet.

Besondere therapeutische Hinweise für die jeweilige Herausforderung habe ich nicht aufgeführt. Sie ergeben sich in der Arbeit mit dem individuellen Kind und seinen Besonderheiten vor allem aus der Frage, was das Kind braucht, um diese Herausforderung zu bewältigen. Methodische und weitere Hinweise finden sich in den anderen Kapiteln dieses Buches.

1. Bindungstanz
(Schwerpunkt ab erstem Lebensjahr)

Die Beziehung zwischen dem Säugling im ersten Lebensjahr und primären Bezugspersonen lässt sich am ehesten als Tanz bezeichnen. In diesem Alter befindet sich das Kind nicht in einer „symbiotischen Beziehung zur Mutter“[125], wie früher oft behauptet wurde, noch muss es bestimmte Entwicklungs-„Leistungen“ erbringen. Es ist ein Tanz, in dem der Säugling häufig den Bezugspersonen sehr nahe ist und dann wieder etwas eigenständiger und distanzierter, in dem sich Eltern (und andere) und Säugling gegenseitig beeinflussen, in dem es wie beim Standardtanz Regeln gibt, zum Beispiel über Mahlzeiten und Begegnungsmuster zwischen Eltern und Kind, aber auch sehr viel Improvisation, je nach dem Empfinden des Moments und dem gegenseitigen Erleben. Die Primären Leibbewegungen sind Inhalt dieses Tanzes, die Spürenden Begegnungen, wie wir sie auch nennen. Säuglinge und Erwachsene schauen sich an und werden angeschaut, ohne dass oft zu erkennen ist, von wem der Anfangs- oder Leitimpuls ausgeht. Sie hören und machen sich hörbar, sie lehnen sich an, manchmal greifen sie und drücken sich in ihren Berührungen in vielen Varianten aus. Es existiert eine emotionale Verbindung, auch die Gefühle tanzen miteinander und etwas schwingt gleich, manches unterschiedlich, und ständig ist es im Fluss. Die ersten Muster bilden sich heraus, insbesondere über Erregungsverläufe, wie die Säuglingsforschung nachgewiesen hat, auch hier ein Tanz der wechselseitigen Beeinflussungen und Verbindungen. Die Tanzenden schwingen auch synchron, die Ruhe der Mutter oder des Vaters beruhigt den Säugling, die Aufregung und das Unbehagen des Kindes rufen auch Unbehagen bei den Erwachsenen hervor. Die Herausforderung für die Säuglinge und ihre Umgebung besteht darin, diesen Tanz zu tanzen – in den unterschiedlichsten Variationen.

Dazu brauchen die Säuglinge viel annehmende Aufmerksamkeit, sie brauchen die Fähigkeit ihrer Umgebung, sich auf sie einzustimmen und mit ihnen wahrhaftig zu kommunizieren. Sie brauchen Zuverlässigkeit und Geborgenheit, Trost und Gehalten-Werden, aber auch die Möglichkeit, dass sie einmal losgelassen werden und eigene Erfahrungen machen können. Fehlt dies,

125 Säuglingsforscher wie Dornes, Stern und andere haben herausgearbeitet, wie deutlich schon bei Säuglingen der eigene Wille, die individuellen Impulse und Kompetenzen und die Ansätze der eigenen Persönlichkeit erkennbar sind und die frühe Mutter-Kind-Beziehung beeinflussen.

können Kinder hocherregt werden. Wenn mit den Säuglingen niemand tanzt, können sie sich unerwünscht fühlen. Die Leere im nicht gelingenden Tanz kann zu besonderer Distanzlosigkeit oder zu krampfhaftem, verzweifeltem Bemühen um Nähe führen.

Dieser Tanz setzt sich, in anderer Weise, in den späteren Lebensjahren fort, begleitet von anderen Herausforderungen, manchmal auch von diesen überlagert, später auch mit anderen Partner*innen oder Geschwistern. Doch bei den meisten Kindern wird die Fähigkeit, miteinander zu tanzen, im ersten Lebensjahr und den Monaten danach entwickelt, wenn nicht, begleitet sie Resignation oder die Aggressivität der Verzweiflung.

2. Aufstehen und in die Welt hinaus greifen

(Schwerpunkt ab 18. Lebensmonat)

Wenn Säuglinge beziehungsweise Kleinkinder sich aufrichten, imitieren sie manchmal Erwachsene oder ältere Geschwister, doch meist entsteht der Impuls zum Aufrichten daraus, dass sie nach etwas greifen wollen. Um es zu erreichen, robben sie los, krabbeln, ziehen sich an einem Tisch hoch, beginnen zu laufen, zumindest erst einmal zu stehen. Das Aufstehen ist kein isolierter Akt, sondern Teil ihrer Bemühungen, in die Welt hinauszugreifen, sie zu be-greifen. Dabei lernen und üben sie, wirksam zu sein. Sie lernen die Welt kennen oder Teile davon, lassen auch immer etwas zurück, lösen sich von etwas, um zu etwas anderem hinzukommen. Sie erfahren Richtungs- und Perspektivwechsel, nutzen ihre Spielräume der Eigenständigkeit und der Wirksamkeit und entwickeln ihre Fähigkeit, selbst immer mehr zu bestimmen – beziehungsweise selbstbestimmt zu handeln.

Dabei brauchen die Kinder Zuspruch, Anteilnahme und Trost und sie müssen das Recht haben zu scheitern. Wer nicht hinfallen kann, kann nicht lernen aufzustehen. Erziehende sollten ihnen Grenzen setzen, vor allem sie anregen und ihnen Zuspruch geben. Mit einer wohlwollenden Gelassenheit sollte das Wollen der Kinder, bei allen Grenzziehungen, respektiert werden.

Wenn Kinder nicht in die Welt hinausgreifen können, kann Lethargie entstehen und die Kinder können resignieren und ängstlich werden. Manche „verdummen," weil sie keine neuen Erfahrungen machen, weil sie nicht schöpfen können. Andere folgen ihren Impulsen, können aber ohne die Unterstützung ihrer Umgebung nicht durchhalten, weiterführen oder zu Ende führen, was aus dem Impuls hervorgeht. Durch die mangelnde Beweglichkeit und Körpererfahrung können sie sich ihres Körpers entfremden, manche werden sogar antriebslos, andere werden in ihren Impulsen gebrochen, spüren sie nicht mehr, können ihnen nicht mehr folgen und wieder andere werden aggressiv.

In der Therapie ist die Haltung Therapeut*innen die entscheidende Hilfe, damit Kinder aufstehen und in die Welt hinausgreifen können: Wir vertrauen den Kindern und Jugendlichen UND wir geben Anregungen und Unterstützung. Der Schwerpunkt dieser Entwicklungsherausforderung liegt hier oft ab etwas dem 18. Lebensmonat, kann und wird die Kinder aber bis über das Jugendalter hinaus begleiten.

3. *Konturen entwickeln*

(Schwerpunkt ab drittem Lebensjahr)

Was früher als Trotzphase bezeichnet wurde und oft immer noch als solche benannt wird, beinhaltet letzten Endes, dass Kinder üben, „Ja" und vor allem „Nein" zu sagen. Sie unterscheiden, was sie möchten und was sie nicht mögen, sind achtsamer als vorher für eigene Gefühle und Bedürfnisse und können sie besser differenzieren. Die Bewertungsstärke und Bewertungssicherheit werden zur Ich-Sicherheit, auch in der Sprache entstehen Differenzierungen, Ich-Sätze tauchen auf, zum Beispiel „Ich will" oder „Ich will nicht". Die Kinder lernen auch zu unterscheiden, wen sie mögen und wen sie nicht oder nicht so sehr mögen, und sie sind darin oft sehr konsequent. All dies beschreibt, dass sie Konturen entwickeln. Es bleibt die Liebe, es bleibt das Bedürfnis nach Trost, Anlehnen, Geborgenheit und allem, was zu Nähe und Sicherheit gehört. Doch die Konturen gegenüber anderen und damit auch ihr Selbstgefühl entwickeln sich in dieser Herausforderung und werden stärker.

Das Kind braucht in diesem Prozess wertschätzende Begleitung. Dazu gehört auch, dass die Erziehenden ein Gegenüber sind, die mit Klarheit „Ja" sagen und mit Klarheit „Nein" sagen, die Grenzen setzen, aber auch Spielräume lassen. Kinder brauchen Erwachsene, die Kinder dafür wertschätzen, dass diese ihren eigenen Willen entwickeln. Die Erziehenden wirken so als Vorbild, an denen sich die Kinder, während sie ihre Konturen entwickeln, orientieren können. Parteilichkeit beginnt für die Kinder wichtig zu werden, die Erfahrung, dass andere Menschen an ihrer Seite sind und auch gegen abwertendes oder verletzendes Verhalten Partei ergreifen. Die Sprachentwicklung differenziert sich in diesem Prozess. Um Konturen zu entwickeln, ist es wichtig für die Kinder, Worte zu finden für Begegnungen und Beziehungen, auch für ihre eigenen Gefühle und die Gefühle anderer. Dieser Prozess setzt sich im späteren Lebensalter intensiver fort, aber die Anfänge werden hier, bei der Bewältigung dieser Herausforderung, gelegt.

Wenn Kinder keine Konturen entwickeln dürfen, werden sie gefügig, manche werden grenzenlos, andere haltlos und gleichgültig, indem sie aufgeben und diese Herausforderung nicht meistern wollen oder dürfen. Sie passen sich an, denn wenn das eigene Wünschen keine Erfolgsaussichten hat, dann ersterben die Wünsche.

4. Spielen und spielend lernen
(Schwerpunkt ab drittem Lebensjahr)

Kinder spielen immer, vor dem dritten Lebensjahr und auch später. Auch Erwachsene spielen, selbst wenn sie dies nicht immer so nennen. Ab dem dritten Lebensjahr wird das Spielen eine Herausforderung, um sich der Welt zu stellen, sie zu entdecken, sich mit der Welt zu verbinden und in ihr zu positionieren. Spielen ist ein Ausprobieren. Gleichzeitig spüren sich Kinder dabei selbst, sie machen Erfahrungen mit Erfolg und Niederlagen, sie spielen nach Regeln und ohne Regeln, sie gehen in Rollen und identifizieren sich, haben Fantasien, hören gern Geschichten, entwickeln sie und erproben spielerisch, Konflikte auszutragen, mit anderen Kindern wie mit Erwachsenen.

Das Spielen darf durchaus Mühe machen, aber nicht anstrengend sein (in dem Wort Anstrengung ist Strenge enthalten, gegen sich und andere). Wer nicht spielen kann, kann auch nicht oder nur sehr eingeschränkt die Welt entdecken und sich entwickeln. Das kann die Intelligenzentwicklung bremsen. Manche Kinder werden freudlos und antriebslos oder verstummen, andere werden unruhig. Nicht spielen zu können oder zu dürfen, wird zu einer Zwangsjacke. Manchmal verringern sich auch die Kontaktmöglichkeiten der Kinder zu anderen Kindern, sie werden zu Einzelgängern, weil sich Begegnung und

Beziehung im Spielen konstituieren. Wenn die Umgebung nicht spielerisch entdeckt und erschlossen werden kann, kann das Kind ihr nur misstrauisch und mit Verachtung begegnen. In späteren Lebensaltern kann dies zu Lügen und Zynismus führen.

5. Zugehörigkeiten und Positionierungen entwickeln
(Schwerpunkt ab sechstem Lebensjahr)

Diese Herausforderung ist nicht völlig neu, denn Kinder haben sich auch in früheren Lebensjahren schon als den Eltern, der Familie, engen Geschwisterbeziehungen und manchmal auch Freund*innen zugehörig empfunden und in der Konturierung bereits den Boden geschaffen, eigene Positionierungen zu entwickeln. Doch ab dem sechsten Lebensjahr, auch im Übergang zur Schule, tritt diese Herausforderung als ein Schwerpunkt hervor. Gruppen werden für die Kinder wichtig, auch wenn sie sie vorher schon lange in der Kita kennengelernt haben. Nun geht es darum, einen Platz in der Gruppe zu finden, es gibt Hierarchien und Positionierungen, manchmal auch Mobbing. Die Kinder beginnen, in verstärktem Maße zu vergleichen und zu differenzieren, wer gute Freund*in und wer Gegner*in ist, wer nett und wer „doof" ist. Es wird viel ausprobiert.

Das Kind braucht von anderen Menschen in dieser Zeit einen guten Boden in der Familie oder zumindest in einer Teilfamilie. Kinder brauchen Erfahrungen in sozialen Gruppen und sie brauchen insbesondere Parteilichkeit und Verständnis bei ihren Konflikten. Sie müssen von anderen hören, was gut ist und was schlecht, und ihre eigenen Bewertungen sollten unterstützt werden. Dabei ist Widerspruch durchaus möglich („Ich sehe das anders!"). Doch in keinem Fall dürfen Kinder mit ihren Bemühungen und Positionierungen ins Leere gehen und alleingelassen oder belächelt werden. In späteren Lebensjahren helfen auch virtuelle Zugehörigkeiten, nicht nur zu einer Clique in der Schule, sondern über das Internet zu einer Gruppe der Anime-Fans oder der Anhänger von Arminia Bielefeld.

In dieser Phase, in der Auseinandersetzung mit dieser Herausforderung erfahren viele Kinder Beschämungen. Sie werden ausgelacht, ihnen wird signalisiert, dass sie nicht richtig, „zu viel“ oder „zu wenig“ sind. Das kann nachhaltige Folgen haben und da brauchen Kinder Unterstützung und

Vorbilder, um diesen Beschämungen entgegenzutreten. Und sie benötigen den Spielraum, in ihrem Ringen um Zugehörigkeit, Positionierungen und Heimat Fehler zu machen. Sonst können Kinder zu Außenseiter*innen werden, sich verloren fühlen oder in hilfloser Aggressivität ihre Verzweiflung austoben.

Das Bemühen um Zugehörigkeiten und die Entwicklung von Positionen und Positionierungen begleitet die Kinder und Jugendlichen während ihrer ganzen Kindheit und Jugendzeit, oft auch ins frühe und manchmal auch ins späte Erwachsenenalter. Die Schwerpunktbenennung ab dem sechsten Lebensjahr meint nur, dass hier bei vielen Kinder diese Herausforderung in den Vordergrund treten kann (nicht bei allen).

6. Sich Widersprüchlichkeiten stellen
(Schwerpunkt ab Pubertät)

Die Pubertät hat zwei wesentliche Merkmale des Erlebens: Das erste besteht darin, dass sich die Kinder in Widersprüchlichkeiten befinden. Sie sind kein Kind mehr, aber auch noch nicht erwachsen (was immer das bedeuten mag), sie wollen kein Junge mehr sein, sind aber auch noch kein Mann, sind kein Mädchen und noch keine Frau und sind oft herausgefordert, sich in ihrer geschlechtlichen Orientierung zurechtzufinden. Sie versuchen, sich Mut zu machen und selbstbewusst aufzutreten, sind aber voller Unsicherheiten und Ängste. Sie schwanken zwischen Großartigkeit und dem Gefühl, ein armes, elendes Würstchen zu sein. Das zweite besondere Merkmal ist, dass die Kinder in dieser Zeit sehr oft überfordert sind. Auch die sie begleitenden Erwachsenen, die Eltern oder anderen Erziehenden fühlen sich mit dem Austragen der Widersprüchlichkeiten oft überfordert („Ich kann nichts richtig machen, alles, was ich mache, ist falsch oder blöd oder ätzend.“)

Kinder und Jugendliche in dieser Zeit brauchen Toleranz und Reibung Toleranz für ihre Widersprüchlichkeiten, für ihre Unsicherheiten, für ihr manchmal „schräges“ Benehmen und Reibung, indem wir Erwachsene als Gegenüber auch andere Positionen vertreten und auch Grenzen setzen, Ja und Nein sagen. Sie brauchen Erwachsene, die stehenbleiben und stabil sind. Wohlwollende Väter, die sich aktiv in die Beziehungen einbringen, spielen in dieser Entwicklungsphase eine besondere Rolle für die Bewältigung dieser Herausforderung, der sie sich bewusst sein sollten. Denn Jugendliche brauchen sie oft als Orientierung beim Umgang mit ihren Widersprüchlichkeiten. Wichtig ist auch, dass die Kinder beziehungsweise Jugendlichen gerade in dieser Zeit für Idole „schwärmen" dürfen. Sie brauchen sie als Halt und als Orientierungspunkt. Die Eltern reichen nicht mehr, sie wollen sich von den Eltern abnabeln, finden sich aber noch nicht selbst genug, sondern wenden sich Idolen zu als Übergang zur eigenen Orientierung.

Gelingt diese Herausforderung nicht, wird aus der Widersprüchlichkeit Orientierungslosigkeit Manche halten das nicht aus und tendieren später zu Alkohol oder Drogen, manche verstummen oder verrohen. Wenn Jugendliche von ihrer Umgebung immer wieder das Signal bekommen, du machst viel oder „alles" falsch, entsteht das Selbstwertgefühl bzw. das Selbstunwertgefühl: „Ich bin falsch."

Die Widersprüchlichkeiten finden in der Pubertät einen ersten Höhepunkt, doch sie bleiben bestehen. Gerade an der Schwelle zum Erwachsenwerden kommen neue Widersprüchlichkeiten auf oder die alten werden wieder lebendig. Sich Widersprüchlichkeiten zu stellen, ist eine wichtige Kompetenz für das ganze Leben. Um sie zu erwerben, brauchen Kinder Erlaubnis und Unterstützung.

7. Verantwortung für das Leben übernehmen
(Schwerpunkt ab 16. Lebensjahr)

In dieser Herausforderung findet die Auseinandersetzung mit der Frage „Wo will ich hin, wie will ich leben?" einen Höhepunkt. Dabei geht es nicht nur darum, welchen Berufsweg jemand einschlagen möchte (das auch, aber nicht nur!), sondern viel um Sinnfragen, um Werte und Perspektiven. Verantwortung für das eigene Leben zu übernehmen, beinhaltet auch, die Konsequenzen für ihre Entscheidungen auszuhalten.

In dieser Phase brauchen Jugendliche Unterstützung und Wohlwollen, sie brauchen Gespräche, in denen ihre eigene Meinung und ihre Haltung unterstützt, aber auch andere Haltungen und Meinungen angeboten werden. Jugendliche und damit auch später junge Erwachsene brauchen die Erfahrung, dass ihre Eltern stolz auf sie sind. Und sie müssen wissen und spüren, dass die Erwachsenen sie auch loslassen können, dass ihnen zugetraut wird, eigene

Erfahrungen zu machen, ohne dass sich die Erwachsenen in Sorge krümmen und den Kindern aus Ängstlichkeit alles abnehmen oder vorschreiben wollen.

Wenn junge Menschen keine Verantwortung für ihr Leben übernehmen können, dann unterwerfen sie sich entweder der Fremdbestimmung oder sie bleiben stecken und verwahrlosen. Das meint im Extremfall auch soziale Verwahrlosung, wenn sie sich in Drogen flüchten oder keinen Beruf ergreifen können, meint aber auch emotionale Verwahrlosung, Diffusität ersetzt dann die Werte, Gleichgültigkeit ersetzt die Perspektiven. Beziehungserfahrungen können helfen, aber auch zunächst sehr schwierig oder unmöglich werden. Wenn das Ich gefährdet ist, kann es manchmal schwierig sein, dass ein Wir daraus entsteht. Die Erfahrung mit dem Wir wiederum kann das Ich stärken.

Auch diese Herausforderung bleibt lebenslänglich.

Therapeut*innen, die mit Kindern und Jugendlichen arbeiten, sollten um diese Herausforderungen und ihre Bedeutung wissen. Wenn Kinder und Jugendliche einzelne diese Herausforderungen nicht oder nur teilweise bewältigen konnten, kann das Fehlende nicht einfach in der Therapie „nachgeholt" werden, wie manchmal behauptet wird. Das wäre zu einfach gedacht. Doch wir Therapeut*innen sollten und können uns darum bemühen, dass das, was nicht gelungen ist, nun unter den aktuellen Bedingungen gelingen kann. Und wir sollten sie darin unterstützen, mit allem, was wir an Beziehungen anbieten, mit allen methodischen Möglichkeiten, über die wir verfügen.

E 3 Besonderheiten: Jugendliche zwischen Drama und Glück

Es gibt zahlreiche Studien zu den soziologischen und psychologischen Besonderheiten von Jugendlichen. Doch es gibt kaum Veröffentlichungen, was in besonderer Weise in der therapeutischen Begleitung von Jugendlichen beachtet werden sollte. Meist werden Kinder und Jugendliche unter einer Überschrift subsumiert. Deswegen hier einige Hinweise.

Bei den Entwicklungsherausforderungen habe ich schon betont, dass das Jugendalter unter anderem dadurch gekennzeichnet ist, dass die jungen Menschen Widersprüchlichkeiten aushalten müssen. Für viele ist es ein Drama, jugendlich zu werden, weil sie überfordert sind mit dem, was sie leisten müssen, und was von ihnen erwartet wird. UND es ist gleichzeitig ein Glück, weil sie einen großen Schritt in Richtung Unabhängigkeit und Selbständigkeit gehen. Diese und viele andere Widersprüche müssen wir Therapeut*innen sehen und wir müssen sie würdigen. Jugendliche brauchen es, dass wir ihnen diese Widersprüchlichkeiten spiegeln und ihnen bestätigen, dass sie darin leben und dass sie damit klarkommen müssen und wir zuversichtlich sind, dass ihnen das gelingt. Oft werden Jugendliche im Jugendalter nicht ernst genommen, die Pubertät wird oft abgetan als „ach, der/die ist ja in der Pubertät", so dass Probleme und Schwierigkeiten lange Zeit ignoriert werden. Erst wenn dramatischere Folgen sichtbar werden, wie Schulschwänzen, Drogenkonsum oder anderes, spüren sie eine Reaktion. In der Vorlaufzeit geschieht dies oft nicht, was dann die Folge hat, dass die Jugendlichen „unterspiegelt" sind, also zu wenig Spiegelungen erhalten haben. Da können und müssen Therapeut*innen einiges nachholen oder ergänzen.

Auch für die Therapeut*innen selbst ist es wichtig, nicht auf einzelne Aspekte der Widersprüchlichkeiten des Erlebens und Verhaltens von Jugendlichen „hereinzufallen". Manche Jugendliche tun in der Therapie so, als wären sie „nur groß" und versuchen, sich wie Erwachsene zu geben. Selbstverständlich müssen wir in der Therapie darauf eingehen. Aber wir sollten immer auch im Blick behalten, dass es zumindest auch kindliche Aspekte gibt, die gelebt werden wollen.

Auch in der Abgrenzung zu Eltern und anderen Erwachsenen spiegelt sich die Widersprüchlichkeit. Jugendliche haben etwas von Eltern übernommen und sind ihnen in mancher Hinsicht ähnlich UND sie sind anders, sie ringen darum, anders zu sein und ihre eigenständige Identität herauszuarbeiten. Manche schämen sich und fühlen sich schuldig, wenn sie den Eltern in manchen Aspekten ähneln, andere haben Angst oder halten sich depressiv zurück beim Abgrenzen und Anderswerden. Auch hier brauchen die Jugendlichen eine Haltung, die ihnen diese Widersprüchlichkeiten spiegelt und damit die Erlaubnis gibt, keinen geraden Weg der Entwicklung einzuschlagen, sondern einen Weg des „Sowohl-als-Auch", des Schlingerns, Ausprobierens und Experimentierens. Nur über Erfahrungen auch von Maßlosigkeit können Jugendliche allmählich ihr eigenes Maß entwickeln, wenn sie auch Grenzen spüren, die ein wohlwollendes Gegenüber setzt.

Im Jugendalter steht oft auch die Entwicklungsherausforderung im Vordergrund, Verantwortung zu übernehmen und sich der eigenen Verantwortlichkeit zu stellen. Manchmal gibt es dabei von Schule und Elternhaus Druck, dass diese gleich eine „fürs Leben" werden soll: Beruf, Beziehung, Hobbys und Ähnliches mehr. Doch Jugendliche brauchen beides, sie brauchen Experimentierfelder, um auszuprobieren, und sie brauchen Werte und Orientierungen, einen Kompass, um Verantwortung zu übernehmen. Die Suche nach den Werten ist häufig verbunden mit Sinnfragen: „Wohin geht mein Leben, welchen Sinn hat mein Leben?" Diese Fragen sind ernst zu nehmen, auch in der Therapie. Hier brauchen Jugendliche nährende Unterstützung ebenso wie Reibungsflächen mit wohlwollender und respektierender Auseinandersetzung.

Methodisch sind alle Arbeitsweisen anwendbar, die in diesem Buch aufgeführt werden. Für Jugendliche gilt wie für andere Altersgruppen, dass wir Therapeut*innen unsere Klient*innen in ihrem Milieu, ihren Lebenserfahrungen, ihren vertrauten Denk- und Spielweisen abholen müssen. Wir werden zum Beispiel einer 16-Jährigen nicht anbieten, sich mit einer Barbiepuppe oder Märchenfigur zu identifizieren, sondern eher mit einer Sängerin oder Influencerin. Das ist selbstverständlich und gilt für alle Altersgruppen. Da viele, wahrscheinlich die meisten Jugendlichen, sehr gern Musik hören, sich über Musik, Filme oder Serien für Idole begeistern und von diesen dann Coping-Strategien zur Bewältigung von Herausforderungen abschauen oder durch sie zumindest anregen lassen, ist es oft sehr erfolgversprechend, nach Vorlieben bei Musik, Comics, Romanen, Filmen, Serien und anderem zu fragen. Hier ist es wichtig, neugierig zu sein und konkret nachzufragen, was er oder sie an den jeweiligen Menschen oder Settings so interessant oder anziehend findet.

F

Wege der Veränderung

Ergänzend zu den vorherigen Kapiteln werden hier praktische Methoden vorgestellt, die sich besonders bewährt haben.

F 1 Wer bin ich – mit dem Selbstbild arbeiten

Die Fähigkeit von Kindern, sich zum Beispiel im Spiegel selbst zu erkennen, ist nicht von Geburt an vorhanden, sondern entwickelt sich bei den meisten ungefähr im Alter von zwei Jahren. Sie begeistert Kinder und führt auch im späteren Alter zu lustvollem Spielen. Sie verkleiden sich, sie posieren, nehmen verschiedene Rollen an, zeigen sich im Spiegel und dann auch anderen Menschen.

Zum Selbstbild eines Kinders gehört aber mehr als die Fähigkeit, sich wiederzuerkennen: Das Selbstbild umfasst das leibliche Bild von sich selbst. Zur Frage „Wer bin ich?" gehört auch: „Wie spüre ich mich? Wie erlebe ich mich?" Viele Kinder können ihr leibliches Selbst gut spüren und im Verlauf ihrer weiteren Entwicklung immer mehr in Worte fassen. Andere Kinder haben dabei Schwierigkeiten. Das kann die Entwicklung des Selbstwertgefühls und der Selbstsicherheit sowie den Umgang mit anderen Menschen einschränken.

Es ist deshalb alles gut, was das Selbstbild fördert. Eine Möglichkeit ist das Namensbild:

> *Ein Kind nimmt sich ein großes Blatt Papier und Farben, möglichst farbige Stifte, und ich fordere es auf, seinen Namen auf das Bild zu schreiben. Es kann der Vor- oder Nachname sein, ein Wunschname, ein Spitzname, ein Kosename. Das Kind kann und soll selbst entscheiden. Wenn das Kind dies getan hat, bitte ich darum, das Blatt mit den Namen von verschiedenen Seiten anzuschauen und es auch einmal auf den Kopf zu stellen. Ganz wie das Kind es möchte. Dann sage ich: „Überleg mal, was du aus diesem Namensbild weiter gestalten kannst, wie du weitermalen kannst. Das muss nachher mit deinem Namen gar nichts mehr zu tun haben. Mal das einfach weiter und nimm deinen Namen als Ausgangspunkt." Hier entstehen Landschaften, Tierbilder, ganz abstrakte Fantasiewelten, alles Mögliche, was dem Kind in den Sinn kommt.*

*Dann bitte ich das Kind zu erzählen, was es sieht. Dabei ergeben sich mit Sicherheit an irgendeiner Stelle Bezüge zu dem Kind selbst, wenn wir Therapeut*innen gut zuhören und nachfragen. Aus dem einfachen Namensbild wird ein erweitertes Namensbild, es entstehen Zugänge zum Selbstbild.*

Auch andere Formen des Namens- und Selbstbildes können wir anbieten und einsetzen: Collagen oder Kleckerbilder im Kindergartenalter. Wir können auf dem Xylophon eine eigene Erkennungsmelodie – wie wir Erwachsene von der Tagesschau kennen – erklingen lassen, eine Tonfolge, welche die Erkennungsmelodie für das Kind ist. Oder wir schlagen vor, den eigenen Namen zu vertonen oder zu tanzen. Viele Möglichkeiten sind denkbar.

Das Selbstbild, welches gemalt oder vertont oder über das gesprochen wird, ist immer eine Momentaufnahme, nur ein Auszug. Das erlebte Selbstbild ist eigentlich, um bei der Metapher zu bleiben, kein Foto, sondern ein Film, also ein Prozess, in dem sich das Kind wie auch die Vorstellung des Kindes von sich selbst im Dialog mit uns entwickeln.

Die sechsjährige Ina malte sich selbst immer wieder als Hasen. Sie sagte dazu: „Der Hase ist so süß, so kuschelig." Irgendwann tauchte zusätzlich zu dem Hasen ein anderes Tier auf, das ich erst als Hund ansah. Ina sagte aber: „Das ist der Wolf, der böse Wolf. Der will den Hasen fressen ... Der Hase hat Angst." Wir sprachen dann darüber, was dem Hasen Angst machte und wie er sich schützen könnte. „Der Hase kann nicht weglaufen. Der Wolf ist viel schneller. Aber der Hase kann sich verstecken."

Irgendwann war der Hase auf dem Bild verschwunden und nur noch der Wolf sichtbar. Ina sagte: „Der Hase hat sich versteckt. Der ist jetzt weg, aber der Wolf ist da. Der ist stark und mutig." Ich fragte sie: „Wie wäre es für dich, wenn du ein Wolf wärst?" Sie lächelte und reckte sich nach oben und sagte: „Oh, dann bin ich stark. Und die anderen haben Angst vor mir. Ich will denen gar nichts tun. Aber ich bin stark!" Das Selbstbild hatte sich verändert. Ina entdeckte auch ihre kraftvollen und starken Seiten und nicht nur die zarten, kuscheligen und ängstlichen.

Das Selbstbild als sich entwickelnden Prozess zu verstehen, ist wichtig, um Veränderungen der Kinder nicht nur wahrzunehmen, sondern sie auch darin zu unterstützen, in dem Prozess immer neue Aspekte und Seiten an sich zu entdecken und zu leben.

Ein weiterer wichtiger Aspekt des Selbstbildes besteht darin, dass es nie ausschließlich aus einem Kind selbst heraus entstehen und sich weiterentwickeln kann. Kinder leben immer in Beziehungen zu anderen Menschen und sie brauchen diese Beziehungen auch für ihr Selbstbild. Diese sind nicht nur Ich-Bilder, sondern auch eine Spiegel-Erfahrung. Selbstbilder sind immer auch Beziehungsbilder. Wie das Kind von anderen gesehen und behandelt wird, beeinflusst es entscheidend. Schwächungen, Verzerrungen und andere Störungen des Selbstbildes haben deshalb auch immer Folgen für die Beziehungen eines Kindes zu anderen. Wenn ein Kind immerfort nur gezerrspiegelt wird, indem z. B. nur auf schlechte Noten in der Schule eingegangen wird und nicht auf seine sonstigen Fähigkeiten und Kompetenzen, dann kann das sein Selbstbild einseitig beeinflussen („Ich kann nichts.") und dies wiederum seine Haltung in Beziehungen zu anderen Menschen prägen („Ich bin es nicht wert, mich anderen zuzumuten.").

In der Therapie ist es oft wichtig, dass das Kind darin gestärkt wird, selbst eine eigene Vorstellung von sich zu entwickeln und nicht nur oder einseitig von den Rückmeldungen anderer abhängig zu sein. Doch diese Rückmeldungen und damit die Auswirkungen der Beziehungserfahrungen auf das Selbstbild existieren und kein Mensch kann vollständig unabhängig davon sein. Kinder brauchen also Spiegelungen. Gerade Kinder, die traumatisiert sind oder andere Monster der Entwürdigung erlebt haben, brauchen den Spiegel anderer: „Ich sehe dein Lachen.", „Ich sehe, dass du nicht nur ängstlich bist, sondern auch kraftvoll." Dass du Hase UND Wolf bist – wie oben bei Ina. Diese Spiegelungen müssen wahrhaftig und möglichst konkret sein, damit sie für die Kinder glaubwürdig sind. Und sie brauchen und sollten nicht nur positive Aspekte umfassen, sondern alle, die für das Kind bedeutsam für seine Selbstwahrnehmung und sein Selbstbild haben. Das Tridentitätskonzept in Block C dieses Buches geht ausführlich darauf ein.

Ein dritter Aspekt kommt hinzu: Kinder entwickeln ihre Selbstbilder oft auch dadurch, dass sie sich mit anderen identifizieren. So wie Ina sich mit dem

Hasen und später auch mit dem Wolf identifizierte, so identifizieren sich viele Kinder mit Puppen, mit Superhelden, Sport- oder Musikstars und vielem anderen mehr. Ein Fußballstar wird nicht nur bewundert, sondern in ihm spiegelt sich auch immer ein Stück des Selbstbildes, wie man sich selbst sieht, aber vor allem wie man werden möchte. Jede Bewunderung eines anderen Menschen ist auch ein Ausdruck der Sehnsucht, die im Selbstbild enthalten ist.

F 2 Vom „Ich bin nichts!" zum „Ich bin Ich" – mit Kinderbüchern und anderen Erlebniswelten arbeiten

Kinderbücher sind ein wirksames Mittel in der therapeutischen Arbeit mit Kindern. Sie bieten vielfältige Möglichkeiten des Zugangs und der Verbindung mit den Kindern – ich nenne sie „Schlüssel" – welche ich im Folgenden näher darstellen werden.

Identifikation

Der erste Schlüssel besteht in der Identifikation. Die Identität von Kindern oder Jugendlichen ist vielschichtig, sie wächst und entwickelt sich. Sie fußt auf dem, was Menschen bei ihrer Geburt mitbringen, aber entwickelt sich vor allem durch die Erfahrungen in den sozialen Begegnungen mit ihrer Umwelt, vor allem mit anderen Menschen. Identifikation bezeichnet den Akt, in die Identität eines anderen Menschen zu schlüpfen. Dies tun Kinder und Jugendliche immer wieder. Wenn sie einen Film schauen, sind sie auch der Held oder die Heldin des Filmes. Kinder identifizieren sich mit den Figuren eines Kinderbuches, zumeist unbewusst, aber dabei umso gewichtiger. Zu diesem Identifikationsprozess gehören zwei zu unterscheidende Aspekte:

- Der erste Aspekt besteht in der asynchronen Identifikation. Die Kinder identifizieren sich zum Beispiel mit Harry Potter oder Pippi Langstrumpf ganz und vollständig. Sie sind diese Figuren. Sie wählen nicht aus, mit welchem Aspekt davon sie sich identifizieren, die Identifikation ist ganzheitlich. Umgekehrt deckt aber die Identifikationsfigur nur einen Teil der Identität eines Kindes ab. Harry Potter oder Pippi Langtrumpf sind Projektionsfläche für Teilidentitäten des Kindes. Indem es sich mit diesen Figuren und Rollen identifiziert, stellt es bestimmte Aspekte des eigenen Seins in den Vordergrund, erprobt sich in diesen Aspekten, so wie kleine Kinder Räuber und Gendarm spielen und damit die bösen und die guten Seiten des Menschen ausleben.

- Der zweite Aspekt besteht in der Panorama-Identifikation. Ein Kind identifiziert sich zum Beispiel nicht nur mit Pippi Langstrumpf, sondern auch mit deren Freund und Freundin, die schüchterner, gehorsamer, braver sind. Das Kind identifiziert sich vielleicht auch mit dem Pferd oder mit Pippis Vater – die Bandbreite der Identifikationsmöglichkeiten eines Kindes mit Figuren eines Kinderbuches ist nicht eindimensional, sondern weit wie ein Panorama. Sie umfasst alle möglichen Rollen und Identifikationsangebote, die ein gutes Kinderbuch bereitstellen sollte.

Copings

Eine zweite Schlüsselwirkung von Kinderbüchern besteht darin, dass sogenannte Copings bereitgestellt werden. Unter Coping sind Bewältigungsstrategien zu verstehen, mit denen Kinder und Erwachsene auf bestimmte Herausforderungen reagieren. Bei Karl May geraten die Helden – ob Winnetou oder Old Shatterhand – immer wieder in Gefahren und die Romane stellen für die Jugendlichen eine Fülle von Wegen bereit, sich aus diesen Gefahren zu befreien. Pippi Langstrumpf hat, soweit ich mich erinnere, immer wieder Ärger mit einer garstigen Lehrerin und es bieten sich hier den lesenden Kindern Möglichkeiten, zu erfahren, wie mit solchen Konflikten umgegangen werden kann, eben auch anders, als sie es vielleicht gewöhnt sind. Kinder lernen durch Kinderbücher, Kinderfilme, Kindergeschichten Bewältigungswege kennen, die sie vielleicht noch nicht ausprobieren, die sie sich aber spielerisch über die Identifikation als Möglichkeit zu eigen machen können.

Lebensszenen der Not

Die dritte Schlüsselwirkung besteht darin, dass die Bücher Lebensszenen präsentieren, in denen sich die Lesenden wiederfinden. Karl May[126] präsentiert zum Beispiel in fast jedem Roman mindestens einmal eine Szene, in der ein Held verkannt wird. Er ist unerkannt und wird für einen Schwächling, einen Feigling, einen unbedeutenden Menschen gehalten. In Wirklichkeit verbirgt sich aber jemand Großartiges dahinter. Eine solche Szene, dass andere Menschen die eigenen Fähigkeiten und Kostbarkeiten übersehen und nicht wertschätzen, ist ein Teil des Lebens vieler Kinder, so dass sie sich in diesen Lebensszenen wiederfinden können. Ebenfalls sehr häufig treten bei Karl May Szenen auf, in denen Menschen sich unschuldig im Gefängnis befinden und durch Retter befreit werden oder sich selbst befreien und ihre Unschuld beweisen können. Karl May saß selbst im Gefängnis und ihm waren solche Szenen und die damit verbundenen Träume vertraut. Auch Kinder und Jugendliche fühlen sich oft verkannt und fälschlicherweise bestraft und hoffen, dass ihre Unschuld bewiesen wird. Auch sie sind in Not und sehnen sich nach Rettung.

Der Erfolg der Harry Potter-Romane beruht nicht nur auf den schön ausgeschmückten Phantasiewelten, sondern auf der Schlüsselszene des ersten Bandes. Dort lebt Harry Potter bei einer Familie und wird von dieser missachtet, verachtet und schikaniert. Er stellt sich vor, dass diese Familie nicht seine wirklichen Eltern wären und dieser Bruder nicht sein wirklicher Bruder und dass irgendjemand käme, um ihn zu retten. Solche Fantasien kenne ich aus der therapeutischen und pädagogischen Arbeit mit Kindern sehr häufig. Viele Kinder in unerträglichen Lebensverhältnissen stellen sich vor, dass sie in „falschen" Familien leben, weil sie als Kind bei der Geburt vertauscht oder heimlich adoptiert worden sind. Dazu gehört auch sich auszumalen, aus welchen Gründen sie beispielsweise zur Adoption gegeben wurden – nicht aus niederen Beweggründen, etwa weil sie nicht geliebt oder geachtet wurden, sondern weil die Eltern Wichtigeres zu tun hatten, nämlich die Welt zu retten. Genau das ist das Szenario bei Harry Potter. Die Eltern mussten die Welt verteidigen gegen böse Zauberer, Harry wird befreit und

126 Karl May war ab meinem 12. Lebensjahr mein Kinderbuchautor (vorher in der DDR „Die Söhne der großen Bärin"). Ich las alle Bände, die damals in der Stadtbücherei verfügbar waren. Heutige Therapeut*innen werden andere Bücher aus ihrer Kindheit kennen, die Kinder und Jugendlichen, mit denen Sie arbeiten, wieder andere.

in die Zauberwelt begleitet, weil er eigentlich nicht zu der Familie gehört, in der er aufgewachsen ist. Diese Lebensszene mit den damit verbundenen Träumen spiegelt das Erleben vieler Kinder wider. Dadurch, dass sie sich in dieser Geschichte entdecken und der Roman ihnen ein erfolgreiches Coping anbietet, strahlt er große Faszination aus.

Sehnsuchtsflächen

Und dann sind Kinder- und Jugendromane aktiv tätige „Sehnsuchtsflächen". Sie produzieren Sehnsüchte, sie stehen für ungelebtes Leben, das nicht sein darf, sie repräsentieren Hoffnungen und Wünsche der Kinder (und der Erwachsenen). Dazu gehören offensichtliche Sehnsüchte und heimliche. Der Räuber Hotzenplotz oder der Grüffelo machen Kindern etwas Angst und faszinieren sie gleichzeitig. So stark zu sein und anderen Angst machen, das dürfen und können sie nicht, aber das ist oft eine heimliche Sehnsucht.

Auf diesem Hintergrund wird deutlich, welch große Bedeutung die Arbeit mit Kinderbüchern in der therapeutischen Begleitung von Kindern haben kann.

Einige Hinweise:

Wenn ich ein Kind kennenlerne, frage ich es oft, welche Kinderbücher es liebt oder gerade liest. Dabei entdecke ich manchmal, dass sie gar keine Kinderbücher kennen – auch nicht im Vorschulalter. Sie kennen nur Fernsehserien und oft schrille, aktionistische, hektische Filme aus dem Nachmittags- und Frühabendprogramm. Dies ist eine Verarmung. Die meisten dieser Filme und Serien lassen keinen Platz für Fantasie, keinen für Gefühle. Sie ziehen Kinder in den Bann und lenken ab. Immerzu „action", doch das eigene Seelenleben erhält keinen Raum zur Entfaltung. Manchmal schenke ich den Kindern dann ein oder zwei Kinderbücher und wir schauen sie uns gemeinsam an. Manchmal, wenn die Kinder etwas älter sind, malen und texten wir gemeinsam ein eigenes Kinderbuch. Ich frage: „Wer soll denn der Held oder die Heldin sein? Wie heißt sie? Wie alt ist sie? Wie groß ist sie? Wo lebt sie? In der Stadt, im Dorf, auf dem Land, am Fluss? Hat sie Freunde oder ist sie allein? ..." Das Kind entscheidet, ich bin als Therapeut die unterstützende Begleitung und je nach Alter Ghostwriter. Das Kind malt dann einzelne Szenen in sein Buch, denkt sich Geschichten aus. Das geht nicht mit allen Kindern, aber mit vielen. Oft sind sie so begeistert, dass sie auch zwischen den Therapiestunden an ihrem Kinderbuch weiterarbeiten.

Symbolisieren

Zwei Symbole, die ich aus Kinderbüchern entlehnt habe, nutze ich hier häufig. Das erste ist das Traumfresserchen.

Im Buch „Das Traumfresserchen" von Michael Ende und Annegert Fuchshuber wird die Geschichte einer Prinzessin erzählt, die von schlimmen Träumen gequält wird. Ihr Vater, der König, versucht alles, um seiner Tochter zu helfen. Er reist um die Welt, bis er schließlich ein Traumfresserchen findet, das sich von den schlechten Träumen der Prinzessin ernährt. Wenn man selbst manchmal oder oft schlechte Träume hat, kann man sich ein Traumfresserchen malen und es über sein Bett hängen. Aktives Symbolisieren nenne ich dies. [127]Wie ein Traumfresserchen können Kinder sich ihre Angstfresser oder Schmerzfresser selbst gestalten (oder schenken lassen). Kein Symbol „von der Stange", sondern das *eigene* – denn der Angstfresser eines jeden Menschen sieht anders aus.

Oft brauchen die Angst- oder Schmerzfresser eine Gegenleistung oder Belohnung, damit sie die Angst bzw. die Schmerzen fressen. Wenn ich Kinder danach frage, fällt diesen meist etwas ein. Ein Kind sagte: „Mit Mama kuscheln." Ein anderes: „Dass ich mir in der Schule nicht mehr alles gefallen lasse."

Das zweite Symbol ist der König. Wer möchte nicht solch einen Vater wie diesen König! Ich nehme diese Geschichte zum Anlass zu fragen: „Wenn du solch einen König als Vater hättest – was würde der jetzt für dich tun? Und wie könntest du das jetzt bekommen?" Oder: „Wenn du König wärst – was würdest du für dein Kind tun?" Aus den Antworten erhalten wir Therapeut*innen wertvolle Hinweise, was die Kinder von uns brauchen könnten.

Die meisten Kinderbücher wirken über die Symbolkraft ihrer Figuren oder Szenen. Wir können diese in der Therapie zum Ausgangspunkt nehmen, sodass die Kinder die vorgegebenen Symbole mit eigenen Inhalten füllen. An

127 Baer, U. (2014): Gefühlssterne, Angstfresser, Verwandlungsbilder – Kunst- und gestaltungstherapeutische Methoden und Modelle. Berlin

ein anderes Kinderbuch, Jutta Richters „Hinter dem Bahnhof liegt das Meer", schließt sich oft die Frage an: Wie sieht dein Schutzengel aus?

Gefühle

Jutta Bauer erzählt in ihrem Buch „Die Königin der Farben" von einer Frau, die die Welt mit ihren Gefühlsfarben gestaltet. Besonders beeindruckend ist für viele Kinder die Stelle, in der beschrieben wird, wie ihre Tränen das Grau wegschwemmen und die Farben wiederkehren lassen.

Ich habe die Anregung einer Teilnehmerin einer unserer Fortbildungsgruppen aufgegriffen und einzelne Seiten des Buches kopiert (in Farbe). Ich habe dann dem Kind in der Therapie jeweils eine oder mehrere ausgewählte Seiten gegeben und gebeten, dazu seine Geschichte zu erzählen bzw. zu malen. Einzelne Seiten lege ich spontan aus – wir, das Kind und ich, können sie spontan wie ein Puzzle verbinden und zusammenlegen oder verändern. So können die Teile zum Ausgangspunkt eigener Geschichten und Bilder werden.

Ich-bin-ich

Mira Lobe erzählt in „Das kleine Ich-bin-Ich" die Geschichte eines Wesens, das nicht weiß, wer es ist. Es geht auf die Suche. Nach langem Umherirren kommt es zur Einsicht:

„Sicherlich
gibt es mich:
ICH BIN ICH!"

Auf den Umschlagseiten des Buches befindet sich eine Anleitung, das Ich-bin-Ich des Buches zu basteln. Ich bitte auch darum, das Ich-bin-Ich zu malen oder als Objekt zu gestalten, aber nicht das des Buches, sondern das eigene! Dazu zeige ich die Bilder des Buches zuerst einmal nicht, sondern lese das Buch vor und bitte dann, nach den eigenen Vorstellungen mit der Gestaltung zu beginnen. Immer werden auf beeindruckende Weise Themen des Selbstbildes und der Selbstbehauptung aufgeworfen und zum Ausdruck gebracht.

Wer hat dir auf den Kopf gemacht?

Werner Holzwarth und Wolf Erlbruch haben das Buch „Vom kleinen Maulwurf, der wissen wollte, wer ihm auf den Kopf gemacht hat“ geschrieben bzw. gestaltet. Dieses Buch zeige ich, lese es vor und dann frage ich: Wer hat dir auf den Kopf gemacht? Die meisten Kinder kennen sofort die Antwort, die anderen gehen mit mir und dem Maulwurf auf die Suche.

Das Buch thematisiert auch die Frage der Gerechtigkeit. Kinder haben von Natur aus ein sehr starkes Gefühl für Gerechtigkeit, das leider manchmal unterdrückt, gekränkt und im Laufe der Jahre enttäuscht und getäuscht wird. Der Maulwurf scheut keine Mühen, auf seine Art um Gerechtigkeit zu kämpfen. Dies macht Mut und ermuntert, sich den eigenen kindlichen Erfahrungen mit der Gerechtigkeit und Ungerechtigkeit zu stellen.

Wildheit

Ein Kinderbuch besonderer Art ist „Als Mama noch ein braves Kind war“ von Valerie Larrondo und Claudine Desmarteau. Eine Mutter erzählt ihrer Tochter, wie brav sie war – die Bilder zeigen währenddessen das Gegenteil. Das Buch ist köstlich, regt zum Schmunzeln, nein: zum lauten Lachen an. Das allein ist oft schon heilsam.

Aber die Wirkung geht darüber hinaus. Das Buch ermuntert dazu, sich selbst zu ironisieren, sich selbst zu entheiligen, den eigenen Schattenseiten zu begegnen. Wenn ich frage „Und, warst du auch immer ein braves Mädchen, ein braver Junge?“ – dann sprudelt es oft aus den Kindern heraus. Sie entdecken dabei häufig ihre eigenen wilden Seiten (wieder) und damit eine kostbare Ressource.

Ähnliche Begegnungen mit der eigenen Wildheit verschafft das Buch „Prinzessin Isabella“ von Cornelia Funke und Kerstin Meyer. Die Prinzessin hilft lieber im Schweinestall, als der Hofetikette Genüge zu tun und erzieht ihren Vater um.

Theater

Viele Kinderbücher laden dazu ein, Theater zu spielen. Als Prinzessin Isabella mit dem Vater streitet, bringt diese Situation Zugang zu vielfältigem Erleben. Eine Szene zu spielen, in der ein Kind einer anderen Person sagt „Weißt du eigentlich, wie lieb ich dich hab?“ (gleichnamiges Kinderbuch von Sam McBratney und Anita Jeram), macht Beziehungsthemen, Liebe, Sehnsucht erlebbar, spürbar, veränderbar. Auch David McKee's Buch „Du hast angefangen! Nein, du!“, in dem sich zwei Monster streiten, bis der Berg zwischen ihnen abgetragen ist, schreit nach szenischem Spiel. Dieses mündet meist in herrlichen Kissenschlachten oder konfrontiert mit der Unfähigkeit zu streiten, mit diesbezüglichen Verboten und Ängsten.

Auch wenn Erwin auf der Posaune spielt und Olga zum Tanzen bringt, kann dies in der Einzeltherapie oder der therapeutischen Gruppe lebendig werden, hörbar und bewegt („Olga tanzt wieder“ von Silvia Baumann und Heide Stöbbinger). Es muss ja nicht die Posaune sein, jeder andere Klang tut es auch, wenn er wie im Kinderbuch vom Herzen kommt.

Geschichten weitererzählen

Es freut mich sehr, welche großartigen Kinderbücher in den letzten Jahren erschienen sind. Manchmal biete ich ein „Buffet“ aus kopierten Seiten unterschiedlicher Kinderbücher an und bitte die Kinder, sich das Bild herauszusuchen, das sie gerade am meisten anspricht. Hier kann um das Bild herum eine eigene Geschichte „gesponnen“ werden, das Bild kann eine neue Umgebung erhalten, als Verwandlungsbild zerlegt und neu gestaltet werden usw.

Ein Mädchen habe ich selbst zur Königin der Farben „ernannt“ und sie gebeten, zu malen und zu erzählen, was geschieht, wenn ihre Welt blau ist oder grau oder gelb.

In Dominique Faldas Buch „Leo und Zoe oder die Suche nach einer gemeinsamen Welt“ sind Held und Heldin zuerst getrennt, auf verschiedenen Seiten der Erdkugel. Ich lese und zeige das Buch bis zu dieser Stelle – und frage dann: Wie geht es für dich weiter?

Viele Kinderbücher und andere Geschichten enthalten Situationen, die dazu herausfordern, eigene Wege zu gehen, eigene Bewältigungsstrategien zu finden. Wenn ich Kinder bitte, diese (oder andere) Geschichten selbst weiterzuerzählen, dann regt dies an, sich mit den eigenen Bewältigungsstrategien auseinanderzusetzen und diese weiterzuentwickeln.

Vorlesen

Das wichtigste in der therapeutischen Arbeit mit Kinderbüchern ist das Vorlesen. Ich habe am Anfang die Kinder erwähnt, die keine Kinderbücher haben. Noch viel größer ist der Kreis derjenigen, denen nicht vorgelesen wurde oder wird. Viele Kinder sehnen sich danach. Vorgelesen zu bekommen – das ist für sie Nahrung, Geborgenheit, Kümmern, Wärme. Als Therapeut*innen können wir diese unbefriedigt gebliebenen Bedürfnisse nicht nachträglich befriedigen, aber wir können den Schmerz lindern und einen Weg eröffnen, sich die Nahrung zu holen oder schenken zu lassen, die gebraucht wird.

Ich lese also vor, Kinderbücher jeder Art. Oft tue ich das mit bestimmten Absichten, wie beschrieben, oft auch einfach um des Vorlesens willen. Nahezu immer entsteht während des Vorlesens eine feierliche Stimmung. Die Kinder sind dankbar und häufig traurig, weil sie spüren, was ihnen entgangen ist. Beides, die Dankbarkeit und die Traurigkeit, machen für sie den Weg frei, auch außerhalb der Therapie nach solchen nährenden Begegnungen zu suchen.

Imaginäre Welten

Kinderbücher sind imaginäre Welten, zu denen Kinder einen Bezug herstellen, in die sie eintauchen und mit denen wir gemeinsam das Erleben des Kindes würdigen können. Für Jugendliche sind die Kinderbücher, die ich bisher erwähnt habe, meist nicht mehr attraktiv. Auch sie haben imaginäre Welten, in die sie eintauchen. Das können Buchreihen sein, Harry Potter habe ich schon erwähnt, oder auch Serien aus dem Fernsehen, Streaming-Plattformen oder aus Computerspielen. Sie können sich mit Pokémon-Figuren identifizieren und laufen den virtuellen Belohnungen bei Pokémon Go in der Umgebung nach oder identifizieren sich mit Raumschiffen aus Computerspielen und vielem anderen mehr. Die meisten Therapeut*innen kennen diese Figuren nicht. Auch mir sind sie altersbezogen fast immer fremd – doch wir können fragen. Die meisten Kinder sind stolz darauf, Erwachsenen etwas von ihren Welten erzählen zu können, wenn diese ehrlich und offen Interesse zeigen. Je älter Kinder und Jugendliche werden, desto wichtiger ist ein anderer Träger von Erlebniswelten: die Musik, vor allem die Songs. Manche lernen Englisch, indem sie sich übersetzte Texte aus dem Internet herunterladen oder sich diese selbst mühsam Wort für Wort übersetzen, wenn sie nur geringe Englischkenntnisse haben. Ich erkundige mich oft nach der Lieblingsmusik, nach gerade aktuellen Lieblingsliedern und frage nach, was dieses Lied für den jeweiligen Jungen oder das Mädchen bedeutet. Wir hören uns den Song an, und ich erfahre oft viel mehr in dem Gespräch darüber, als ich vorher vermutet habe. Die Kinderbücher der Jugendlichen sind die Songs auf YouTube oder Spotify. Die Kinder und Jugendlichen sind zunächst manchmal scheu, aber dann sehr froh, dass sie über diesen Weg etwas teilen und mitteilen können.

F 3 Identifikation: Theaterpuppen und Tiere

Identität bezeichnet das Unverwechselbare eines jeden Menschen und wichtig für das Verständnis ist, dass sie nicht einfach vorhanden ist, sondern sich als Prozess entwickelt und dabei auch die sozialen Begegnungen mit anderen Menschen entscheidend sind.[128] Wenn sich die kindliche Identität entwickeln will, brauchen die Kinder Vorbilder, Spiegel, nährende Unterstützung und auch Reibung mit anderen Menschen, die ihnen ein Gegenüber sind. Doch auch ohne uns Erwachsene und Therapeut*innen nutzen Kinder und Jugendliche spielerisch die unterschiedlichsten Möglichkeiten, ihre Identität zu entwickeln. Ein wichtiger Weg dabei besteht darin, dass sich Kinder in andere Menschen hineinversetzen können, also sich identifizieren. Auch, wie schon erwähnt, in Figuren in Kinderbüchern. Diesen Aspekt therapeutisch zu nutzen, ist besonders hilfreich für die Unterstützung all der Kinder und Jugendlichen, deren Identitätsentwicklung gestört, eingeschränkt oder gebrochen wurde. Ich werde diesen Prozess mit Beispielen aus dem Alltag der Kinder illustrieren,

128 Siehe Kapitel C 12 Tridentität

dabei einige Funktionen dieses Prozesses herausarbeiten und vorstellen, wie er in der therapeutischen Arbeit mit Kindern und Jugendlichen genutzt werden kann.

Rollenspiel, Theater

Eine Szene zweier fünfjähriger Mädchen:

> *Die beiden Mädchen stehen im Schlafzimmer der Eltern vor einem großen Spiegel. Sie probieren nach und nach Kleidungsstucke wie Jacken oder Hüte der Mutter des einen Mädchens an. Dabei posieren sie vor dem Spiegel, übernehmen Haltungen der Mutter oder anderer erwachsener Frauen, sprechen wie sie, halten den Kopf ähnlich oder blicken in der gleichen Weise, wie sie es von erwachsenen Frauen kennen.*

Die beiden Mädchen identifizieren sich mit der Mutter oder ähnlichen Frauen mit Hilfe der Kleider, vor allem aber mit Hilfe der Posen, der Sprache, der Gesten und anderem mehr. Ich nenne diesen Aspekt der Identifikation „Probeleben".

In der Therapie nutzen wir diesen Aspekt.

> *Ein sechsjähriges Mädchen wird in die Therapie geschickt, weil es extrem schüchtern ist und sich nichts zutraut. Sie spielt gern mit Barbiepuppen und ich bitte sie, mal ihre Puppen mitzubringen und mir zu zeigen. Sie bringt beim nächsten Treffen einen Beutel mit sieben Puppen mit und breitet sie vor uns beiden aus. Ich frage sie nach den Besonderheiten der Puppen. Sie erklärt sie mir. Dann frage ich sie nach der Barbiepuppe, die am mutigsten ist. Sie wählt eine aus, die sehr sportlich aussieht. Sie hat lange, blonde Haare und ein Skateboard in der Hand und sagt: „Das ist die Paula. Eigentlich heißt sie anders, aber ich nenne sie so. Die ist mutig, weil sie auf einem Skateboard stehen kann und so blonde Haare hat und überhaupt." Ich frage das Mädchen, mit wem Paula denn spielt. Sie weiß es nicht. Ich erzähle ihr, dass ich mir früher selbst Figuren gebaut habe aus Knete und dass ich, als ich so alt war wie sie, einen Indianer toll fand, der einen ganz langen Zopf hatte. Schwarze Haare zu einem Zopf gebunden. Sie hört interessiert zu. Dann schlage ich vor, dass ich mal der Indianer mit dem Zopf und sie die*

Paula mit den langen blonden Haaren ist. Wir stehen auf und tun so, als hätten wir eine neue Frisur. Dabei nimmt das Mädchen eine viel offenere und aufrechtere Haltung an als sonst. Wir beide begegnen uns im Spiel und ich frage sie, was Paula denn jetzt gerne macht. Sie geht zu einem Regal, nimmt sich einen kleinen Gummiball und wirft ihn mir zu. Es entwickelt sich eins zum anderen …

Über die Barbiepuppe wird das Mädchen zu Paula und entdeckt im Spiel ihre mutigere Seite. Damit ist ihre Schüchternheit noch nicht verschwunden, aber in ihrer Identität kann ein Aspekt lebendig werden, der vorher zu kurz gekommen ist.

Zu einem späteren Zeitpunkt spielt das Mädchen eine Königin. Sie steht als Königin auf einem Stuhl und schaut auf ihr Volk herab. Ich sage ihr: „Wer auf diesem Thron steht, darf eine Entscheidung treffen, die für das ganze Volk gilt. Was würdest du denn befehlen?" Sie sagt: „Dass sich Erwachsene nie mehr streiten dürfen."

Damit haben wir eine Spur gefunden, was das Mädchen zum Verstummen gebracht und in die Schüchternheit getrieben hat. Ich unterstütze solche spielerischen Identifikationen oft dadurch, dass ich Kindern oder Jugendlichen in der Identifikation ermögliche, Befehle auszusprechen, Veränderungswünsche zu formulieren oder Gesetze mit neuen Regelungen des Lebens zu erlassen. Kinder sind oft ohnmächtig. Wenn sie in der spielerischen Identifikation über Macht verfügen, wissen sie oft genau, was sie ändern wollen. Eine Identifikation mit einem Zauberer oder einer Zauberin lädt ein zu der Frage: „Was würdest du als Zauberer oder Zauberin verändern? Was würdest du wegzaubern oder herzaubern?"

Die Identifikation muss dem jeweiligen Kind entsprechen und altersgerecht sein. Einem 15-jährigen kann man nicht vorschlagen, sich mit einer Barbiepuppe zu identifizieren. Ich versuche immer aufzugreifen, wofür sich die Kinder oder Jugendlichen jeweils interessieren. Ein Beispiel:

Ein 14-jähriger Junge, der nach einem vermutlichen Suizidversuch in die Therapie kam, lag nach Angaben der Eltern die meiste Zeit in seinem Zimmer im Bett herum, „hing ab" und war nicht ansprechbar. „Er tut den ganzen Tag nichts", sagten sie. Ich habe schon oft erlebt, dass Kinder, wenn sie scheinbar nichts tun, doch sehr beschäftigt sind, und fragte deshalb nach, was er denn denke oder fühle oder mache, wenn er im Bett liege. Für ihn war selbstverständlich: „Ich höre Musik mit Kopfhörern.“ Ich erkundigte mich nach seiner Musik und er erzählte von einem Hardrock-Sänger, den ich nicht kannte. „Was findest du denn an ihm toll?“ Er konnte das kaum ausdrücken, fand keine Worte. Dann bat ich ihn, beim nächsten Treffen doch einmal etwas von diesem Sänger mitzubringen. Er tat dies und spielte mir ein Stück vor. Laut, wild, fremd – so wirkte es auf mich. Ich fragte weiter nach, worüber er denn singt, und bat ihn, mir den Text zu erklären oder ein bisschen zu übersetzen, weil mein Englisch so schlecht sei (was es tatsächlich auch ist). Er tat dies, holte aus dem Handy den Text heraus und erklärte mir, wovon der Song handelte. Es ging um einen Menschen, der verloren war, der alles verloren hatte und gar nicht genau wusste, was er denn verloren hatte und darüber verzweifelte. Mir wurde der Junge dadurch sehr nah, die Tür öffnete sich, um ihn zu verstehen.

Etwas später bat ich ihn, doch einmal dieser Sänger zu sein. Er hing sich eine imaginäre E-Gitarre um. Ich wurde zum Keyboarder im Hintergrund, später auch zum Publikum, das zu der Musik tanzen sollte. Und dann legte er los. Er sang und kreischte wild, laut, lebendig.

Hier wurde in dem Jungen etwas lebendig, was vorher unlebbar war, wofür es in seinem Leben keine Erlaubnis oder Unterstützung gegeben hatte. Über die Identifikation gelang ihm ein Zugang zu diesem Aspekt seiner Identität. Solche Identifikationen, in denen Kinder oder Jugendliche Theater spielen oder Rollen einnehmen, ermöglichen dies.

Ich bevorzuge immer leibliche Zugänge, also möglichst ohne Requisiten oder Verkleidungen. Requisiten können eine Identifikation unterstützen. Wichtiger aber als über Requisiten ist es, sich körperlich, leiblich zu identifizieren, die Rolle also zu sein. Dafür sind Fragen unterstützend, wie zum Beispiel: „Wie ist die Haltung der Person, die du bist?“, „Wie bewegt sie sich?“, „Welche Frisur hat sie?“, „Wie schaut sie?“, „Welche Sätze, welche Töne, welche Stimme hat sie?“, „Ist sie allein oder mit anderen zusammen?“, „Wie ist die Umgebung?“ Durch den Versuch, solchen Fragen nachzugehen, entsteht eine Situation, in der die Person leibhaftig wird, mit der sich das Kind oder die jugendliche Person identifiziert und so wird auch die Rolle lebendig und lebbar.

Puppen und Stofftiere

Wie wichtig Kuscheltiere für Kinder sind, ist jedem offenkundig. Die innige Beziehung zu einem Stofftier kann auch weit über die Kindheit und Jugend anhalten. Jede fünfte Frau und jeder neunte Mann, so habe ich einer Studie entnommen, nimmt auch als Erwachsene*r ein Stofftier mit auf Reisen.

Für die therapeutische Arbeit mit Kindern spielen Puppen und Stofftiere eine große Rolle. Sie werden häufig als „Übergangsobjekte" bezeichnet. Diese Bezeichnung entstammt der psychoanalytischen Theorie von Donald Winnicott. Objekte sind nach dieser Theorie Personen, auf die sich Menschen und Tiere, hier vor allem Säuglinge und Kleinkinder beziehen. Die psychoanalytische Theorie geht von einer symbiotischen Verbindung zwischen Mutter und Kind im ersten Lebensjahr aus, die nach den aktuellen entwicklungspsychologischen Erkenntnissen jedoch so symbiotisch nicht ist, wie unterstellt wird. Um sich aus dieser engen Beziehung lösen zu können und auch auszuhalten, wenn die Mutter einmal nicht anwesend ist, nimmt nach diesen Vorstellungen das Kind zum Beispiel einen Teddy oder ein Schmusetuch und hält sich daran fest. Es soll die Mutter ersetzen und so die Ablösung, den „Übergang" von ihr und so zur Selbstständigkeit ermöglichen.

So verdienstvoll es ist, dass mit dieser Theorie auch die Beziehung zwischen Kind und erwachsener Person berücksichtigt und nicht nur auf die angeblichen „Triebe" des Kindes geschaut wird, so einseitig und unvollständig ist die Theorie der Übergangsobjekte. Puppen und Stofftiere sind viel mehr, als dieser Theorie zugrunde gelegt wird:

- Kleinkinder halten ihre Puppen und Stofftiere, nennen wir sie in diesem Fall Kuscheltiere, auch wenn die Mutter anwesend ist, und spielen mit ihnen. Das gilt auch für andere nahestehende Personen wie Väter.
- Die Objekte haben eine hohe sinnliche Bedeutung. Kinder greifen nach ihnen, reiben sich an ihnen, halten sich an ihnen fest.
- Viele Kinder erzählen ihren Kuscheltieren Geschichten, gehen mit ihnen in den Dialog.
- Für viele Kinder ist es wichtig, dass sich diese Kuscheltiere nicht verändern. Sie können nicht durch andere ersetzt werden. Oft ist es eine Katastrophe, wenn sie zum Beispiel gewaschen werden, weil Erwachsene sie als zu

dreckig oder zu streng riechend bewerten. Es ist für das Kind dann nicht mehr das gleiche Kuscheltier.
- Manche Kuscheltiere verlieren nach einiger Zeit an Bedeutung, bei anderen bleibt die Bedeutung lebenslang erhalten.

An dieser Stelle geht es mir nicht um eine differenzierte theoretische Auseinandersetzung. Mir ist nur wichtig, den Begriff der Übergangsobjekte kritisch zu hinterfragen, um nicht all den Reichtum einzuschränken, der in den Beziehungen zwischen den Kindern und ihren Kuscheltieren liegt.

Für die therapeutische Begleitung von Kindern mit Puppen, Stofftieren und anderen Objekten im Zusammenhang mit der Identifikation ist die häufige Beobachtung bedeutsam, dass sich Kinder über Puppen und Stofftiere mit einem Teilaspekt ihrer eigenen Identität identifizieren. Wie bei den obigen Beispielen zum Rollenspiel und zum Theater wird über die Identifikation oft ein Teil der Lebendigkeit eines Kindes deutlich, das sonst nicht leben und sich lebendig ausdrücken kann. Das können wir Therapeut*innen nutzen.

Ein elfjähriges Mädchen ist sehr verstört. Es zeigt alle Symptome einer sexuellen Gewalterfahrung, will aber darüber nicht sprechen. In der Therapie spielt sie mit der Therapeutin gern mit unterschiedlichen Stofftieren. Dabei variiert ihre Stimme, je nachdem welches Tier sie in der Hand hat und bewegt sich zwischen verschiedenen höheren Altersstufen. Ein Lieblingstier ist der kleine Esel. Er hat einen Freund, das große Pferd, welches auf das Eselchen aufpasst. Irgendwann erzählt das kleine Eselchen dem Pferd von dem sexualisierten Übergriff, dem es ausgesetzt war.

Tiere oder Puppen können erzählen, wofür die Kinder keine Worte haben. Manchmal erzählen sie es dem/der Therapeut*in, manchmal einem anderen Stofftier oder einer Puppe. Unsagbares wird so sagbar.

Das Kind erlebt nicht nur das Verstummen, den Schrecken und die Unfähigkeit für das Schreckliche, was ihm widerfahren ist, Worte zu finden, sondern hat auch das Bedürfnis, sich mitzuteilen und Gehör zu finden. Diese beiden Impulse, die mit einem großen UND verbunden sind finden im Spiel mit Puppen und Stofftieren ein Nebeneinander, ein Sowohl-als-Auch, statt im Entweder-Oder zu verharren.

Karten, Filme, Serien

Wer Bücher liest oder Filmserien schaut, wird oft seine Lieblingshelden und -heldinnen haben. Man wird sich zumindest teilweise mit ihnen identifizieren, mit ihnen mitdenken, mitleben, mitfiebern. Das gilt für Erwachsene und meist noch mehr für Kinder und Jugendliche. Auch wenn ich die Filme und Serien, die Kinder und Jugendliche lieben, nicht kenne, frage ich danach, wer die Lieblingsfigur ist, und lasse mir die Rolle und deren Fähigkeiten und Charaktereigenschaften erklären. Kinder erzählen gern davon, weil das oft ein Thema ist, für das sie sich begeistern.

Insbesondere sind Serien wichtig, ganz gleich, ob es Film- oder Buch-Serien oder manchmal auch Hörspiele sind. Wenn ein Kind sich auf eine Serie stürzt und an ihr festhält, dann bedeutet es, dass diese Serie oder etwas in der Serie eine größere Bedeutung hat als ein einmal gesehener Film oder ein einmal gelesenes Buch. Etwas schreit nach Wiederholung, nach Fortsetzung. Zumeist ist es hier gar nicht notwendig, sich erst mit einer bestimmten Figur spielerisch zu identifizieren. Es ist wichtig, sie zu finden und sich darüber zu unterhalten, denn die Identifikation ist meist schon vorhanden.

Für viele dieser Serien gibt es mittlerweile auch Kartenspiele. Aber auch Spielkarten, die Kinder sammeln und austauschen können, gehören dazu. Dazu zählen die Fußballerkarten in den Sammelalben von Panini, aber auch besondere Sammelkartenspiele von Pokémon bis Yu-Gi-Oh oder Sammelkarten von Rewe oder Edeka. Mit diesen Figuren kann man kämpfen, man kann sie sammeln und tauschen, auch käuflich erwerben und in unterschiedlicher Weise spielen.

Ich frage bei diesen Kartenspielen: „Wer ist deine Lieblingskarte?“, „Was kann die?“, „Welche Rolle spielt sie?“ usw. Ein Beispiel aus dem Kosmos vom Herrn der Ringe:

> *Eine 13-Jährige war Fan der Serie „Herr der Ringe“. Sie kannte alle Filme, war dabei, die entsprechenden Bücher von Tolkien zu lesen und hatte zu*

Weihnachten ein Kartenspiel mit Figuren vom Herrn der Ringe geschenkt bekommen. Ich fragte sie, mit wem sie sich besonders identifizieren würde, wen sie am tollsten finde, auf wen sie „abfährt". Sie antwortete, ohne zu zögern: „Legolas". Ich bat sie, mir Legolas zu beschreiben. Sie beschrieb die Schönheit und die Tapferkeit des Elben-Prinzen. Dabei dachte ich, dass Legolas für sie eher ein Mädchenschwarm sei und wollte schon nach anderen Figuren fragen. Doch da erzählte sie, dass Legolas besonders unempfindlich gegen Schmerzen wäre. Er könne sogar barfuß über spitze Steine laufen und in einer Szene würde er sich durch stachliges Gebüsch bewegen, ohne dass es ihm wehtue.

Ich fragte: „Und, wärest du auch gern unempfindlich gegen Schmerzen?" Sie schaute mich überrascht an und nickte dann: „Ja, wenn die anderen in der Schule mich so fertig machen, das tut weh und das will ich so nicht." Wir unterhielten uns dann über ihre Situation und ihre Erfahrungen in der Schule, die sie sehr verletzten.

Dann kam ich wieder auf Legolas zurück und fragte weiter, was sie mir denn sonst noch über ihn erzählen könnte. Sie berichtete von der großen Freundschaft des Legolas mit dem Zwerg Gimli. Hier wurde sie sehr aufgeregt und begeistert und strahlte mit sehnsuchtsvollen Augen in die Welt. Ich sagte: „Oh, solch einen Freund hätte ich auch gern". Sie nickte. Wir teilten etwas. Das war ein Boden für die weitere therapeutische Begleitung und ihre Suche nach Freunden und Freundinnen, von denen sie Unterstützung erfahren könnte.

In diesem Beispiel wird deutlich, dass es nicht nur um die äußeren Merkmale einer Person, mit der sich ein Kind identifiziert, geht, sondern oft um Eigenschaften, die konkreter zu erfragen sind. Es wird Leid deutlich, wie der Schmerz des Mädchens in der Schulklasse, und aber auch die Sehnsucht und der Weg der Heilung, wie die Sehnsucht nach einer Freundschaft, wie Legolas sie mit dem Zwerg verbindet. Wenn Kinder und Jugendliche sich identifizieren und uns im therapeutischen Kontext daran teilhaben lassen, ist es relativ unerheblich, mit wem sie sich identifizieren, ob es ein Pirat ist oder ein/e Entdecker*in, ein/e Olympiasieger*in oder eine Serienfigur, eine Tierpuppe oder ein Musikstar. Entscheidend ist, dass sich darin Qualitäten der eigenen Lebendigkeit verbergen, die erschlossen werden können, indem wir die Identifikation unterstützen und begleiten. Dabei schwingen immer Fragen mit, wie: „Wer wärest du gern?", „Was könntest du als diese Figur?", „Wofür würdest du diese Fähigkeit gebrauchen?". Manchmal stelle ich diese Fragen offen und erhalte verbale Antworten, manchmal haben sie Worte nicht nötig, sondern liegen im zwischenleiblichen Dialog auf der Hand.

F 4 Vom Schutzengel und Star Wars – mit Aktivem Symbolisieren arbeiten

Es gibt in der Psychotherapie eine Strömung, für die das Deuten von Symbolen eine große Bedeutung hat. Sie wurzelt vor allem in der jungianischen Psychotherapie, die von feststehenden Bedeutungen mit allgemeingültigem Charakter für die jeweiligen Symbole ausgeht. Diese Haltung macht mich nicht nur skeptisch, sondern ich lehne sie ab. Das hat vor allen Dingen zwei Gründe. Erstens ist jede Zuweisung von feststehenden Bedeutungen idiologisch, der Allgemeingültigkeitsanspruch impliziert eine totalitäre Haltung und maßt sich eine Autorität an, die die Besonderheit der Menschen und der menschlichen Eigenheiten ignoriert. [129]

Zweitens betonen wir in der Kreativen Leibtherapie und damit auch in allen „Teilbereichen" wie der Therapie mit Kindern und Jugendlichen, dass die Besonderheiten eines jeden Menschen gewürdigt werden müssen. Das gilt auch für das Verständnis und den Umgang mit Symbolen. Symbole werden von Menschen geschaffen. Das geschieht immer wieder neu, gerade unter Jugendlichen entstehen immer neue Symbole, wie man an vielen Graffiti sehen kann. Wenn Kulturen sich auf bestimmte Symbolbedeutungen einigen oder sich bestimmte Symbolbedeutungen in einer Gesellschaft eine Zeit

129 Dem entspricht, dass C.G. Jung, Konkurrent zu Sigmund Freud, mit den Nazis paktierte und eine „arische Psychoanalyse" im Gegensatz zur freudianischen „jüdischen Psychoanalyse" ins Leben rief.

lang durchsetzen, dann ist auch dies ein Produkt menschlicher Kreativität. Es kann manchmal hilfreich sein zu wissen, in welcher Tradition Symbole stehen und welche Bedeutungen ihnen im Rahmen einer bestimmten Kultur zugeschrieben werden. Doch wir Therapeut*innen arbeiten nicht mit Kulturen oder Gesellschaften, sondern mit einzelnen Menschen oder kleinen Gruppen von Personen. Wenn ein Kind einen Engel malt, kann dieser die Bedeutung eines Schutzengels haben oder eine Bedrohung, eine strafende Instanz darstellen. Ein Kreuz kann Symbol des Leidens sein aber auch der Erlösung.

Wenn ich mit Symbolen arbeite, strebe ich an, die Bedeutung von Symbolen für das jeweilige Kind herauszufinden und zu würdigen.

Für den einzelnen Menschen steht ein Symbol für etwas, so wie einzelne Bilder oder auch Worte für etwas stehen können. Diese Repräsentationsfunktion von Symbolen ist wichtig, sie kann Angst machen sie kann aber auch Halt geben und schützen. Deswegen ist es oft notwendig, unter Berücksichtigung der jeweiligen Situation und der individuellen Persönlichkeit der Kinder oder Jugendlichen mit Symbolen zu arbeiten. Wichtig ist es mir dabei, wie schon an anderer Stelle erwähnt, nicht Symbole „von der Stange“ zu nutzen, sondern Kinder und Jugendliche darin unterstützen, selber aktiv ihre Symbole zu schaffen und damit ihre eigene Kraft zu stärken. Ich nenne diese Haltung und diesen Weg der Veränderung Aktives Symbolisieren. Das Symbol, dass in diesem Prozess herauskommt, eben sichtbar und greifbar wird, ist wichtig. Aber noch wichtiger ist, dass dies ein aktiver Prozess der jeweiligen Person ist. Wenn Kinder oder Jugendliche nicht aufgrund körperlicher Einschränkungen, Krankheiten oder Desorientierungen nicht in der Lage sind, ein Symbol selbst zu schaffen, können wir sie unterstützen. Wir können Anregungen geben, Fragen stellen, sogar für das Kind etwas gestalten – aber immer nach dessen Anweisungen und seiner Kompetenz folgend.

Im Folgenden einige Beispiele für Aktives Symbolisieren im therapeutischen Prozess.

> *Ein sechsjähriges Mädchen hat Angst. Vor allem nachts. Der Therapeut fragt sie: „Was könnte dir denn helfen?“ Das Mädchen antwortet flüsternd: „Ein Schutzengel.“*

„Wie sieht denn der Schutzengel aus?" Nach einigem Sinnieren malt das Mädchen ihren Schutzengel und beschreibt ihn. Er hat große, rote, hellrote Flügel hat und in den Händen einen Stab, mit dem er das Böse verjagen kann. Das Mädchen betrachtet das Bild. Der Therapeut fragt: „Was soll denn dein Schutzengel tun?" Die Antwort: „Der soll auch nachts aufpassen auf mich, nicht nur am Tag, ganz viel in der Nacht. Der soll jetzt schlafen am Tag, damit er in der Nacht wach sein kann und auf mich aufpasst." Wir überlegen, wie sie dem Schutzengel das mitteilen kann, was sie sich wünscht. Sie nimmt wieder Stifte und malt auf dem Bild des Schutzengels die Umgebung schwarz und sagt: „Jetzt ist er in der Nacht wach. Das ist gut." Sie hängt mit Hilfe ihrer Mutter das Bild über ihr Bett.

Die Frage nach Schutz ist für viele Kinder und Jugendliche eine wichtige Frage. Solche Symbole wie ein Schutzengel können den Kindern etwas Sicherheit vermitteln und sie stärken. Wenn wir die Kinder nach solchen Stärkungssymbolen fragen, werden sie je nach Alter, je nach Erfahrung, je nach Herkunft und Tradition unterschiedliche nennen. Ein 4-jähriger Junge bezeichnete zum Beispiel Darth Vader als seinen Beschützer, aus der Filmserie Star Wars.

Eine gute Möglichkeit des Aktiven Symbolisierens ist das Erstellen von Kraftsteinen.

Sammeln sie einige Steine, bis sie ein größeres Tablet oder eine Schale damit gefüllt haben. Die Steine sollten gewaschen, gesäubert sein. Bitten Sie ein Kind, dass gerade in einer unsicheren Situation oder Notsituation lebt und sich Kraft wünscht, seinen Kraftstein auszuwählen. Ermutigen Sie das Kind, den Stein zu greifen, der ihm am besten gefällt und ihn auszuprobieren, zu testen, indem das Kind ihn in die Hand nimmt und richtig spürt, wie er sich anfühlt, wenn es ihn anfasst. Das Kind kann ihn umtauschen gegen einen anderen. Wenn es den für sich richtigen gefunden hat, kann es den Kraftstein so lassen, wie er ist, es kann ihn aber auch bemalen.

Das besondere an den Kraftsteinen besteht darin, dass sie in die Hand genommen werden können. Die Symbole finden sich nicht nur in der Fantasie, sondern sie können in der Hosentasche oder Manteltasche, wo auch immer, mitgenommen werden. Kinder können sie bei sich haben und, wenn sie sich unsicher fühlen, nach ihnen greifen, sie anfassen.

Manche Kinder haben das Wünschen verlernt. Sie wurden so eingeengt oder gingen so oft mit ihren Impulsen ins Leere, dass das Wünschen in ihnen erstorben oder zumindest versickert ist. Hier hilft ein Zauberstab.

Die Therapeutin bittet den 10-jährigen Bohdan, sich einen Zauberstab zu basteln. Sie bietet ihm ein kleines Sortiment von Stöcken an, die er zurechtschneiden oder sägen kann, mit Tüchern bekleben oder Papier umhüllen oder mit Farben bemalen kann. „Du kannst auch hier dieses Papier nehmen und daraus eine Rolle machen, die dann zu deinem Zauberstab wird." Bohdan greift nach dem Papier und rollt ein DINA3 Blatt zu einer Rolle, die er verklebt, sodass ein Stab entsteht. „Das kann jetzt dein Zauberstab werden, mit dem du dir etwas wünschen kannst. Wie soll dein Zauberstab aussehen?" Der 10-jährige bemalt seine Papierrolle mit vielen kleinen Punkten und Strichen, sehr bunt. Der Therapeutin fällt auf, dass der Zauberstab gar nicht seiner aktuellen Ausstrahlung entspricht. Bohdan, der mit seiner Mutter aus der Ukraine fliehen musste, ist sehr still und zurückhaltend. Ein paar Worte Deutsch kann er, manchmal verständigen sich die Therapeutin und er auch mit ein paar Brocken Englisch, meist aber ohne Worte. Die Therapeutin sagt: „Mit diesem Zauberstab kannst du dir etwas wünschen. Ob die Wünsche in Erfüllung gehen, weiß ich nicht, aber die werden kräftiger und die gehen leichter in Erfüllung als sonst, als ohne Zauberstab. Was wünscht du dir?" Als sie diese Frage ausgesprochen hat, bekommt Bohdan ganz große Augen. Er hat nicht alles verstanden, aber er hat verstanden, dass er etwas wünschen darf. Er nimmt den Zauberstab in die Hand und macht mit ihm kreisende Bewegungen, die er wohl irgendwo einmal gesehen hat oder an die er sich erinnert hat. Er sagt: „Papa soll wiederkommen." Und er beginnt zu weinen. Endlich beginnt er zu weinen, seine Tränen waren immer versiegt und zurückgehalten durch die Fluchterfahrungen, durch die Angst um den Vater und die Anspannung der gesamten Situation. Die Therapeutin ist erleichtert. Das Weinen tut Bohdan gut, er lässt sich trösten und in den Arm nehmen und kann wenigstens etwas von seiner Angst und Anspannung loslassen.

Andere Kinder wünschen sich mit ihrem Zauberstab Gummibärchen oder Schokolade, dass sie bessere Noten haben, dass die Lehrer nicht mehr schimpfen, dass die große Schwester sie nicht ärgert, dass sie länger ausschlafen können …

Eine sehr schöne Arbeit des Aktiven Symbolisierens ist die Arbeit mit dem Traumfresserchen oder dem Angstfresser. Sie fußt auf einer Geschichte von Michael Ende, die ich an anderer Stelle schon erwähnt habe.[130] Ein König hat eine Tochter und die Tochter leidet unter schlimmen Angstträumen. Der König liebt seine Tochter und sucht überall in seinem Königreich Menschen, die der Tochter helfen können, die sie von ihren bösen Träumen befreien können. Doch er findet niemanden. Schließlich geht er in die weite Welt hinaus, um dort die Suche fortzusetzen. Doch auch hier sind seine Bemühungen ergebnislos. Schließlich landet er am Ende der Welt, setzt sich auf einen Baumstumpf und weint bitterlich. Da kommt ein seltsames Wesen zu ihm, wie er es noch nie gesehen hat, und fragt ihn, warum er denn so weint. Er erzählt seine Geschichte. Das Wesen antwortet: „Das trifft sich aber gut. Ich bin ein Traumfresser, ich ernähre mich von Träumen. Je ängstlicher die Träume sind, je schlimmer sie sind, desto besser schmecken sie mir. Ich habe jetzt schon lange nichts mehr gegessen, ich komme gerne mit, um die Träume deiner Tochter aufzuessen." Der König und der Traumfresser gehen zurück in ihr Königreich und die bösen Angstträume der Tochter werden verspeist, sodass sie und der König glücklich werden.

Diese Geschichte, die Michael Ende natürlich viel schöner erzählt, ist der Ausgangspunkt mit Kindern und Jugendlichen, aber auch mit älteren Menschen, daran zu arbeiten einen eigenen Angstfresser zu gestalten. Ich sage dann: „Jeder Mensch hat seinen eigenen Angstfresser und nur jeder einzelne Mensch weiß, wie sein eigener Angstfresser aussieht, niemand anderer sonst." Und dann malen sie ihre Angstfresser gemalt oder gestalten aus Stoff zu einer Figur oder aus Pappe, Alu-Folie oder anderem Material. Das hilft oft, weil die Kinder und Jugendlichen sich nun mit ihren Ängsten nicht alleine fühlen, dass es auch Hilfe gibt und sie sich nicht nur allein mit den Ängsten auseinandersetzen müssen. Eine Hilfe, die sie sich selber erschaffen haben.

Manchmal frage ich auch danach, was der Angstfresser oder das Angstfresserchen denn braucht, um die Ängste zu fressen. Und dann kommen manchmal sehr unterschiedliche Antworten, zum Beispiel: „scharfe Zähne", „viel Coca-Cola", „dass ich ihm sage, was er tun soll!"... Wenn die Ängste nachts auftreten, denn rede ich mit Kindern darüber, was der Angstfresser denn braucht, bevor sie ins Bett oder bevor sie schlafen gehen und einschlafen,

130 Ende, M. (2018): Das Traumfresserchen. Stuttgart

damit er die Ängste auch wirklich auffrisst. Auch hier sind manche Kinder sehr kreativ. Ein Kind erzählte: „Dass ich nochmal ein bisschen in einem alten Buch lese. Kein Neues, das ist zu aufregend, aber ein Altes, das ich schon kenne und gut finde." Ein anderes Kind meinte: „Dass vor dem Einschlafen mein Papa mir gute Nacht sagt und mich ganz fest drückt."

Die aufgezählten Beispiele des Aktiven Symbolisierens sollen Sie anregen, nicht mehr, aber auch nicht weniger. Wichtig ist, dass die Kinder möglichst viel selber gestalten und Sie sie nur behutsam unterstützen und dass Sie möglichst die Auswahl des Materials den Kindern überlassen, denn die Kinder sind in der Lage auszuwählen, was passt, und sich ihre eigenen Symbole zu schaffen.

Im Aktiven Symbolisieren werden die geschaffenen Symbole mit Aspekten des Erlebens und damit auch mit Aspekten der Identität des Kindes oder der jugendlichen Person behaftet. Sie können im therapeutischen Prozess dann auch weitergehen, indem das Kind bitten, sich mit einem Symbol zu identifizieren.

Ich frage ein Mädchen, das ihren Zauberstab gestaltet hat, danach, was denn dieser Zauberstab alles kann. Sie weiß erst nicht genau, was sie antworten soll. Sie kommt irgendwie nicht weiter, sondern stockt. Dann bitte ich sie, doch selber mal ein Zauberstab zu sein. Sie lächelt und versucht es. Sie stellt sich hin wie ein Zauberstab, möglichst gerade, die Arme hoch. Ich sage dann: „Sei der Zauberstab! Was kannst du jetzt machen?" Sie fängt an die Arme herunterzunehmen und auszustrecken und sie plappert dabei los, ununterbrochen: „Ich kann lesen, wie es den anderen geht. Ich kann deren Gedanken lesen. Ich weiß auch, was die sich wünschen, ich weiß auch, was sie brauchen, und ich gebe denen das. Und ich verwandle meine Mutter auch darin, dass sie auch zaubern kann, damit sie mich mal fragt und mir zuhört und auch weiß, wie es mir geht…"

Auch andere Identifikationen sind möglich. Ein Beispiel noch aus meiner Praxis:

Ich bitte einen 12-jährigen Jungen, der einen Angstfresser gestaltet hat, dieser Angstfresser zu sein. Er macht sich groß und breit und stolziert durch den Raum mit möglichst bedrohlicher Miene. Ich frage weiter: „Was willst du jetzt tun, was kannst du machen?" Er geht auf einen Schrank los und rüttelt und schüttelt ihn, so gut er es kann, und sagt: „Da ist das Böse drin, das darf nicht raus, das muss weg. Das muss hier verschwinden." Ich frage ihn weiter: „Wie kannst du das denn machen?" Er versucht den Schrank zu verschieben, aber das gelingt ihm nicht. Dann nimmt er eine große Papierrolle, die in der Nähe herumsteht und wickelt den Schrank darin ein. Mit Kreppband und einem großen Paketband verschließt er den Schrank in seiner Hülle und sagt: „So, da ist das Böse drin, das kommt nicht mehr raus. Das wird da jetzt eingesperrt und bleibt da drin!"

Die Varianten sind auch hier vielfältig und lassen immer neue Überraschungen erleben. Ähnliche Prozesse des Aktiven Symbolisierens und der Identifikation können Sie mit Spielkarten einleiten, wie ich schon kurz beschrieben habe. Viele Kinder sammeln und spielen mit Karten, ob es Pokémon- oder Dragonball-Karten sind oder andere, die gerade in der jeweiligen Altersgruppe „in" sind und die Kinder begeistern. Diese Karten-Sets bestehen aus Karten mit unterschiedlichen Bildern und Eigenschaften. Da sind Figuren zu sehen und vielfältige Fantasiegestalten. Ich bitte das Kind, eine Karte auszuwählen oder aber blind aus einem umgedrehten Deck zu ziehen und diese Karte dann zu verkörpern. Für uns Therapeut*innen gilt es, das Kind darin zu unterstützen, seine eigene Symbolik zu produzieren. Auch wenn das Bild der Karte schon vorgeben ist, wird die Bedeutung vom Kind aktiv und eigen-willig geschaffen. Deswegen ist auch dieser Prozess Bestandteil des Aktiven Symbolisierens. Wenn dann das Kind diese Figur auf der Karte verkörpert, sich damit identifiziert, identifiziert es sich mit Aspekten seiner eigenen Persönlichkeit, die vielleicht zu kurz kommen oder ungelebt bleiben müssen. Diese Figuren zu spielen (wobei ich manchmal mitspiele), setzt vieles frei und zeigt oft neue Aspekte der Lebendigkeit.

F 5 „Ich habe keinen Platz" und die Zerrissenheit – mit Verraumen arbeiten

Um die Bedeutung des Verraumens vorzustellen, beginne ich mit einem Beispiel:

Der 11jährige Ben befindet sich in einer Krise. Sein Vater und seine Mutter trennen sich. Das geht ohne Krieg ab, doch für Ben ergibt sich ein großes Problem: Seine Eltern haben ihn gefragt, bei wem er künftig hauptsächlich bleiben möchte. Er kann jeweils die Mutter oder den Vater besuchen, aber sie wollen, dass er einen Hauptort hat, von dem aus er zur Schule geht und wo er die meiste Zeit lebt. Ben wirkt auf mich überfordert. Er möchte sich entscheiden, aber: „Ich weiß nicht, was ich will, ich fühle mich hin- und hergerissen. Da weiß ich nicht mehr ein und aus." Ich bitte ihn, sich in dem Therapieraum einen Platz zu suchen, der für den Ort und den Zustand steht, in dem er sich jetzt befindet, einen Ben-Platz. Er probiert ein bisschen aus und findet dann an der schmalen Seite des Raumes einen Platz, an dem er sagen kann: „Ja, das hier passt. Hier stehe ich ganz gut, hier bin ich." Dann bitte ich ihn, sich diese Stelle zu merken und mit einem Seil oder mehreren Seilen einen Raum zu legen, der für seine Mutter steht. Er probiert auch hier, ist aber relativ klar, dass die Mutter vorne rechts von ihm aus gesehen, ihren Raum findet. Er legt einen Kreis und grenzt damit ein Feld ab für seine Mutter. Danach bitte ich ihn, auch für seinen Vater mit Seilen einen Raum zu legen. Er macht dies, der Raum ist etwas unregelmäßiger, liegt von seinem Platz aus dem der Mutter gegenüber. Zwischen ihnen ist freier Platz, aber relativ wenig, allenfalls ein Meter. Dann frage ich ihn, ob er sich an seinen ersten Ort, an seinen Ben-Ort stellen mag, um von dort aus mal zu spüren und zu sehen, wie es ihm geht, wenn er auf das Mutter- und auf das Vater-Feld schaut.

Er macht dies und sagt nach einer Weile: „Das ist hier okay." Nun ermutige ich ihn, mal einige Schritte auf den Raum der Mutter oder den Raum des Vaters zuzugehen, um mal zu merken, wie es ihm dabei geht, ein wenig damit zu spielen, auszuprobieren. Er bewegt sich zuerst zwei, drei Schritte auf die

Mutter zu, hält dann inne, dreht sich zur Seite, geht auf den Vater zu, dann wieder zur Mutter, dann wieder zurück, wieder zwei Schritte rückwärts, einen Schritt vor... Seine Bewegungen sind sehr suchend, er sagt: „Wenn ich auf eins der Felder zugehe, dann stimmt das schon so und dann ist das gut und gleichzeitig ist das schlecht. Wenn ich auf meine Mutter zugehe, weiß ich, dass mein Vater traurig ist. Wenn ich auf meinen Vater zugehe, weiß ich, dass meine Mutter traurig ist und das will ich nicht und das ist doof." Im weiteren Verlauf wird Ben und mir deutlich, dass Ben mit der Entscheidung tatsächlich völlig überfordert ist. Die Eltern erwarten etwas, was Ben nicht leisten kann. Das müssen sie – und das ist meine Überzeugung – als Eltern, als Erwachsene entscheiden und dafür die Verantwortung übernehmen. Wenn Ben sich entscheiden sollte, fühlte er sich nicht, wie die Eltern vermuteten, „frei", sondern hatte er immer das Gefühl, das andere Elternteil zu verraten. Und das war für ihn nicht aushaltbar. Wir vereinbaren ein gemeinsames Treffen zwischen Ben und den Eltern, in dem ich den Eltern diese Erfahrung mitteile und Ben und ich sie bitten, selbst die Verantwortung zu übernehmen. Sie sind überrascht und ein wenig erschrocken und greifen die Aufforderung auf.

Diesen Prozess nennen wir Verraumen. Das Verraumen funktioniert, weil das Erleben der Menschen und gerade der Kinder und Jugendlichen immer auch räumliche Dimensionen hat. Ich habe dies in Kapitel C 6 für die Arbeit mit den Bedeutungsräumen schon erläutert. Die Sprache ist voll von räumlichen Begriffen. Jemandem nahe zu sein, bezeichnet einen räumlichen Abstand, aber gleichzeitig eine Beziehungsqualialität. Sich abzugrenzen kann wörtlich bedeuten, eine Grenzlinie zu ziehen und gleichzeitig das Verhalten und Empfinden bestimmen. Die vielfältigen räumlichen Dimensionen des Erlebens werden im Verraumen sichtbar und fühlbar gemacht und genutzt.

Das gilt für viele Aspekte, gerade das Zerrissen-Sein kann durch Verraumen deutlich werden und im Dialog mit den Kindern und Jugendlichen Lösungswege eröffnen.

Ein Mädchen war hin- und hergerissen zwischen zwei Freundinnen. Sie schuf einen Raum für eine Freundin, dann einen für die andere und begab sich jeweils in die Räume. Sie sagte danach: „Ich weiß gar nicht, wo mein eigener Platz ist, wo ich bin." Sie hatte gemerkt, was ihr fehlt, als sie sich im Zwischenraum zwischen den beiden Freundinnen-Räumen befand. Ich fragte: „Wo könntest du denn deinen eigenen Platz gestalten? Wo könnte er entstehen?“ Sie suchte, probierte die und jenes. Dann stellte sie sich in die Nähe der Tür, weit weg von den Räumen der beiden Freundinnen, und meinte: „Ich brauch erstmal Abstand. Hier könnte es gehen ...“ Was brauchst du dort als nächstes?“ ... So ging der Prozess weiter. Ihr Kernthema war nicht die Zerrissenheit zwischen den Freundinnen, sondern ihr Selbstwertgefühl, ihr eigener Platz. Verraumen führt oft zu neuen Themen, die manchmal im Hintergrund lauern.

Das klassische Verraumen[131] arbeitet mit einem Triptychon.[132] Ein Triptychon ist ein dreiteiliges Bild, was früher entwickelt wurde, um die Altäre vor den Auswirkungen des Kerzenqualmes zu schützen. Die Altäre wurden zugeklappt mit einem rechten und einem linken Holzflügel, die dann aufgeklappt auch bemalt waren. Das waren die ersten Comics, es wurden Bildergeschichten erzählt auf diesen drei Feldern, zum Beispiel die Geburt von Jesus, die Kreuzigung und die Auferstehung. Mit dem Verraumen als Triptychon-Form können solche zeitlichen Dimensionen begehbar gemacht werden.

Der 16-jährige Sven ist extrem lustlos, was die Schule und das Lernen betrifft. Er liest eigentlich gerne, aber die Schule „kotzt“ ihn nur an. Ich bitte ihn, drei Räume zu legen mit den Arbeitstiteln: „Schule jetzt“ (Mitte), „Schule früher“ (links), „Schule in Zukunft“ (rechts). In den mittleren Raum bitte ich ihn, hinein zu gehen und sich die Zeit zu nehmen, ihn als Raum wahrzunehmen, der seinen jetzigen Zustand in der Schule beschreibt. Er erzählt, dass ihn alles langweilt und auch ärgert ... Anschließend bitte ich ihn, in den linken Raum, den Raum der Vergangenheit, hinein zu gehen und frage ihn nach seinen früheren Erfahrungen in der Schule. Auch hier beginnt er, zu erzählen. Dabei wird deutlich, dass sich vor allem sein Verhältnis zur Schule verändert hat, als er zwei seiner besten Freunde verloren hat und sich nun sehr allein in der Schule fühlt. Mit den Freunden gemeinsam war das Schulleben nicht nur erträglich, sondern sogar „ganz nett“. Damit verändert sich unser Thema. Ursprünglich wollte ich ihm vorschlagen, den rechten Raum als Raum seiner Zukunft zu beschreiten, um Ideen für das zu entwickeln, was er nach

131 Siehe auch: Baer, U.; Frick-Baer, G. (2008): Leibbewegungen, Herzkreise und der Tanz der Würde – Methoden und Modelle der Tanz- und Bewegungstherapie. Neukirchen-Vluyn

132 Baer, U. (2014): Gefühlssterne, Angstfresser, Verwandlungsbilder – Kunst- und gestaltungstherapeutische Methoden und Modelle. Berlin

der Schule machen möchte, wie er sich dort sieht, was er sich ersehnt oder wünscht und so weiter. Doch dazu kamen wir diesmal gar nicht, denn das Thema hatte sich geändert. Etwas anderes stand zunächst im Vordergrund. Wir setzten die Arbeit fort, indem ich ihn bat, die alten Räume aufzulösen und einen neuen Raum der Freundschaft zu gestalten. Als er diesen Raum betrat, wurde er traurig, ein Gefühl, das er lange nicht zulassen konnte. Und dann wurde Freundschaft Thema: Was bedeuteten Freundschaft für ihn? Woran merkt er, dass Freunde Freunde sind? Welche Menschen gibt es, mit denen er sich Freundschaft vorstellen könnte? ...

Solche Überraschungen wie bei Sven sind typisch für die Arbeit mit dem Verraumen, es treten immer wieder neue Aspekte in den Vordergrund, die vorher nicht bewusst waren.

Das Triptychon kann auch anders als mit dem Schema Vergangenheit, Gegenwart, Zukunft gestaltet werden, indem es Polaritäten abbildet. Auch hierfür ein Beispiel:

Ina ist 13 Jahre alt und hat sich verliebt. Sie ist wegen eines anderen Themas in therapeutischer Behandlung, doch dieses Thema spielt gerade keine Rolle, die Verliebtheit überstrahlt alles. Sie weiß nicht, ob sie sich dem Jungen, in den sie sich verliebt hat, nähern soll oder nicht und fühlt sich überwältigt und überfordert. Ich bitte Sie, einen Raum zu gestalten für ihren jetzigen Zustand. Sie geht dort hinein und erzählt, wie es ihr geht. Dann bitte ich Sie, Räume rechts und links von ihr mit etwas Positivem und etwas Negativem zu besetzen. Wir überlegen gemeinsam, was sie gerade als negativ empfindet, und sie benennt sehr klar und eindeutig, ihre Angst, etwas falsch zu machen, weil sie so unbeholfen ist und nicht weiß, was richtig ist. Als positives Feld wählt sie den Titel Raum des Mutes. Sie geht zuerst in den Raum der Ängste und merkt, dass sie eigentlich gar nicht so ängstlich ist, wie sie dachte. Ja, sie hat Angst, ja, sie weiß nicht, wie das geht mit dem Verlieben, mit dem Annähern, mit der Kontaktaufnahme, mit dem Reden, mit dem „und so weiter". Sie hat keine Erfahrungen, aber sie hat viel gelesen und sagt, dass es ihr guttut, mit mir über ihre Angst zu reden und sie mitzuteilen, dadurch würde sie schon geringer. Im Raum des Mutes stockt ihr zuerst der Atem, weil sie sich selbst nie als mutig bewertet hat und auch von anderen in solcher Hinsicht kaum Rückmeldungen erhalten hat. Doch sie merkt, wenn sie sich die Person, in die sie sich verliebt hat, im Raum des Mutes vorstellt, dass sie mutig genug ist, auf ihn zuzugehen. Wir reden darüber, dass die große Liebe oft mit der Einladung zu einem Glas Cola oder einem Kinobesuch beginnt und der erste Schritt oft der Schwierigste ist. Sie sucht sich einen Platz im Raum des Mutes, der gerade ihrer Stimmung entspricht und ich bitte sie, sich vorzustellen, einen Schritt nach vorne oder zur Seite zu machen, einen ersten Schritt, um ihrer Verliebtheit zu folgen. Sie schließt die Augen, sinniert ein Weilchen, lächelt dann und macht einen kleinen Schritt schräg links nach vorne. Sie sagt: „Ich werde ihn einladen zu einem Tennismatch, denn ich weiß, er spielt gerne Tennis."

Zumeist brauchen die Verraumungsaktivitäten mit Kindern und Jugendlichen keine starren Schemata, auch wenn diese sich manchmal anbieten. Oft entsteht das Verraumen darüber, dass es ein Thema gibt, was sich „eingesperrt" anfühlt oder so wirkt. Meistens ergibt sich dann aus dem ersten Verraumungsvorschlag ein zweiter und ein dritter oder noch mehr.

F 6 Kreative Dialoge

Kindliche Entwicklung ist Beziehung. Sie geschieht immer im wechselseitigen Austausch mit anderen Menschen. Kinder leben mit anderen zusammen und entwickeln sich gemeinsam mit ihnen. Kinder spielen mit anderen. Selbst wenn sie allein spielen, sind andere meist in der Vorstellung dabei. Der Fahrer des Feuerwehrautos, die Menschen, die aus dem brennenden Haus gerettet werden, und die Löwin, die ihre Löwenkinder verteidigt.

Das Leiden von Kindern und Jugendlichen entspringt aus Beziehungserfahrungen. Sie werden erniedrigt, beschämt oder anderweitig entwürdigt von anderen Menschen. Therapie mit Kindern und Jugendlichen ist deshalb immer Beziehungstherapie, ob man sich dessen bewusst ist oder nicht. Unser Ansatz bemüht sich, diese Beziehungsqualität bewusst zu machen und alle Aspekte der Beziehung explizit zu nutzen.

Dabei kommt den kreativen Dialogen mit Kindern und Jugendlichen eine besondere Bedeutung zu.

Der achtjährige Ali hatte keine Lust mehr zu malen. In den Stunden davor hatte er gern gemalt, auch gemeinsam mit mir. Doch nun hatte sich etwas verändert. Er ging diesmal nicht zu den Farben und Papieren, sondern kramte in der von ihm so genannten Schatzkiste herum, in der sich alle möglichen Gegenstände und Fundstücke befanden. Zu meiner Verwunderung holte er einen Beutel mit Watte heraus, zupfte einen Wattebausch ab und legte ihn auf den Tisch. Er stand auf der einen Seite. Ich stellte mich auf die andere Seite und begann vorsichtig, mit dem Wattebausch in seine Richtung zu pusten. Er pustete zurück und es entstand ein Dialog des Wattebausches, in dem wir gegenseitig mit unserem Atem den Bausch über die Tischfläche bewegten. Manchmal fiel der Wattebausch herunter, dann gab es einen Einwurf, wie im Fußball, und das Spiel, der Dialog, ging weiter. Einmal wurde Alis Pusten etwas tonhafter und wurde als Pfeifen hörbar. Ich griff das auf und wir pfiffen nun in Richtung des Wattebausches und hatten unsere Freude daran. Ali wirkte nicht mehr so in sich geschlossen, wie ich ihn zuvor erlebt hatte. Er war wacher und blies den Atem und den Wattebausch in meine Richtung. Seine Augen blitzten und seine Pfiffe wurden immer kräftiger …

Hier zeigt sich, wie sich im Dialog kindliches Verhalten und die Beziehung zu den Therapeut*innen verändert. Kein Dialog wiederholt sich ein zweites Mal. Jeder Dialog ist Ausdruck eines Prozesses, eine Momentaufnahme und gleichzeitig ein Impuls der Veränderung. Mit welchen Medien dabei die Kinder und die Therapeut*innen in Beziehung treten, ist zweitrangig. Ich lasse fast immer die Kinder entscheiden, nur gelegentlich gebe ich Anregungen, die die Kinder selbstverständlich verwerfen können.

Carlos stand auf Punk-Musik. „Ich höre das nicht nur, ich tanze auch dazu. Ich setze mir einen Kopfhörer auf und tanze dann allein und drehe die Musik ganz laut“, erzählte er. Ich bat ihn, mal seine Musik mitzubringen, und schlug ihm dann vor, mit mir gemeinsam zu tanzen. Er tat es. Carlos tanzte den Pogo, von dem ich nur vage Vorstellungen hatte. Er zeigte mir das Up and Down, vor allem die Sprünge. Dann ging er langsam zum Slammen über, sprang gegen mich und stieß sich im Sprung von mir ab. Dabei wurde er immer aggressiver. Es wurde in der Übertragung die Aggressivität gegenüber seinem Vater spürbar, der ihn in seinem Leben mehrmals schmählich im Stich gelassen hatte. Der Vater hatte sich seiner Vaterrolle immer wieder entzogen, machte große Versprechungen, die er nie einhielt, und war nie da, wenn er gebraucht wurde. Ich war präsent, deswegen konnte die Aggressivität lebendig werden und Carlos konnte sich entsprechend austoben. Ich hielt stand, so gut ich das körperlich konnte. Für Carlos war entscheidend, dass ich nicht abbrach und mich nicht entzog. Seine aggressiven Sprünge wurden milder und am Ende des Tanzes strahlte er mich an: „Das war cool!"

Während dieses tänzerischen Dialogs und auch danach wurde kein Wort über seinen Vater gesprochen. Es war ihm, wie ich wusste, zu „peinlich" und doch hatte der Vater als unsichtbarer Dritter den Raum betreten. Carlos tanzte den Pogo mit mir und gleichzeitig mit seinem Vater. Entscheidend war, dass ich da war, dass ich im Dialog war, dass ich mich nicht entzog. Für Carlos eine neue Erfahrung, auf der er aufbauen konnte.

In kreativen Dialogen vollziehen sich oft Prozesse mit Übertragungen und zuvor Unlebbares kann lebendig werden. Vieles andere mehr geschieht in der Begegnung. Manchmal kann es besprochen werden, manchmal bleibt es wortlos. Auch ohne verbale Benennung sind das wichtige Erfahrungen für die Kinder und Jugendlichen und öffnen Türen für den weiteren Entwicklungsprozess.

So auch bei der neunjährigen Sonja. Sie holte sich aus dem Musikregal die Doppelkalimba heraus, ein Instrument, auf dem man über Metallzungen mit den Fingern Töne erzeugen kann. Eine Kalimba stammt ursprünglich aus Afrika. In der Doppelkalimba sind die Metallzähne so angeordnet, dass zwei Personen gleichzeitig auf demselben Instrument spielen können.[133] *Sonja probierte einige Töne aus und schaute mich fragend an. Ich schlug ihr vor, gemeinsam das Instrument zu spielen, einfach so die Töne entstehen zu lassen, wie die Finger es wollen. Sie nickte und wollte es ausprobieren. Wir spielten eine Weile. Allmählich wurden Sonjas Augen immer feuchter und sie begann wortlos zu weinen. Nach zwei oder drei Minuten versiegten die Tränen. Wir beendeten schließlich den Dialog. Sonja wandte sich einem anderen Instrument zu. … Ich entschied mich meiner Resonanz folgend,*

133 Die Doppelkalimba wurde ursprünglich von einer Teilnehmerin unserer musiktherapeutischen Fortbildungen erdacht und ist mittlerweile verbreitet.

nicht zu fragen, was sie traurig gemacht hatte, was ich bei anderen Kindern in einer ähnlichen Situation wahrscheinlich getan hätte, weil mir diese Traurigkeit sehr scheu, zart und kostbar wirkte. Ich hatte vor Therapiebeginn von den Eltern erfahren, dass Sonja ihre Oma sehr geliebt hatte und auf ihren plötzlichen Tod scheinbar sehr unbeteiligt reagiert hatte. Vielleicht waren dies die Tränen über den Verlust der Oma, die im Spiel der Doppelkalimba fließen durften.

In kreativen Dialogen werden häufig Grenzen und Grenzverletzungen sichtbar.

Der fünfjährige Dilan war aus den kurdischen Regionen Syriens als Flüchtlingskind nach Deutschland gekommen. Ein wildes Kind in allem, was sie nach außen zeigte. Innerlich wirkte er auf mich sehr verloren und orientierungslos. Er meinte, nicht malen zu können, und musizieren wollte er auch nicht, tanzen schon gar nicht. Also legten wir ein großes Blatt Papier auf einen Tisch und daneben Töpfchen mit Farben. Mit den Fingerspitzen tupften wir in die Farben und drückten sie auf das Papier. Wir probierten verschiedene Farben aus und füllten nach und nach das Blatt. Dann griff ich zu einem Stift und zeichnete an einen kugelförmigen Fingerabdruck Beine, Füße, Hände, Arme und einen kleinen Hals und einen Kopf. Auch das griff er begeistert auf und wir füllten das Papier mit Fingerabdruckwesen. Allmählich entwickelte sich über das Zeichnen der Fingerabdruckwesen hinaus ein freies Spiel des Malens und Gestaltens, ein Dialog. Er griff wieder in die Farbtöpfe und produzierte neue Fingerabdrücke. Eine Lokomotive entstand, ein Auto, bei dem die Fingerabdrücke Autoreifen wurden. …

Dabei veränderte er auch die Fingerabdrücke, die von mir produziert worden waren und schließlich auch die Fingerabdruckwesen, die ich gezeichnet hatte. Als ich dies aber bei seinen ebenfalls machen wollte und zumindest den Ansatz dazu unternahm, blockte er ab, zog Grenzen mit starken Fingerstrichen und mit Hilfe des Stiftes. Auch ich grenzte einen Bereich für mich ein, sodass wir bald jeder einen eigenen geschützten Bereich hatten, der von deutlichen Grenzen umzogen wurde. Dazwischen gab es ein Feld, das offener war, das irgendwie eine Spielfläche für beide blieb. Dort konnten wir uns im gemeinsamen Raum begegnen und unsere Fingerabdruckwesen gegenseitig verändern, bemalen, umgestalten usw.

An diesem kreativen Dialog war nicht nur interessant, dass ich über die Fingerabdrücke für ihn einen Weg fand, ein Bild zu gestalten, obwohl er angeblich nicht malen konnte und mit mir in den Dialog zu gehen. Ein Thema wurde sehr schnell das, was ihn bewegte: Grenzen und Grenzüberschreitungen. Er hatte seine Heimat verloren, sein eingegrenztes sicheres Gebiet. Er hatte bei der Flucht mit seinen Eltern Grenzen überschritten und überquert, oft unter Lebensgefahr. Er kannte sich nicht aus, wie hier in Deutschland die Grenzen zwischen den Menschen beschaffen sind, wie man hier damit umgeht und umgehen sollte. All das wurde in diesem kreativen Dialog deutlich. Den Themen, die ihn bewegten, konnten wir in vielen Varianten spielerischer kreativer Dialoge auf die Spur kommen und Veränderungen ausprobieren. In kreativen Dialogen liegt die große Chance, dass sich das zeigt, was ist, einschließlich der negativ erlebten Erfahrungen, Ängste und Unsicherheiten. Gleichzeitig ergeben sich immer wieder Möglichkeiten, Neues zu schaffen, Veränderungen auszuprobieren, es nicht bei dem Status Quo zu belassen.

G

Sich erkennen, sich verstehen, sich als Kompetenz nutzen

Therapeut*innen befinden sich, wollen sie wirksam sein, mittendrin im therapeutischen Prozess mit Kindern und Jugendlichen. Die eigene Rolle gilt es deshalb in besonderer Weise zu reflektieren.

G 1 Die eigene Rolle

Als Therapeut*innen begegnen wir den Kindern und Jugendlichen immer in dreierlei Hinsicht:

- Wir begegnen ihnen als unsere Klient*innen. Wir schenken ihnen unsere Achtsamkeit und versuchen, sie so gut es uns möglich ist wahrzunehmen und mit ihnen eine Beziehung aufzubauen.

- Wir haben aber auch schon mit anderen Kindern Erfahrungen gemacht – mit unseren eigenen, mit denen von Verwandten oder mit den Kindern oder Jugendlichen, mit denen wir bereits gearbeitet haben. Auch diese Erfahrungen fließen in den Blick mit ein, wie wir das Kind oder den Jugendlichen einschätzen und ihnen begegnen. Es wird zwar immer gesagt, man solle sich von solchen Vorerfahrungen freimachen, aber das kann wohl eher Computerprogrammen gelingen – nicht Menschen. Deswegen ist es gut, um diese Wahrnehmungen zu wissen, sie zu registrieren UND sich gleichzeitig auf die konkrete Kinder und Jugendlichen, mit dem wir arbeiten, zu zentrieren. Die Vorerfahrungen können wichtig und nützlich sein, um den Blick zu schärfen, UND sie dürfen nicht die Wahrnehmung trüben oder durch Vorannahmen zu sehr beeinträchtigen.

- Drittens waren wir selbst alle Kinder und haben unsere eigenen kindlichen Erfahrungen. Wenn wir zum Beispiel als Kind unter Einsamkeit gelitten haben, werden wir meist einen besonders offenen Sinn für die Einsamkeit der Kinder und Jugendlichen haben, mit denen wir uns beschäftigen. Vielleicht sind unsere eigenen Einsamkeitserfahrungen aber unbearbeitet und versteckt, so dass wir möglicherweise in dieser Hinsicht bezüglich unserer Klient*innen einen blinden Fleck haben.

Wir Therapeut*innen müssen uns dieser drei Ebenen des Zugangs zum Kind bewusst sein. Dazu hilft es immer wieder, einen exzentrischen Standpunkt einzunehmen. Mit Exzentrizität meinen wir nicht einen „exzentrischen Gentleman", wie wir ihn aus den Romanen von Agatha Christie kennen.

Exzentrizität ist ein philosophischer Begriff.[134] Wir Menschen begegnen uns leiblich und die Zwischenleiblichkeit bildet einen gemeinsamen Raum, wie ich ihn an anderer Stelle bereits beschrieben habe. Und wir haben als Menschen die Möglichkeit, aus („ex") dem Zentrum („zentrisch") dieser leiblichen Begegnung einen Schritt hinauszutreten („ex-zentrisch") und uns die unmittelbar leibliche Begegnung gleichsam von der Seite aus anzuschauen. Wenn ich mit einem Kind arbeite, begegne ich ihm unmittelbar leiblich und gleichzeitig kann ich mir vom exzentrischen Standpunkt aus anschauen, welche Aspekte meiner eigenen Kindheitserfahrung oder der Erfahrung mit anderen Kindern in diese Begegnung mit dem/der Klient*in hineinspielen.

Dies ist ebenfalls von Bedeutung in der Wahrnehmung der drei Rollen, in denen wir in der Therapie mit Kindern und Jugendlichen aktiv sind:

- Wir stehen als Therapeut*innen mit dem Kind in Beziehung, handeln, nehmen wahr, spielen, reflektieren usw..

- Das Kind überträgt eigene Erfahrungen und Sehnsüchte auf uns, sie werden zu „unsichtbaren Dritten": Wir werden Container bzw. Projektionsflächen für die Sehnsüchte der Kinder oder Jugendlichen, zum Beispiel als Wunschvater oder Wunschmutter. Wir füllen vielleicht auch die Leerstellen, welche die Kinder erfahren haben, indem wir selbst zu einer Leerstelle gemacht werden oder aber mit dem gefüllt werden, was das Kind vermisst hat und was es braucht.

- Und wir sind gleichzeitig ein „normaler" Mensch mit Empfindungen der Freude und Verletzlichkeit, mit Bedürfnissen, Grenzen und dergleichen mehr.

Wenn uns ein Kind verletzt, verletzt es uns konkret als Mensch. Wir dürfen und sollten dies spüren UND wir können als Übertragungsfigur registrieren, dass vielleicht jemand anderes gemeint ist, UND wir können in unserer therapeutischen Funktion und Rolle entsprechend reagieren. Alle drei Aspekte müssen gemeinsam und gleichzeitig gedacht werden, sie ausschließend

134 Plessner, H. (1975): Stufen des organischen und der Mensch. Einleitung in die philosophische Anthropologie. Berlin, New York
Plessner, H. (2003): Conditio humana. Gesammelte Schriften VIII. Frankfurt a. M.

einander gegenüberzustellen ist falsch und unangemessen. Ein Satz wie „Du musst wissen, dass du nicht persönlich gemeint bist", mit dem Subtext: „Du darfst nicht verletzt sein", entspricht nicht der Realität menschlichen Erlebens. Deswegen ist das Modell dieser drei Rollen wichtig, und es ist wichtig, alle drei Aspekte zu würdigen.

G 2 Die eigene Kindheit

Ich habe betone immer wieder, dass die eigenen kindlichen und jugendlichen Erfahrungen eine Ressource in der Begleitung von Kindern und Jugendlichen sein können. Doch dies gilt nur, wenn diese als eigene Erfahrungen wahrgenommen und reflektiert, emotional gefühlt und aufgearbeitet wurden. Sie zu fühlen ist von zentraler Bedeutung, weil nur ein kognitiver Zugang nicht ausreicht, das unbewusste Nachwirken zu entschärfen und sie für die therapeutische Arbeit nutzbar zu machen. Für mich ist es unerklärlich, dass es immer noch therapeutische Ansätze gibt, die berechtigen, mit Kindern und Jugendlichen therapeutisch zu arbeiten, ohne die eigene kindliche und jugendliche Geschichte aufgearbeitet zu haben. Auch für die sozial- und heilpädagogischen Bereiche ist es dringend notwendig, die eigenen Erfahrungen zu durchdringen. Und auch für die Bildungsarbeit gilt die Frage: Wie soll man Lernen vermitteln, wenn die eigene Lerngeschichte im Dunklen und unberücksichtigt bleibt?! Leitfragen sind dabei: Was hat mir damals in meiner Kindheit und Jugend geholfen und was nicht? Was war kontraproduktiv? Was hat mich verletzt? Was hat mich gestärkt?

Wer therapeutisch mit Kindern und Jugendlichen tätig ist, sollte sich mit der Geschichte des eigenen kindlichen und jugendlichen Leidens beschäftigen: mit der Trauer und dem Zorn, mit den Leerstellen und Ressourcen, den stärkenden Beziehungserfahrungen, Entwürdigungen, Entwicklungsherausforderungen und vielem anderen mehr.

Ich biete Ihnen deshalb im Folgenden zwei Methoden an, die diesen Prozess unterstützen, benutze ich gern. Die erste Methode:

„Nehmen Sie ein großes Blatt Papier und Farben. Wenn das Papier nicht reicht, können Sie weitere Blätter an das erste kleben. Nehmen Sie nun eine Farbe oder einen Stift Ihrer Wahl, beginnen Sie mit Ihrer Geburt und setzen Sie dort einen Punkt auf das Blatt. Gehen Sie von diesem Punkt nicht direkt nach vorne in Ihre kindliche Entwicklung, sondern zunächst einmal zurück. Ziehen Sie eine Linie für die Zeit vor Ihrer Geburt und nutzen Sie den Raum um diese Linie herum, um malend oder skizzierend zu sinnieren: Waren Sie ein gewünschtes Kind? Wir waren die Situation Ihrer Familie, wie die Atmosphären ...? Dann gehen Sie zum Zeitpunkt Ihrer Geburt und malen dorthin, was Ihnen dazu einfällt und in den Sinn kommt. Gehen Sie dann weiter, Lebensjahr für Lebensjahr. Malen und gestalten Sie, an was Sie sich erinnern. Positives wie Negatives. Achten Sie auf das, was da war, aber auch auf das, was fehlte."

Sie können die Malfläche vergrößern, indem Sie weitere Blätter hinzufügen. Sie können auch auf der Rückseite einer Tapetenrolle beginnen und sie dann soweit ausrollen, wie es für den Gestaltungsprozess notwendig ist.

Diese Arbeit braucht Zeit und am besten vertrauensvolle Begleitung, vielleicht im kollegialen Kreis oder in der Supervision oder Therapie. Denn es ist gut, wenn der Gestaltung ein intensiver Austausch über das folgt, was war, und das, was fehlte. Besonders wichtig ist die Beschäftigung mit der Frage: „Was hätten Sie in dieser Zeit gebraucht?" Die Beschäftigung mit der eigenen Kindheit kann aufwühlend sein und setzt deshalb eine vertrauensvolle Begegnung voraus. Wer sich darauf einlässt, wird dem Leiden begegnen, aber auch viel Stärkendes und Kraftvolles entdecken.

Wenn Sie ein solches Kindheits- und Jugendpanorama ein oder zwei Jahre später noch einmal wiederholen, werden sich wahrscheinlich andere Aspekte zeigen. Manches wird in den Hintergrund getreten sein, anderes in den Vordergrund gerückt.

Ein zweiter fruchtbarer Weg besteht darin, das „Haus der Kindheit" zu gestalten:

*Nehmen Sie ein großes Blatt Papier und Farben oder Stifte und gestalten Sie das Haus Ihrer Kindheit. Es geht jetzt nicht darum, das Haus abzubilden, in dem Sie als Kind oder Jugendliche*r gelebt haben (wenn Sie wollen, können Sie dies selbstverständlich auch tun), sondern zu sinnieren und zu spüren: Wenn meine Kindheit ein Haus wäre, welche Zimmer hätte es? Wie sähe es aus? Wäre es wie ein großes Schloss oder wie eine kleine Hütte? Gäbe es ein Kinderzimmer? Wie sähe das aus? Womit wäre es gefüllt? Gibt es ein Wohnzimmer, ein Elternzimmer ...? Wie ist es mit Spielräumen? Mit einem Versteck? Gab oder gäbe es einen Dachboden und einen Keller? Welche Menschen lebten in diesem Haus, wie und wo? Welche Tiere? ...*

Auch diese Gestaltung öffnet viele Türen zum Nachspüren und Verstehen der eigenen Kindheit und Jugend. Wünschenswert ist auch hier, dass Sie bei dieser Gestaltung von einer Person begleitet werden, zu der Sie eine vertrauensvolle Beziehung haben.

G 3 Die Familie

Therapie mit Kindern und Jugendlichen ist Beziehungsarbeit. Nur wenn uns Therapeut*innen gelingt, eine Beziehung zu den kindlichen oder jugendlichen Klienten herzustellen, kann helfende Veränderung gelingen. In diesem Prozess werden bei den Kindern immer wieder familiäre Bindungen lebendig. Manchmal, ja oft, sind sie direkt Thema, oft aber erscheinen sie in der Beziehungsqualität und in den Beziehungsmustern zwischen Therapeut*innen und Kindern.

Dieser Prozess erfolgt nicht nur bei den Kindern und Jugendlichen, sondern auch bei uns Therapeut*innen. Unsere Familienerfahrungen werden in der Arbeit mit Kindern und Jugendlichen nicht nur erinnert, sondern wirken auch unbewusst auf uns ein, beeinflussen das Beziehungsgeschehen. Deswegen ist es unbedingt notwendig, dass wir Therapeut*innen in unseren Ausbildungen und in der Supervision und auch immer wieder für uns selbst unsere eigenen Familienerfahrungen reflektieren und wir sie uns bewusst machen. Es ist notwendig, dass wir uns den folgenden Fragen stellen:

Welche familiären Strukturen kenne ich, welche haben mich beeinflusst?

Mit welchen familiären Strukturen habe ich keine Erfahrungen?

Wie bewege ich mich typischerweise in Beziehungen zu Kindern und auch zu anderen Erwachsenen?

Welchen blinden Flecken hinsichtlich familiärer Strukturen bin ich bislang in meiner Ausbildung, Praxis, Supervision begegnet?

Was hat mir in familiären Beziehungen geschadet?

Was hat mir in familiären Beziehungen geholfen?

In welcher Familienstruktur lebe ich jetzt?

Von welcher träume ich?

G 4 Supervision, Meinhaftigkeit und Exzentrizität

Wenn Sie mit einem Finger Ihre Nase berühren, dann werden Sie sich selbstverständlich gewiss sein, dass der Finger Ihrer ist und auch die Nase zu Ihnen gehört. Hier steht die Meinhaftigkeit nicht in Frage. Doch im Alltag und besonders im therapeutischen Prozess kann sie Ihnen abhandenkommen, zumindest aber Irritationen hervorrufen. Wenn es um Stimmungen, Gefühle,

Atmosphären geht, ist die Meinhaftigkeit oft nicht eindeutig. Ist es Ihre Zurückhaltung oder schwappt die Zurückhaltung des Kindes auf Sie über? Ist es Ihre Scham oder spüren Sie die Scham des Jugendlichen oder vermischt sich beides? Darauf sollten Sie in doppelter Weise reagieren:

Einerseits können Sie die schon erwähnte „Weisheit der Kinder" nutzen: Gehen Sie der Spur nach, ob das, was Sie spüren, etwas ist, was das Kind fühlt, für das es aber keine Worte hat. Und andererseits bemühen Sie sich, immer wieder nach Ihrer Meinhaftigkeit zu suchen, sich ihrer zu vergewissern und sie zu stärken. Das gilt für die therapeutische Arbeit und das ist eine Lebensaufgabe. Meinhaftigkeit ist das leibliche Spüren einer Person, was zu ihr gehört, was ihr eigen und was unser Eigenes ist.

Eine kleine Übung kann helfen, sich der Meinhaftigkeit bewusst zu werden:

> *Nehmen Sie ein möglichst großes Blatt Papier und Farben. Gestalten Sie Ihren Baum der Meinhaftigkeit. Was ist Ihnen eigen? Was gehört zu Ihnen, ob es Ihnen gefällt oder nicht? Lassen Sie Ihre Impulse fließen. Bringen Sie alles in die Gestaltung ein, was Ihnen in den Sinn kommt. Anschließend tauschen Sie sich mit einer anderen Person darüber aus: Wo sind Sie sich Ihrer Meinhaftigkeit sicher? Wo unsicher? Was gefährdet Ihr Gefühl von Meinhaftigkeit? Was stärkt es? …*

Sie werden sich Ihrer Meinhaftigkeit niemals ganz sicher sein können. Meinhaftigkeit zu spüren kann nur relative Sicherheit schaffen. Sie werden in der Begleitung von Jugendlichen nie genau unterscheiden können, was Ihres ist und worin Sie in Synchronresonanz und Zwischenleiblichkeit Gefühle, Stimmungen und andere leibliche Regungen der Kinder und Jugendlichen wahrnehmen und mitfühlen. Therapie enthält immer eine Bewegung im Raum der Zwischenleiblichkeit. Insofern gibt es hier keine Eindeutigkeiten, sondern nur ein Oszillieren zwischen den Polen des Kindes oder Jugendlichen und der eigenen Person. Doch damit Sie erfolgreich therapeutisch wirken können, ist es notwendig, immer wieder die eigene Meinhaftigkeit zu überprüfen und sich ihrer zu vergewissern.

UND es ist gleichzeitig notwendig, immer wieder einen Schritt nach außen und beiseite zu treten, um sich das, was zwischen Ihnen und dem Kind oder

Jugendlichen geschieht, bewusst anzuschauen. Wir nennen dies Exzentrizität (= aus dem Zentrum des Erlebens heraustreten). Auch die Möglichkeit der Exzentrizität ist manchmal gefährdet. Oft sind Sie als Therapeut*innen so eng mit dem Erleben des Kindes oder Jugendlichen verwoben, dass Sie zumindest zeitweilig nicht in der Lage sind, eine exzentrische Haltung einzunehmen. Die Meinhaftigkeit kann also zu schwach sein, so dass sie im Prozess des therapeutischen Dialoges verloren geht. Der exzentrische Standpunkt kann aber auch so stark sein, dass Ihr Gespür für die leiblichen Regungen des Kindes oder Jugendlichen schwindet. In der Exzentrizität verhaftet zu bleiben, blockiert den Zugang zum Kind und verhindert das Mitschwingen und Mitfühlen.

Für solche Situationen ist Supervision besonders notwendig. Unsicherheiten in der eigenen Rolle, Verunsicherungen, die vielleicht ihren Ursprung in eigenen familiären und kindlichen Übertragungen haben, Blockaden im therapeutischen Prozess und die erwähnten Gefährdungen von Meinhaftigkeit und Exzentrizität sind unabdingbar Anlass für eine Supervision. Wer mit Kindern und Jugendlichen arbeitet, braucht notwendigerweise kontinuierliche Supervision.

Supervision beinhaltet, sich die Verstrickungen und Verknüpfungen zwischen der eigenen Person und der therapeutischen Arbeit anzuschauen. Das Ziel besteht nicht darin, diese Verknüpfungen und Verstrickungen zu lösen oder ganz zu beenden, sondern sie zu klären und ihre Kraft zu reduzieren. Wenn sie bewusst sind, können wir sie nutzen und uns so klarer und hilfreicher in den therapeutischen Prozess einbringen. Das bedarf eines Blickes von außen und somit supervisorischer Unterstützung. Damit Supervision wirksam ist, bedarf es einer Haltung der Supervisor*innen, die auf diese Zusammenhänge fokussiert ist. Supervisor*innen haben nicht den Auftrag, einem sagen, wie alles „besser" zu tun sei, sondern sie sollen helfen, durch Spiegelungen, Anregungen und anderes mehr den Blick zu schärfen und die beschriebenen Irritationen und Verunsicherungen ins Bewusstsein zu rücken und zu klären.

Viele der kreativen Einheiten, die ich in diesem Buch vorgestellt habe, sind auch supervisorisch zu nutzen.

Eine weitere Anregung möchte ich Ihnen zusätzlich anbieten:

*Malen Sie die Umrisse eines Kreises in die Mitte eines Blattes, dann, wie bei einer dreiblättrigen Blume, drei weitere Kreise – einen über den Mittelkreis, einen links unten und einen rechts unten. In den mittleren Kreis malen Sie ein Sharing-Bild des Kindes oder des Jugendlichen, mit dem Sie gerade arbeiten. Sharing-Bild heißt, dass Sie kein fotografisches Abbild gestalten, sondern das, was Ihnen jetzt im Moment als leibliche Reaktion auf dieses Kind oder diese jugendliche Person in den Sinn kommt. In den Kreis darüber malen Sie das, was Ihnen jetzt zu Ihrer eigenen Kindheit einfällt. In den Kreis links unten gestalten Sie Erfahrungen mit anderen Kindern, die Ihnen jetzt einfallen. Diese können Ihre eigenen Kinder sein oder Kinder aus Ihrer familiären oder nachbarschaftlichen Umgebung, auch frühere Klient*innen. In dem Kreis rechts unten gestalten Sie bitte Ihre Familie bzw. Familienzusammenhänge, die Sie beeinflusst haben und die Ihnen jetzt in den Sinn kommen.*

Dann versuchen Sie allein oder besser noch mit einer anderen Person oder in einer supervisorischen Einzelbegleitung oder Gruppe, Verbindungen zwischen diesen vier Kreisen herzustellen.

Diese Einheit hilft, Verstrickungen zu entdecken und zu klären und Erkenntnisse zu gewinnen, die Ihre therapeutische Arbeit bereichern werden.

G6 Kreative Dialoge

Kindliche Entwicklung ist Beziehung. Sie geschieht immer im wechselseitigen Austausch mit anderen Menschen. Kinder leben mit anderen zusammen und entwickeln sich gemeinsam mit ihnen. Kinder spielen mit anderen. Selbst wenn sie allein spielen, sind andere meist in der Vorstellung dabei: der Fahrer des Feuerwehrautos, die Menschen, die aus dem brennenden Haus gerettet werden, und die Löwin, die ihre Löwenkinder verteidigt.

Das Leiden von Kindern und Jugendlichen entspringt aus Beziehungserfahrungen. Sie werden erniedrigt, beschämt oder anderweitig von anderen Menschen entwürdigt. Therapie mit Kindern und Jugendlichen ist deshalb immer Beziehungstherapie, ob man sich dessen bewusst ist oder nicht. Unser Ansatz bemüht sich, diese Beziehungsqualität bewusst zu machen und alle Aspekte der Beziehung explizit zu nutzen.

Dabei kommt den kreativen Dialogen mit Kindern und Jugendlichen eine besondere Bedeutung zu.

> *Der achtjährige Ali hatte keine Lust mehr zu malen. In den Stunden davor hatte er gern gemalt, auch gemeinsam mit mir. Doch nun hatte sich etwas verändert. Er ging diesmal nicht zu den Farben und Papieren, sondern kramte in der von ihm so genannten Schatzkiste herum, in der sich alle möglichen Gegenstände und Fundstücke befanden. Zu meiner Verwunderung holte er einen Beutel mit Watte heraus, zupfte einen Wattebausch ab und legte ihn auf den Tisch. Er stand auf der einen Seite. Ich stellte mich auf die andere Seite und begann vorsichtig, mit dem Wattebausch in seine Richtung zu pusten. Er pustete zurück und es entstand ein Dialog mittels des Wattebausches, in dem wir gegenseitig mit unserem Atem den Bausch über die Tischfläche bewegten. Manchmal fiel der Wattebausch herunter, dann gab es einen Einwurf, wie im Fußball, und das Spiel, der Dialog, ging weiter. Einmal wurde Alis Pusten etwas tonhaft und als Pfeifen hörbar. Ich griff das auf und wir pfiffen nun in Richtung des Wattebausches und hatten unsere Freude daran. Ali wirkte nicht mehr so in sich verschlossen, wie beim Malen. Er war wacher und blies den Atem und den Wattebausch in meine Richtung. Seine Augen blitzten und seine Pfiffe wurden immer kräftiger.*

Hier zeigt sich, wie sich im Dialog kindliches Verhalten und die Beziehung zur Therapeutin oder zum Therapeuten verändern. Kein Dialog wiederholt sich ein zweites Mal. Jeder Dialog ist Ausdruck eines Prozesses, eine Momentaufnahme und gleichzeitig ein Impuls der Veränderung. Mit welchen Medien dabei die Kinder und die Therapeut*innen in Beziehung treten, ist zweitrangig. Ich lasse fast immer die Kinder entscheiden, nur gelegentlich gebe ich Anregungen, welche die Kinder selbstverständlich verwerfen können.

Carlos stand auf Punk-Musik. „Ich höre das nicht nur, ich tanze auch dazu. Ich setze mir einen Kopfhörer auf und tanze dann allein und drehe die Musik ganz laut", erzählte er. Ich bat ihn, mal seine Musik mitzubringen, und schlug ihm dann vor, mit mir gemeinsam zu tanzen. Er tat es. Carlos tanzte den Pogo, von dem ich nur vage Vorstellungen hatte. Er zeigte mir das Up and Down, vor allem die Sprünge. Dann ging er langsam zum Slammen über, sprang gegen mich und stieß sich im Sprung von mir ab. Dabei wurde er immer aggressiver. Es wurde in der Übertragung die Aggressivität gegenüber seinem Vater spürbar, der ihn in seinem Leben mehrmals schmählich im Stich gelassen hatte. Der Vater hatte sich seiner Vaterrolle immer wieder entzogen, machte große Versprechungen, die er nie einhielt, und war nie da, wenn er gebraucht wurde. Ich war präsent, deswegen konnte die Aggressivität lebendig werden und Carlos konnte sich entsprechend austoben. Ich hielt stand, so gut ich das körperlich konnte. Für Carlos war entscheidend, dass ich nicht abbrach und mich nicht entzog. Seine aggressiven Sprünge wurden milder und am Ende des Tanzes strahlte er mich an: „Das war cool!".

Während dieses tänzerischen Dialogs und auch danach, wurde kein Wort über seinen Vater gesprochen. Es war ihm, wie ich wusste, zu „peinlich" und doch hatte der Vater als unsichtbarer Dritter den Raum betreten. Carlos tanzte den Pogo mit mir und gleichzeitig mit seinem Vater. Entscheidend war, dass ich da war, im Dialog war, dass ich mich nicht entzog. Für Carlos eine neue Erfahrung, auf der er aufbauen konnte.

In kreativen Dialogen vollziehen sich oft Prozesse mit Übertragungen und zuvor Unlebbares kann lebendig werden. Vieles andere mehr geschieht in der Begegnung, manchmal kann es besprochen werden, manchmal bleibt es wortlos. Auch ohne verbale Benennung sind das wichtige Erfahrungen für die Kinder und Jugendlichen und öffnen Türen für den weiteren Entwicklungsprozess.

So auch bei der neunjährigen Sonja. Sie holte sich aus dem Musikregal die Doppelkalimba heraus, ein Instrument, auf dem man über Metallzungen mit den Fingern Töne erzeugen kann. Eine Kalimba stammt ursprünglich aus Afrika. In der Doppelkalimba sind die Metallzähne so angeordnet, dass zwei Personen gleichzeitig auf demselben Instrument spielen können. Sie probierte einige Töne aus und schaute mich fragend an. Ich schlug ihr vor, gemeinsam das Instrument zu spielen, einfach so die Töne entstehen zu lassen, wie die Finger es wollen. Sie nickte und wollte es ausprobieren. Wir spielten eine Weile. Allmählich wurden Sonjas Augen immer feuchter und sie begann wortlos zu weinen. Nach zwei oder drei Minuten versiegten die Tränen. Wir beendeten schließlich den Dialog. Sonja wandte sich einem anderen Instrument zu. … Ich hatte das Gefühl lieber nicht zu fragen, was sie traurig gemacht hatte, was ich bei anderen Kindern wahrscheinlich getan hätte, weil mir diese Traurigkeit sehr scheu und kostbar wirkte. Ich hatte vor Therapiebeginn von den Eltern erfahren, dass Sonja ihre Oma sehr geliebt hatte und auf ihren plötzlichen Tod scheinbar sehr unbeteiligt reagiert hatte. Vielleicht waren dies die Tränen über den Verlust der Oma, die im Spiel der Doppelkalimba fließen durften.

In kreativen Dialogen werden häufig Grenzen und Grenzverletzungen sichtbar.

Der fünfjährige Dilan war aus den kurdischen Regionen Syriens als Flüchtlingskind nach Deutschland gekommen. Ein wildes Kind. Innerlich wirkte er sehr verloren und orientierungslos. Er meinte, nicht malen zu können, und musizieren wollte er auch nicht, tanzen schon gar nicht. Also legten wir ein großes Blatt Papier auf einen Tisch und daneben Töpfchen mit Farben. Mit den Fingerspitzen tupften wir in die Farben und drückten sie auf das Papier. Wir probierten verschiedene Farben aus und füllten nach und nach das Blatt. Dann griff ich zu einem Stift und zeichnete an einen kugelförmigen Fingerabdruck Beine, Füße, Hände, Arme und einen kleinen Hals und einen Kopf. Auch das griff er begeistert auf und wir füllten das Papier mit Fingerabdruckwesen. Allmählich entwickelte sich über das Zeichnen der Fingerabdruckwesen hinaus ein freies Spiel des Malens und Gestaltens, ein Dialog. Er griff wieder in die Farbtöpfe und produzierte neue Fingerabdrücke. Eine Lokomotive entstand, ein Auto, bei dem die Fingerabdrücke Autoreifen wurden.

Dabei veränderte er auch die Fingerabdrücke, die von mir produziert worden waren und schließlich auch die Fingerabdruckwesen, die ich gezeichnet hatte. Als ich dies aber bei seinen ebenfalls machen wollte und zumindest den Ansatz dazu unternahm, blockte er ab, zog Grenzen mit starken Fingerstrichen und mit Hilfe des Stiftes. Auch ich grenzte einen Bereich für mich ein, sodass wir bald jeder einen eigenen geschützten Bereich hatten, der von deutlichen Grenzen umzogen wurde. Dazwischen gab es ein Feld, das offener war, das irgendwie eine Spielfläche für beide war. Dort konnten wir uns bzw. unsere Fingerabdruckwesen gegenseitig verändern, bemalen, umgestalten usw.

An diesem kreativen Dialog war nicht nur interessant, dass ich über die Fingerabdrücke für ihn einen Weg fand zu gestalten, obwohl er angeblich nicht malen konnte, und mit mir in den Dialog zu gehen. Ein ihn bewegendes Thema wurde sehr schnell deutlich: Grenzen und Grenzüberschreitungen. Er hatte seine Heimat verloren, sein eingegrenztes sicheres Gebiet. Er hatte bei der Flucht mit seinen Eltern Grenzen überschritten und überquert, oft unter Lebensgefahr. Er kannte sich nicht aus, wie hier in Deutschland die Grenzen zwischen den Menschen beschaffen sind, wie man hier damit umgeht und umgehen sollte. All das wurde in diesem kreativen Dialog deutlich und in weiteren Dialogen spielerisch fortgeführt. Wie in anderen kreativen Dialogen zeigt sich das, was ist – auch die Unsicherheiten. Gleichzeitig ergeben sich immer wieder Möglichkeiten, Neues zu schaffen, Veränderungen auszuprobieren, es nicht bei dem Status Quo zu belassen.

Noch ein paar Worte zum Schluss

Therapie ist Kunst. Jede therapeutische Begegnung ist ein schöpferischer Akt. Dieses Motto hat mich mein ganzes therapeutisches Leben lang begleitet. Ich bin vielem Leid begegnet, im eigenen Leben und auch und vor allem in der therapeutischen Begegnung mit leidvollen, verletzten Menschen. Doch die Freude und Bewunderung der schöpferischen Kraft der Menschen hat mich immer wieder aufgerichtet (und sie!). Die Unerschöpflichkeit, mit der sich Menschen selbst und mich als Therapeuten immer wieder überraschen, machen jede Begegnung einzigartig. Das gilt natürlich unmittelbar und direkt für die Arbeit mit Kindern und Jugendlichen, aber ebenso für die Arbeit mit Erwachsenen, die in der Therapie immer auch wieder ihrem kindlichen Leid und dem kreativen Potenzial ihrer kindlichen Bewältigungsstrategien begegnen. Sich auf dieses Potenzial und auf das Hier und Jetzt zu orientieren und sich darauf zu konzentrieren, schützt uns Therapeut*innen nicht davor, sich manchmal sehr belastet zu fühlen, manchmal sogar verzweifelt, weil wir gerade Kinder und Jugendliche nicht aus ihren leidvollen Abhängigkeiten von Eltern, Familie und Lebensumwelt lösen können, doch es schenkt uns immer wieder Zuversicht und Vertrauen in die Möglichkeit von Menschen, von Kindern und Jugendlichen, Wege zu einem guten, einem besseren Leben zu finden.

Dass Sie als Therapeut*innen sich ihrer Bedeutung bewusst sind, die Sie für Kinder und Jugendliche in Not haben, und Sie sich Ihrer eigenen schöpferischen Kraft bewusst sind, das halte ich für eines der wichtigsten Gegenmittel gegen Erschöpfung und Burn-out. „Gegen Kummer hilft Kümmern“ – um sich, um andere, um Kinder und Jugendliche. Deshalb dieses Buch.

Zitierte und ausgewählte Literatur

Abdul-Hussain; Surur-Baig, S. (Hrsg.) (2009): Diversity in Supervision, Coaching und Beratung. Wien

Baer, U. (2012): Kreative Leibtherapie. Das Lehrbuch. Berlin

Baer, U. (2013): Familientherapie: humanistisch – leiborientiert – kreativ. Berlin

Baer, U. (1999/2014): Gefühlssterne, Angstfresser, Verwandlungsbilder – Kunst- und gestaltungstherapeutische Methoden und Modelle. Berlin

Baer, U. (2016): Selbstfürsorge – Wie Helfende das Helfen gut überleben. Berlin

Baer, U. (2018): Die Weisheit der Kinder. Wie sie fühlen, denken und sich mitteilen. Stuttgart

Baer, U. (2019): Phänomenologie der Essstörungen. Das große Verschwinden und die Ge-Wichtigkeit. In: Baer, U.; Frick-Baer, G. (2019): Würdigen, was ist. Praktische Phänomenologie. Kreative Leibtherapie Band 2. Semnos, Berlin. S. 181ff

Baer, U. (2019): Was hochbelastete Kinder brauchen. Praxishandbuch für Begleitung und Betreuung. Stuttgart

Baer, U.; Barnowski-Geiser, W.: Jetzt reden wir! Diagnose AD(H)S und was die Kinder wirklich fühlen, Weinheim 2009

Baer, U.; Barnowski-Geiser, W.: Hyperaktive Kinder kreativ. Das Semnos-Konzept in Therapie und Pädagogik. 2005.

Baer, U.; Frick-Baer, G. (2006): Über die phänomenologische Untersuchungsmethode am Beispiel der Bibliothek der Gefühle. In: therapie kreativ. Heft 43. Neukichen-Vluyn

Baer, U.; Frick-Baer, G. (2017): Das große Buch der Gefühle. Weinheim

Baer, U.; Frick-Baer, G. (2018): Deine Würde entscheidet. Finde den inneren Kompass für ein gutes Leben. Weinheim

Baer, U.; Frick-Baer, G. (2019): Würdigen, was ist. Praktische Phänomenologie. Berlin

Baer, U.; Frick-Baer, G. (2014/2021): Wie Kinder fühlen. Weinheim

Baer, U.; Frick-Baer, G. (2021): Das ABC der Gefühle. Weinheim

Baer, U.; Koch, C. (2020): Handbuch pädagogische Beziehungskompetenz. Grundlagen für ErzieherInnen und LehrerInnen. Berlin

Bandura, A. (1977): Self-efficacy: Toward a unifying theory of behavioral change. Psychological View, 84 (2

Bausum, J. & Besser, L.-U. et al. (2013): Traumapädagogik: Grundlagen, Arbeitsfelder und Methoden für die pädagogische Praxis. Weinheim

Becker, D. (2006): Die Erfindung des Traumas – verflochtene Geschichten. Gießen

Borucki, H. (1989): Einführung in die Akustik. Mannheim, Wien, Zürich

Bowbly, J. (2014): Bindung als sichere Basis. Grundlagen und Anwendungen der Bindungstheorie. München

Brauns, A. (2002/2004): Buntschatten und Fledermäuse. Mein Leben in einer anderen Welt. München

Brisch, K. H. (2015): Bindungsstörungen: Von der Bindungstheorie zur Therapie. Stuttgart

Brisch, K. H. (2019): Bindungsstörungen. Grundlagen, Diagnostik und Therapie vom Säuglingsalter bis zum alten Menschen. Stuttgart

Bundeszentrale für gesundheitliche Aufklärung, S 3 – Leitlinie, Diagnostik und Behandlung der Essstörungen o. J.

Cirne-Lima, C. (2019): Dialektik für Anfänger. Freiburg/München

Cramer, F. (1998): Symphonie des Lebendigen. Versuch einer allgemeinen Resonanztheorie. Frankfurt a. M.

Didszun, C. (2005): Als der Schmerz aufhörte, die Seele zu essen. Mein Tor zur Freiheit. Ohne Ortsangabe

Dornes, M. (2000): Die emotionale Welt des Kindes. Frankfurt a. M.

Dornes, M. (1997): Die frühe Kindheit. Entwicklungspsychologie der ersten Lebensjahre. Frankfurt a. M.

Dornes, M. (1993): Der kompetente Säugling. Die präverbale Entwicklung des Menschen. Frankfurt a. M.

Effinger, H. et al. (Hrsg.) (2012): Diversität und soziale Ungleichheit. Opladen, Berlin, Toronto

Ekstrom, L. H. (1993): A Coherence Theory of Autonomy. In: Philosophy and Phenomenological Research 53

Ende, M. (2018): Das Traumfresserchen. Stuttgart

Ettrich, C.; Pfeiffer, U. (Hrsg.) (2001): Anorexie und Bulimie: Zwischen Todes-Sehnsucht und Lebens-Hunger. München Jena.

Falkai, P.; Wittichen, H. U. et al. (2018): Diagnostisches und Statistisches Manual Psychischer Störungen DSM-5. Göttingen

Firnhaber, M. (2005): Legasthenie und andere Wahrnehmungsstörungen. Wie Eltern und Lehrer Risiken frühzeitig erkennen und helfen können. Ffm

Fischer, G.; Riedesser, P. (2003): Lehrbuch der Psychotraumatologie. München

Frankfurt, H. (1988): The Importance of What We Care About. Cambridge: Cambridge University Press

Frick-Baer, G. (2013): Trauma – „Am schlimmsten ist das Alleinsein danach"; Sexuelle Gewalt – wie Menschen die Zeit danach erleben wird und was beim Heilen hilft. Berlin

Frick-Baer, G. (2009): Kreative Traumatherapie: Aufrichten in Würde; Methoden und Modelle leiborientierter kreativer Traumatherapie. Berlin

Frick-Baer, G. (2008): Leibbewegungen, Herzkreise und der Tanz der Würde. Methoden und Modelle der Tanz- und Bewegungstherapie. Berlin

Fuchs, T. (2000a): Leib – Raum – Person. Entwurf einer Phänomenologischen Anthropologie. Stuttgart

Fuchs, T. (2000b): Psychopathologie von Leib und Raum. Phänomenologisch-empirische Untersuchungen zu depressiven und paranoiden Erkrankungen. Darmstadt

Fuchs, T. et al. (2013): Karl Jaspers. Phänomenologie und Psychopathologie. Freiburg

Fuchs, T. (2008): Das Gehirn – ein Beziehungsorgan. Eine phänomenologisch-ökologische Konzeption. Stuttgart

Gerland, G. (1998): Ein richtiger Mensch sein. Autismus – das Leben von einer anderen Seite. Stuttgart

Gerlinghoff, M.; Backmund, H. (1997/2004): Der heimliche Heißhunger. Wenn Essen nicht satt macht. München

Graf, A. (1986): Die Suppenkasperin. Geschichte einer Magersucht. Ffm

Grandin, T. (1986/2014): Durch die gläserne Tür. Lebensbericht einer Autistin

Grossmann, K.; Grossmann, K. E. (2006): Bindungen – das Gefüge psychischer Sicherheit. Stuttgart

Henning, T. (2003): Personale Identität und personale Identitäten – ein Problemfeld der Philosophie. In: Petzold, H. G. (2012): Identität. Ein Kernthema moderner Psychotherapie – Interdisziplinäre Perspektive. Wiesbaden

Herman, J. (1997/2003): Die Narben der Gewalt. Traumatische Erfahrungen verstehen und überwinden. Paderborn

Higashida, N. (2014/2017): Warum ich euch nicht in die Augen schauen kann. Ein autistischer Junge erklärt seine Welt. Reinbek

Holmes, J. (2002): John Bowlby und die Bindungstheorie. München

Hornbacher, M. (1999/2004): Alice im Hungerland. Leben mit Bulimie und Magersucht. Eine Autobiographie

Hurrelmann, K. (2006): Einführung in die Sozialisationstheorie. Weinheim und Basel

Jaspers, K. (1948/2013): Allgemeine Psychopathologie. Berlin, Heidelberg

Jaeeschke, W. (2019): Hegels Philosophie. Hamburg

Keilson, H. (1979): Sequentielle Traumatisierung bei Kindern. Gießen

Keupp, H. et al. (2002): Identitätskonstruktionen. Das Patchwork der Identitäten in der Spätmoderne. Reinbek

Mead G. H. (1934/1977): Geist, Identität und Gesellschaft. Frankfurt a. M.

Merleau-Ponty, Maurice (1966): Phänomenologie der Wahrnehmung. Berlin

Nancy, Jean-Luc (2004): singulär plural sein. Diaphanes: Zürich

Neutert, N. (Hrsg.) (1971): Spielen. Kunsthaus, Hamburg 1971

Neutert, N. (1971) Spielen ist ein ernster Fall. In: Hamburger Morgenpost. Nr. 77, 1. April 1971, Magazin

Remschmidt, H. et al. (Hrsg.) (2008): Therapie psychischer Störungen bei Kindern und Jugendlichen. Stzuttgart, New York

Rogers, C. R. (2003): Der neue Mensch. Stuttgart

Rogers, S.I.; Davis, G. (2014): Frühintervention für Kinder mit Autismus. Das Early Start Denver Model. Bern

Oaklander, V. (1989/2019): Gestalttherapie mit Kindern und Jugendlichen. Stuttgart

Oaklander, V. (2009/16): Verborgene Schätze heben. Stuttgart

Oakes-Ash, R. (2001): Brave Mädchen essen auf. München

Opp, G.; Fingerle, M.; Suess, G. J. (2020): Was Kinder stärkt. Erziehung zwischen Risiko und Resilienz. München

Plessner, H. (1975): Stufen des organischen und der Mensch. Einleitung in die philosophische Anthropologie. Berlin, New York

Plessner, H. (2003): Conditio humana. Gesammelte Schriften VIII. Frankfurt a. M.

Sacks, O. (1997/2015): Eine Anthropologin auf dem Mars. Sieben paradoxe Geschichten. Reinbek 1997/2015

Salzbrunn, M. (2014): Vielfalt / Diversität. Bielefeld

Schleichert, H.; Roetz, H. (1980/2009): Klassische chinesische Philosophie. Köln

Silberman, S. (2016): Geniale Störung. Die geheime Geschichte des Autismus und warum wir Menschen brauchen, die anders denken. Köln

Skinner, B.F. (1973/2019): Jenseits von Freiheit und Würde. Reinbek

Sorg, R. (2018): Dialektisch denken. Köln

Spangler, G.; Zimmermann, P. (1999): Die Bindungstheorie. Stuttgart

Stern, D. (1992): Die Lebenserfahrung des Säuglings. Stuttgart

Tammelt, D. (2006/2014): Elf ist freundlich und Fünf ist laut. Ein genialer Autist erklärt seine Welt. München

Tomsche, V. (1997): Meine hungernde Seele. Bergisch Gladbach

Vero, G. (2014): Autismus – (m)eine andere Wahrnehmung

Wahl, Endpunkt: Hans Asperger: Ein guter Nazi? In: Zeit Nr.17/2018, 23.4.

Warnke, A.; Hemminger, U. (2004): Lese- und Rechtschreibstörung. Göttingen

Warnke, A.; Lehmkuhl, G. (2011): Kinder- und Jugendpsychiatrie und Psychotherapie in Deutschland. Stuttgart

Weltgesundheitsorganisation; Dilling, H.; Mombour, W.; Schmidt, M. H. (Hrsg.) (2015): Internationale Klassifikation psychischer Störungen. ICD-10. Kapitel V-F. Klinisch-diagnostische Leitlinien. Bern, Göttingen, Toronto, Seattle Wertheimer, M.

Zahavi, D. (2007): Phänomenologie für Einsteiger. Paderborn

Webseiten:

https://www.farbtoene-heilpädagogik.de

www.mpg.de (Max-Planck-Gesellschaft) Beitrag: Den Autismus-Code entschlüsseln. Über und mit Prof. Dr. Nils Brose und Prof. Dr. Dr. Hannelore Ehrenreich 5.11.2020

Zukunftswerkstatt
therapie kreativ

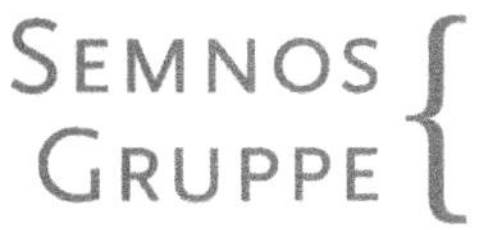

Kinderwürde

Kinder und Jugendliche brauchen Respekt und Würdigung – Eltern und andere Erziehende auch.

Professionelle Begleiter/innen und Eltern dürfen nicht nur mit Forderungen und Anforderungen konfrontiert werden, sondern benötigen auch Hilfen, wie sie das, was sie als hilfreich und nützlich erkannt haben, umsetzen können. Kinder brauchen Vorbilder, d. h. es ist im Interesse der Kinder und Jugendlichen und der Erwachsenen, dass diese selbstbewusst sind und sich ernst nehmen. Zu den Angeboten der Zukunftswerkstatt *therapie kreativ* im Bereich Kinder-, Jugendlichen- und Familientherapie zählen u.a. unsere Tool-Seminare. Diese bieten wir zu folgenden Themen an:

- Wenn Kinder autistisch sind – 7 Tools
- Wenn Kinder aggressiv sind – 7 Tools
- Wenn Kinder Gruppen sprengen – 7 Tools
- Wenn Kinder traumatisiert sind – 7 Tools
- Wenn Kinder stumm leiden und nicht am Leben teilnehmen – 7 Tools

Weitere Informationen zu den Seminaren und unseren Angeboten finden Sie in unseren Halbjahresprogrammen, unserem Newsletter oder auf unserer Internetseite: **www.zukunftswerkstatt-tk.de**.

Zukunftswerkstatt *therapie kreativ* gGmbH
Institut für Kreative Leibtherapie
Blumenstraße 54a
47057 Duisburg

Tel.: 0203 – 29883600
E-Mail: info@zukunftswerkstatt-tk.de

Unsere Angebote im Bereich Kinder-, Jugendlichen- und Familientherapie bieten wir in Kooperation mit dem Pädagogischen Institut Berlin (PIB) an.

Das Fortbildungsinstitut für Kreative Leibtherapie.